LEÇONS THÉORIQUES ET CLINIQUES

SUR LES

AFFECTIONS GÉNÉRIQUES

DE LA PEAU

OUVRAGES DU MÊME AUTEUR.

Recherches sur la nature et le traitement des teignes. Paris, 1853, in-8°, 3 planches sur acier. (Épuisé.)

Cours de sémiotique cutanée, suivi de leçons théoriques et pratiques sur la scrofule et les teignes. Paris, 1856, in-8°. (Épuisé.)

Leçons théoriques et cliniques sur les affections cutanées parasitaires, professées à l'hôpital Saint-Louis, rédigées et publiées par A. Pouquet, interne des hôpitaux, et approuvées par le professeur. Paris, 1862, 1 vol. in-8°, orné de 5 planches sur acier............. 5 fr.

Leçons théoriques et cliniques sur les syphilides, considérées en elles-mêmes et dans leurs rapports avec les éruptions dartreuses, scrofuleuses et parasitaires, professées par le docteur Bazin, recueillies et publiées par Louis Fournier, interne de l'hôpital Saint-Louis, revues et approuvées par le professeur. Paris, 1859, 1 vol. in-8°......... 4 fr.

Leçons théoriques et cliniques sur les affections cutanées de nature arthritique et dartreuse, considérées en elles-mêmes et dans leurs rapports avec les éruptions scrofuleuses, parasitaires et syphilitiques, professées par le docteur Bazin, rédigées et publiées par L. Sergent, interne des hôpitaux, revues et approuvées par le professeur. Paris, 1860, 1 vol. in-8°...................................... 5 fr.

Leçons sur la scrofule, considérée en elle-même et dans ses rapports avec la syphilis, la dartre et l'arthritis. Paris, 1861, 1 vol. in-8°, deuxième édition, revue et considérablement augmentée............ 7 fr. 50

Leçons sur les affections cutanées artificielles et sur la lèpre, les diathèses, le purpura, les difformités de la peau, etc., professées à l'hôpital Saint-Louis, par le docteur Bazin, recueillies et publiées par le docteur Guérard, ancien interne des hôpitaux, etc. Paris, 1862, 1 vol. in-8°.................................. 6 fr.

Leçons théoriques et cliniques sur les affections génériques de la peau, professées par le docteur Bazin, rédigées et publiées par le docteur Émile Baudot, ancien interne de l'hôpital Saint-Louis, lauréat des hôpitaux et de la Faculté de médecine, revues et approuvées par le professeur. Paris, 1862, 1 vol. in-8°................... 5 fr.

Paris. — Imprimerie de E. Martinet, rue Mignon, 2.

LEÇONS THÉORIQUES ET CLINIQUES

SUR LES

AFFECTIONS GÉNÉRIQUES

DE LA PEAU

PROFESSÉES

PAR LE DOCTEUR BAZIN

Médecin de l'hôpital Saint-Louis, Chevalier de la Légion d'honneur, etc.

RÉDIGÉES ET PUBLIÉES

PAR LE DOCTEUR LÉON GUÉRARD

Ancien interne de l'hôpital Saint-Louis.

REVUES ET APPROUVÉES PAR LE PROFESSEUR.

DEUXIÈME VOLUME.

PARIS

ADRIEN DELAHAYE, LIBRAIRE-ÉDITEUR

PLACE DE L'ÉCOLE-DE-MÉDECINE

1865

Tous droits réservés.

PRÉFACE

Les leçons que je livre aujourd'hui à l'appréciation du public médical ont été professées, à l'hôpital Saint-Louis, au printemps de 1862. Recueillies par M. Bouglé, alors interne de mon service, elles devaient être rédigées et publiées par cet élève, quand des circonstances imprévues l'ayant obligé à terminer ses études dans le plus bref délai, il s'est vu à son grand regret dans l'impossibilité de poursuivre la tâche qu'il avait entreprise.

Mais, fort heureusement, le mal a pu être réparé : grâce au concours du docteur Guérard, qui, sur les notes de M. Bouglé et les miennes, a bien voulu se charger de la rédaction de ces leçons, notre œuvre ne restera pas inachevée. Le public pourra facilement se convaincre que M. Guérard, qui déjà nous avait donné des preuves de son mérite comme écrivain et de sa facilité à reproduire fidèlement nos opinions doctrinales, n'est pas cette fois encore resté au-dessous de sa tâche, et qu'il a apporté, dans la rédaction de ce nouveau travail, le soin qu'il avait mis à rédiger nos leçons sur les affections cutanées artificielles. Qu'il me soit permis de lui adresser ici mes bien sincères remerciments.

Ces leçons font suite à celles qui ont été rédigées et publiées par le docteur Baudot sur les affections génériques de la peau ; elles complètent la sémiologie cutanée générale.

La première leçon fait connaître notre plan d'étude de la pathologie cutanée que nous divisons en deux parties :

L'anatomie pathologique de la peau, ou l'histoire des lésions ;

La sémiotique, ou l'histoire des symptômes, divisée elle-même en sémiotique générale et sémiotique spéciale.

Le reste du livre est consacré à l'histoire de toutes les affections cutanées communes ou génériques qui n'avaient pas été comprises dans la première partie écrite par M. Baudot.

Comme je l'ai dit ailleurs, les caractères qui distinguent le genre se tirent surtout du siège élémentaire et du mode pathogénique. Aussi me suis-je appliqué à rechercher avec soin ces deux ordres de symptômes dans les affections cutanées.

Le siége anatomique, lorsqu'il est bien connu, suffit à lui seul pour caractériser le genre. C'est en vertu de ce principe que nous avons été conduit, grâce aux travaux intéressants du docteur Verneuil, à instituer un genre nouveau d'affection cutanée, l'HIDROSADÉNITE, dénomination imposée à cette affection par M. Verneuil lui-même, et qu'aucune raison ne nous empêche d'adopter.

Pour distinguer les affections propres des affections génériques spéciales, rien n'est plus important à connaître que le mode pathogénique.

Le mode inflammatoire est le plus ordinaire dans les affections génériques de la peau : il suffit de citer l'eczéma, l'impétigo, l'ecthyma, qui traduisent sur la peau tant d'affections différentes. Vient ensuite le mode nutritif, hypertrophique : on sait que le lichen est une affection commune à toutes les maladies constitutionnelles.

Le mode homœomorphe se rencontre plus rarement dans les affections génériques. Le tubercule fibro-plastique est une affection commune qui, bien que présentant la même composition anatomique dans tous les cas, n'en disparaît pas moins, ici sous l'influence du mercure et là sous celle de l'huile de morue. Quant au mode hétéromorphe, il me paraît exclusivement réservé aux affections propres. Le cancer de la peau appartient à la diathèse cancéreuse ; on ne l'observe jamais dans les maladies constitutionnelles.

Comme introduction à l'histoire des genres, il nous a paru utile de reproduire quelques pages de notre cours de sémiotique et un spécimen de la sémiotique cutanée publiée dans la première édition des syphilides, et qui, évidemment, sera mieux et plus naturellement à sa place dans les leçons sur les affections génériques que dans celles sur les affections spéciales.

On peut reprocher à nos leçons sur les affections spéciales de la peau de contenir trop de détails sur les genres, et *vice versâ*, à nos leçons sur les affections génériques d'anticiper un peu sur l'histoire des espèces. Mais les redites ne sont pas un mal pour des ouvrages séparés, disons mieux, elles sont nécessaires au lecteur qui n'a pas sous les yeux toutes nos brochures sur les affections cutanées. Le jour où nous serons en mesure d'offrir au public médical un traité complet de pathologie cutanée, rien ne sera plus facile à corriger que ce défaut : il nous suffira, pour éviter les répétitions, de nous borner à tracer les caractères communs dans la sémiotique générale sans y revenir en faisant l'histoire des espèces.

E. BAZIN.

LEÇONS

SUR LES

AFFECTIONS GÉNÉRIQUES

DE LA PEAU

PREMIÈRE LEÇON.
CONSIDÉRATIONS GÉNÉRALES.

CHAPITRE PREMIER.
DOCTRINES DERMATOLOGIQUES.

Messieurs,

Depuis dix ans bientôt que je professe dans cet hôpital la pathologie de la peau, j'ai cru devoir chaque année consacrer ma première leçon à des généralités. Je sais bien que l'on aime peu les idées générales, et que l'esprit s'élève difficilement et avec effort au-dessus des faits particuliers qui frappent les sens, pour remonter à la connaissance des lois qui les dominent; mais de graves motifs ne m'ont pas permis de m'arrêter devant cette considération. C'est un cours sur les affections cutanées que vous venez entendre;

or, je ne puis vous engager dans cette étude, déjà fort ardue par elle-même, sans fil conducteur pour guider vos pas. Je dois vous dire, en premier lieu, quels seront le plan de ce cours, son but, son étendue, ses limites. Je dois aussi, pour éviter toute équivoque, préciser la signification de certains mots qui reviendront fréquemment dans mon discours. Enfin, quelques-uns d'entre vous auraient peut-être grand'-peine à me suivre, si je ne prenais soin d'abord de les initier à mes doctrines médicales.

Nous avons, dans l'espace de six années, complété l'exposé dogmatique des affections si nombreuses comprises dans notre classification : ainsi se trouvait constitué dans son ensemble, et sur les bases que nous lui avons données, notre enseignement dermatologique. Mais nous n'avons pas cru que là dût se terminer notre tâche. Il ne suffisait pas, en effet, d'avoir fondé une nouvelle doctrine en pathologie cutanée, il fallait encore prouver que cette doctrine était bien réellement supérieure aux autres par ses principes et par les conséquences pratiques qui en découlent. Nous devions donc aborder sans crainte, et sur un terrain commun, l'examen critique des diverses opinions qui ont cours dans la science, et par leur étude comparative, vous mettre en état de les juger vous-mêmes en connaissance de cause.

C'est ce travail de critique que j'ai commencé dans mes leçons de l'année dernière, et que je me propose de continuer cette année avec vous.

Avant tout, permettez-moi de vous donner une définition claire et précise de notre sujet. Qu'est-ce que la dermatologie?

La dermatologie ou pathologie cutanée est cette branche

de la médecine qui a pour objet l'étude des affections de la peau.

La dermatologie (de δερμα, la peau, et λογος, discours) est l'étude de la peau à l'état normal aussi bien qu'à l'état anomal. On peut l'envisager chez l'homme et chez les animaux ; il y a donc une dermatologie humaine et une dermatologie comparée.

La dermatologie comparée est une science dont on possède à peine les premiers éléments; nous lui avons fait quelques emprunts dans l'occasion, et notamment quand il s'est agi d'affections communes aux animaux et à l'homme, telles que la morve et le farcin, certaines éruptions parasitaires, etc.

Ce sont les affections de la peau humaine qui vont nous occuper d'une manière exclusive. Or, il me paraît utile, en abordant cette étude, de vous dire quelques mots de l'anatomie normale et des limites naturelles de l'organe que nous allons considérer sous les points de vue si divers que lui imprime la maladie.

La peau est cette membrane à la fois sensible et résistante qui s'étend à la manière d'un voile sur toute la surface du corps. Elle se compose de deux couches superposées : l'une profonde, le derme ou chorion; l'autre superficielle, l'épiderme ou cuticule.

Le derme est la partie essentielle et véritablement vivante du tégument. Formé de fibres entrelacées dans tous les sens, il sert de substratum à tous les autres éléments de l'enveloppe cutanée. Seul, il reçoit les vaisseaux et des nerfs, et c'est également dans ses mailles que sont logées les glandes sébacées et sudoripares, et les follicules pileux. Sa face externe est hérissée d'innombrables papilles ; sa face interne présente une disposition aréolaire et se confond, sans ligne de démarcation bien tranchée, avec le tissu cellulaire sous-cutané.

L'épiderme, ou couche superficielle, se moule sur la surface extérieure du derme, dont lui-même n'est qu'un produit d'exhalation. Il se décompose en deux lames : l'une profonde, ou corps muqueux, molle, humide, et dans laquelle réside le pigmentum ou matière colorante; l'autre dure, sèche et dépourvue de tous les attributs ordinaires de l'organisation. Ces deux lames se prolongent, en se modifiant et s'amincissant, dans tous les conduits et culs-de-sac glandulaires, et dans les follicules pileux, en sorte qu'il n'existe sur aucun point de solution de continuité véritable. Les ongles et les poils ne sont eux-mêmes que des dépendances ou des prolongements, sous une autre forme, de ces deux lames épidermiques.

Tels sont les éléments principaux qui entrent dans la constitution de la membrane cutanée. Ce n'est point ici le lieu de les décrire avec détails ; mais pour vous faire comprendre toute l'absolue nécessité de leur étude, il me suffira de vous dire qu'il n'est pas un seul de ces éléments qui ne puisse être atteint, dans les maladies, d'une manière primitive ou secondaire.

La peau se continue avec les muqueuses au niveau des orifices naturels, mais le passage de l'un à l'autre tégument se fait de telle façon qu'on ne saurait préciser où l'un s'arrête et où l'autre commence. Cette particularité nous explique comment certaines affections peuvent être communes aux muqueuses et à la peau. Aussi pensons-nous qu'il convient de diviser le système muqueux en deux parties, au double point de vue de l'anatomie et de la pathologie.

Une première division comprendra toutes les muqueuses qui avoisinent les orifices naturels. Là, en effet, le système muqueux semble retenir presque tous les caractères anatomiques qui appartiennent à la peau ; son épithélium diffère à peine de l'épiderme par son épaisseur, par la forme et la disposition de ses cellules ; le chorion muqueux lui-même se rapproche autant que possible du derme cutané par sa structure, sa densité, sa résistance, et j'ajouterai, par son exquise sensibilité. Ces caractères vont ensuite s'affaiblissant peu à peu, à mesure qu'on s'éloigne des orifices, pour disparaître à peu près complétement dans la profondeur des organes.

Il est d'ailleurs un fait qui démontre jusqu'à l'évidence l'analogie que je cherche à établir entre la peau et les muqueuses extérieures. Lorsqu'une muqueuse se trouve accidentellement placée dans les mêmes conditions que la peau, elle ne tarde pas à prendre tous les attributs de cette membrane ; et par contre, la peau emprunte à son tour l'aspect et les caractères des muqueuses, dès qu'elle cesse d'être soumise aux influences qui agissent habituellement sur elle. Il a donc suffi de changer certaines conditions extérieures pour effacer, dans ces deux membranes, les différences qui les distinguent.

L'analogie qui existe, à l'état normal, entre les deux systèmes tégumentaires, dans les points où ils confinent, se manifeste également dans leurs déviations pathologiques. En effet, les muqueuses extérieures peuvent être le siége d'un grand nombre d'affections comprises dans les cadres de la pathologie cutanée; on y retrouve l'herpès, l'eczéma, le pemphigus, le tubercule du lupus et celui de la lèpre, le psoriasis, les plaques syphilitiques, les taches pourprées, les productions de la diphthérie, les pustules de la variole, les éruptions morbilleuse et scarlatineuse, etc., etc., et toutes ces affections s'y présentent avec des traits assez nettement accusés pour qu'il soit impossible de les méconnaître un seul instant.

J'arrive à notre deuxième division du système muqueux, à sa partie viscérale ou profonde. Ici, tout se modifie, tout se transforme, l'épithélium, le chorion, les glandes, etc., pour s'adapter à de nouvelles et importantes fonctions, et s'il reste encore quelques lointaines analogies, elles ne sont plus appréciables que pour l'œil exercé de l'anatomiste. En même temps disparaît toute similitude pathologique entre les muqueuses et la peau, car deux membranes aussi différentes par leur organisation ne sauraient être le siège des mêmes désordres, et encore moins les traduire d'une manière identique.

Je sais bien que certains auteurs, séduits sans doute par l'analogie si remarquable qui relie les muqueuses extérieures à la peau, et l'étendant aux muqueuses profondes, n'ont pas craint d'admettre un eczéma des bronches, un pemphigus de la surface gastro-intestinale. Mais cette manière de voir n'est qu'une pure hypothèse que les recherches sur le cadavre ne sont jamais venues confirmer. Elle ne repose, en réalité, que sur certains faits dont on a méconnu la véritable signification. C'est ainsi, par exemple, qu'on a cru pouvoir expliquer quelques formes d'asthme par une production de vésicules dans les bronches, lorsque les accès de dyspnée se trouvaient en rapport de coïncidence ou d'alternance avec un eczéma généralisé de la peau; de même encore, les troubles digestifs qui accompagnent si fréquemment le pemphigus chronique ont été attribués à une lésion bulleuse de l'estomac ou des intestins. Assurément, je suis loin de contester l'espèce de solidarité morbide qui existe parfois entre la peau et les muqueuses viscérales; mais est-il nécessaire d'en conclure à l'identité des lésions? Un raisonnement semblable entraînerait à de singulières conséquences en pathologie. Quant à nous, laissant de côté les hypothèses pour nous en tenir à l'observation pure des phénomènes, nous ne voyons dans ces faits que des manifestations d'un même principe morbide se traduisant à la fois sur des points différents de l'organisme.

Ces quelques préliminaires étant posés, j'aborde sans autre transition la partie doctrinale de notre sujet.

Nous admettons quatre grandes divisions en pathologie générale : 1° les causes ; 2° les maladies ; 3° les lésions ; 4° les symptômes.

De ces quatre divisions, les deux premières ne sauraient appartenir à la pathologie cutanée. En effet, la maladie étant un état de l'organisme, et non point un état des parties du corps, il ne peut y avoir de maladies de la peau. D'un autre côté, l'étiologie repose tout entière sur la connaissance des unités morbides; rechercher les causes, c'est remonter à la source des phénomènes; d'où il résulte qu'il ne peut exister d'étiologie proprement dite en dermatologie.

La pathologie cutanée n'est, à vrai dire, qu'une étude de lésions et de symptômes. Elle a donc sa sémiotique et son anatomie pathologique, mais tout ce qui n'est pas symptôme ou lésion est en dehors de son véritable domaine.

Ces divisions, messieurs, ne sont pas admises par les autres dermatologistes, et la raison en est facile à comprendre. Partisans déclarés des doctrines organiciennes, comment auraient-ils consenti à des idées qui sont en opposition complète avec les principes mêmes de l'organicisme ? Pour eux, lésion, symptôme, affection, maladie, tout se confond suivant le hasard des systèmes ou les besoins du moment. D'une question de nosologie, ils font une question d'étiologie ; les effets sont pris pour les causes ; le lien des états morbifiques est brisé, méconnu, et l'on arrive ainsi, d'erreur en erreur, jusqu'à supprimer la notion même de l'unité pathologique.

Mais qu'ont-ils fait de la maladie, ou plutôt, qu'ont-ils mis en sa place ? N'apercevant rien au delà des faits contingents fournis par l'observation directe, ils l'ont matérialisée dans un symptôme, dans une lésion, dans une altération des liquides ou des solides, chacun selon sa manière de voir. La syphilis elle-même, dont personne aujourd'hui n'ose contester l'unicité et, si je puis ainsi dire, la personnalité morbide, la syphilis n'a point échappé à la règle commune : elle est pour eux tout entière contenue dans la goutte de pus recueillie à la surface de l'ulcère spécifique !

Du reste, quoique partis d'un même principe, les auteurs sont bien loin de s'entendre dans les déductions qu'ils en ont tirées, et l'histoire de leurs divergences constitue l'un des meilleurs arguments à leur opposer.

M. Gibert s'est attaché surtout à bien décrire la lésion willanique, le symptôme cutané tel qu'il se présente à l'observation. Rejetant sur un second plan les questions de cause et de nature intime, il a pris pour base de son enseignement la considération des *formes cliniques*, qui, dit-il, frappent les sens, sont faciles à saisir et mènent à un diagnostic assuré.

M. Devergie pense que la généralité des maladies de la peau ne sont que des états morbides tout à fait identiques avec ceux des autres tissus, c'est-à-dire, ayant mêmes causes, même origine, même marche, mêmes terminaisons, et pour forme ordinaire, l'élément inflammatoire. Aussi le voyons-nous ranger parmi les inflammations le porrigo decalvans (teigne pelade), bien qu'on ne trouve aux diverses périodes de cette affection ni rougeur, ni tuméfaction, ni douleur, tandis qu'elle offre au contraire des surfaces plus ou moins déprimées, décolorées et parfaitement indolentes. M. Devergie se trouve ainsi naturellement conduit à instituer contre la pelade un traitement antiphlogistique.

Fidèle à la tradition de Willan, M. Cazenave considère les affections de la peau comme des entités morbides, et place son critérium dans la recherche du siége anatomique de la lésion élémentaire. Cette notion résume, à ses yeux, toute la science dermatologique ; c'est elle seule qui peut conduire à une classification précise et durable ; c'est d'elle aussi qu'il fait découler toutes les indications pronostiques et thérapeutiques. Vaine et singulière prétention d'une médecine soi-disant positive ! Quand vous aurez appris, par exemple, que le sycosis a son siége spécial dans le follicule pileux, en connaîtrez-vous mieux pour cela sa nature, sa marche, son pronostic, les moyens à employer pour le combattre ? Qui ne voit enfin l'impuissance radicale d'une semblable doctrine !

Les mêmes reproches peuvent être adressés à M. Chausit, qui a complétement adopté les opinions de M. Cazenave.

M. Rochard est allé plus loin encore dans la recherche de la lésion anatomique. Il a placé le siége de toutes les affections cutanées dans la cellule de Virchow, et ne reconnaît ainsi qu'un seul élément organique affecté, la cellule, qu'une seule maladie, l'inflammation, et qu'un seul traitement, l'administration de l'iodo-chlorure de mercure. C'est la folie de l'organicisme élevée à sa plus haute puissance!

Comme on le voit, les divers enseignements que je viens de passer en revue sont tous sortis de l'école de Willan. De quelque côté que l'on se tourne, on ne trouve que l'affection. La forme de la lésion, son siége anatomique, sa modalité pathogénique ont tour à tour été pris pour caractère fondamental; mais jamais on ne cherche à remonter à la nature, jamais on ne s'élève jusqu'à la notion de l'unité morbide ; ou plutôt, n'apercevant rien au delà du symptôme, les auteurs s'arrêtent satisfaits, et le décorent du nom de maladie.

A l'exemple d'Alibert, son maître, M. Hardy voulut réagir à son tour contre cette fâcheuse tendance en fondant sa classification sur la nature et la cause des affections cutanées. Malheureusement, il ne sut pas se dégager des liens de l'organicisme, et le grand principe entrevu par lui ne devait plus dès lors servir qu'à l'égarer. Considérant les affections de la peau comme des maladies et non comme des symptômes, il s'est efforcé, pour expliquer ce qu'elles ont de commun, d'en rapporter l'origine à des diathèses, c'est-à-dire à des altérations des liquides et des solides. La dartre, telle que l'entend M. Hardy, n'est qu'un terme vague et dénué de signification précise : c'est en revenir tout simplement aux anciennes idées sur les vices et les virus. Pour caractériser une maladie, il faut un ensemble de phénomènes et de lésions s'enchaînant dans un ordre déterminé, de manière à reproduire un type constant et invariable : la syphilis, la scrofule, la fièvre typhoïde, la variole, etc., vous en offrent des exemples. Or, la diathèse dartreuse de M. Hardy est complétement dépourvue de ce caractère fondamental de toute unité morbide.

Il y a plus : l'auteur dont je parle ne semble pas se faire une idée bien nette de la différence qui existe entre l'état physiologique et l'état pathologique, et nous le voyons à chaque instant commettre sur ce point d'étranges confusions. C'est là surtout qu'apparaît dans tout son jour le défaut de sa doctrine. La dartre ne pouvait suffire à expliquer les variations nombreuses que présente, suivant les cas, une même affection cutanée générique; il fallait aussi et surtout se rendre compte de l'influence décisive apportée par ces variations dans le choix des modificateurs thérapeutiques. Cette grave difficulté n'arrêta pas M. Hardy, et comme une erreur amène toujours d'autres erreurs à sa suite, il crut trouver la raison de ces différences dans la diversité des tempéraments et des constitutions. Voici donc une affection dartreuse, l'eczéma par exemple, qui par le seul fait du tempérament, va changer complétement d'aspect et d'allure; qui, chez l'un, cédera à l'iode et à l'huile de foie de morue, chez un autre à l'arsenic, chez un troisième aux préparations alcalines, ailleurs enfin à quelques topiques insignifiants. Que devient, en pareil cas, la diathèse dartreuse? Quel est son rôle, puisque tout semble se passer en dehors d'elle? Et, d'une autre part, quel est cet autre élément physiologico-morbide dont le rôle est si important, et je dirai même le seul important?

Ne voyez-vous pas que cet autre élément n'est que la maladie, que M. Hardy confond avec le tempérament? Qu'importe qu'un malade soit lymphatique, bilieux ou sanguin? Pour expliquer de pareilles modifications imprimées à l'affection générique, il me faut une cause plus puissante et plus réelle, et je la trouve dans les unités pathologiques que nous appelons *scrofule, arthritis, herpétisme*, etc.

Ce qu'il faut chercher avant tout, comme le disait tout récemment M. Pidoux dans une brochure lue à la Société d'hydrologie, c'est rattacher les branches au tronc, les affections aux maladies qui les produisent. Tel est le but que nous nous sommes proposé en conservant, comme base de nos divisions, et comme l'objet le plus élevé de notre étude, la MALADIE telle que nous l'enseignent les doctrines médicales traditionnelles.

A ce propos, et puisque l'occasion s'en présente, qu'il me soit permis de faire un mot de réponse à M. Pidoux qui, dans la brochure précitée, nous reproche d'avoir admis des unités pathologiques inaltérables. Notre collègue s'efforce d'établir l'existence de maladies hybrides, c'est-à-dire résultant de la fusion de plusieurs essences morbides entre elles. La dartre, par exemple, ne serait pour lui qu'une sorte de combinaison de la scrofule et de l'arthritis.

Cette doctrine de la fusion des maladies n'est pas d'ailleurs de création nouvelle, et vous savez tous ce qu'entendait M. Ricord par l'expression, devenue presque célèbre, de *scrofulate de vérole*.

Il y a longtemps, messieurs, que mon opinion est faite

sur ce point de doctrine. Les maladies sont des unités fixes, inaltérables, et sur un même individu, et dans les générations successives. Elles peuvent coexister parfois et marcher côte à côte, chacune avec ses phénomènes particuliers; elles peuvent même jusqu'à un certain point, je l'admets, réagir les unes sur les autres, mais jamais jusqu'à se fusionner pour donner naissance à des états pathologiques hybrides.

Eh! que deviendrait la pathologie, je le demande, s'il existait entre les maladies de pareilles affinités? Les essences morbides ne seraient-elles pas de nos jours transformées et défigurées par l'hybridation au point de devenir méconnaissables? Et cependant, les descriptions que nous ont laissées les anciens servent encore de guide et de modèle à nos modernes observateurs. La lèpre vous offre de ce fait un bien remarquable exemple, puisque nous la retrouvons aujourd'hui, après tant de siècles écoulés, telle que nous l'ont décrite Moïse et Arétée. Quelle preuve éclatante en faveur de l'immutabilité des essences morbides!

Le même raisonnement peut s'appliquer à la dartre. S'il était vrai que cette maladie fût un produit de combinaison de l'arthritis et de la scrofule, comme le prétend M. Pidoux, elle constituerait par cela même une sorte de *mulet* incapable de se reproduire sans dégénération de son espèce, en admettant même qu'il pût se reproduire. Or, nous la voyons, au contraire, se transmettre de génération en génération, et toujours identique avec elle-même.

Concluons, messieurs, que la théorie des maladies hybrides se trouve en opposition avec le raisonnement, l'histoire et les données de l'observation la plus vulgaire.

En résumé, si nous voulons caractériser par un seul mot,

dans une sorte de tableau synoptique, les diverses doctrines professées à l'hôpital Saint-Louis, nous dirons :

Pour M. Gibert, la forme clinique ;
Pour M. Devergie, le mode pathogénique ;
Pour M. Cazenave, le siége anatomique ;
Pour M. Hardy, les causes, la nature, les lésions ;
Pour nous, la maladie.

CHAPITRE II.

BRANCHES DE LA PATHOLOGIE CUTANÉE.

Je vous ai dit plus haut que la pathologie cutanée se divisait en deux branches : l'anatomie pathologique et la séméiologie. Jetons un coup d'œil rapide sur chacune de ces deux parties constituantes de notre sujet.

ARTICLE PREMIER.

PREMIÈRE BRANCHE DE LA PATHOLOGIE CUTANÉE.

Anatomie pathologique de la peau.

L'étude de l'anatomie pathologique de la peau suppose nécessairement la connaissance préalable de cet organe à l'état de santé. Aussi voyons-nous certains auteurs, et entre autres Mercuriali, Haffenreffer, Lorry, etc., faire précéder leurs travaux en dermatologie par une description de la peau normale.

L'étude de la peau, considérée à l'état anormal, comprend trois divisions : 1° les anomalies ; 2° les difformités ; 3° les lésions pathologiques.

Lobstein, auteur d'un traité d'anatomie pathologique, divise les maladies en deux classes : les maladies *dynamiques*, et les maladies *organiques*. La définition qu'il donne des maladies organiques s'applique parfaitement aux lésions ; voici cette définition :

« Changements survenus originairement ou accidentelle-
» ment dans la forme, le volume, la position, les rapports
» et la structure des organes, ainsi que les produits nou-
» veaux, soit inorganiques, soit organisés ou même animés,
» qui s'y développent. »

Cette définition est bonne, aussi complète que possible, et mérite d'être conservée.

Les divisions que donne Lobstein des lésions anatomiques sont prises dans des différences d'association et de rapports, c'est-à-dire dans la pathologie, dans le sujet lui-même, et, à ce titre, elles nous semblent bien préférables à celles de M. Andral, qui les a toutes empruntées à la physiologie.

Voici d'ailleurs la classification de Lobstein :

Premier ordre. — Augmentation ou diminution de volume, sans changement dans les rapports, la connexion ou la texture des parties.

Deuxième ordre. — Changements dans la position et la connexion.

Troisième ordre. — Raréfaction des tissus : a. par pneumatose ; — b. par hydranose ; — c. par hématonose ; — d. par fluxion ; — e. par inflammation.

Quatrième ordre. — Tissus nouveaux (analogues).

Cinquième ordre. — Substances non analogues.

Sixième ordre. — Produits n'ayant aucune connexion avec l'organisme : a. inorganiques (calculs) ; — b. organinisés (mycodermes); — *c.* animés (acares, poux, etc.).

Les lésions des caractères physiques, du volume, de la forme, des rapports, etc., correspondent à l'anatomie descriptive.

Les lésions de texture répondent à l'anatomie générale.

Enfin, les différences apportées par le siége sont plus spécialement du ressort de l'anatomie topographique.

Nous avons appliqué ces divisions à l'étude des lésions de la peau ; et comme cet organe se compose d'éléments très-divers et nombreux, nous avons dû séparer chacun de ces éléments pour en étudier ensuite les altérations. C'est en nous guidant sur ces principes que nous avons dressé le tableau suivant :

CLASSIFICATION ANATOMIQUE DES LÉSIONS DE LA PEAU

LÉSIONS DU DERME.
- Solutions de continuité......
  - Plaies.
  - Déchirures.
  - Ulcères.
- Corps étrangers
  - animés...........
    - Poux et acares.
    - Végétaux mycodermiques.
  - inanimés..........
    - Crasses, etc.
- Congestives et inflammatoires.
  - Exanthémateuses.....
    - Érythème, roséole.
    - Urticaire, rougeole.
    - Scarlatine, érysipèle.
  - Bulleuses..........
    - Pemphigus, rupia.
  - Vésiculeuses. ....
    - Miliaire, hydroa.
    - Sudamina, varicelle.
    - Eczéma, herpès.
  - Pustuleuses........
    - Ecthyma, impétigo.
    - Miliaire blanche.
    - Variole, vaccine.
  - Furonculeuses.......
    - Orgeolet, clou, anthrax.
  - Phlegmoneuses......
    - Abcès dermique.
  - Gangréneuses.......
    - Pustule maligne, charbon.
  - Papuleuses.........
    - Strophulus, lichen, prurigo.
  - Tuberculeuses.......
    - Tubercule inflammatoire.

LÉSIONS DU DERME (suite).	Hémorrhagies...............		Pétéchies, purpura. Ecchymoses, vibices. Dermorrhagie.
	Lésions de nutrition...........		Lupus, carcinc. Tubercule éléphantiasique.
	Vices de conformation..........		Hypertrophie et atrophie, nævi vasculaires, varices, nævi hypertrophiques.
LÉSIONS DU PIGMENT.	Achormie.....	Achromie vraie. Pelade.	
	Hyperchromie.	Nævi pigmentaires. Taches syphilitiques. Nigritie, mélasma, etc.	
	Dyschromie...	Vitiligo.	
LÉSIONS DE L'ÉPIDERME....		Ichthyose, appendices cornés, tylosis.	
LÉSIONS DES POILS ET DE LEURS PHANÈRES......		Canitie, chute des poils et des cheveux. Lichen par hypertrophie. Lichen par altération fonctionnelle des papilles pileuses. Teignes.	
LÉSIONS DES GLANDES.	Glandes sébacées......	Acné congestive...... Rosea.	
		Acné inflammatoire...	Miliaire. Pustuleuse. Indurée.
		Acné avec rétention des produits de sécrétion............	Punctata. Soyeuse. Cornée.
		Acné avec excrétion des produits sécrétés...	Acne sebacea. Flux sébacé.
		Acné avec hypertrophie et atrophie de la glande...........	Varioliforme. Hypertrophique. Atrophique.
	Glandes pileuses........	Acné pilaris. Acné éléphantiasique. Acné sébacée des régions velues.	
	Glandes sudoripares.....	Abcès tubéreux de l'aisselle. Hydrosadénites, cancroïdes, etc.	

ARTICLE II.

DEUXIÈME BRANCHE DE LA PATHOLOGIE CUTANÉE.

Sémiotique de la peau.

La sémiotique est cette partie de la pathologie cutanée qui traite des symptômes fournis par la peau dans l'état de maladie.

Elle comprend deux divisions : 1° la symptomatologie ; 2° la sémiotique proprement dite.

La symptomatologie se borne à l'étude du symptôme sous le rapport du siége, de l'étendue, du nombre, etc., et de toutes les variétés qu'il peut présenter.

La sémiotique indique la valeur absolue et relative de chacune de ces nombreuses modifications sous le rapport du diagnostic, du pronostic et de la thérapeutique.

Les symptômes sont communs ou spéciaux : *communs*, lorsqu'ils se rencontrent dans un certain nombre de maladies ; — *spéciaux*, lorsqu'ils appartiennent en propre à une seule maladie.

Il y a donc aussi une sémiotique générale et une sémiotique spéciale.

1° Sémiotique cutanée générale.

Le symptôme est une modification morbide de l'action organique, de la fonction, ou un changement perceptible aux sens dans les qualités physiques de l'organe ou des matières excrétées.

L'école allemande a reconnu deux ordres de symptômes : des symptômes *objectifs*, c'est-à-dire qui tombent directement sous nos sens, et des symptômes *subjectifs*, qui ne peuvent être perçus que par une opération de l'intelligence. Cette distinction nous paraît fausse et sans valeur, car elle repose tout entière sur une considération prise en dehors du symptôme lui-même. Combien plus naturelle et plus vraie est la division suivante, que l'on doit à Galien !

1° *Actiones læsæ* : troubles de la fonction (tact, sensibilité générale).

2° *Excretorum vitia* : modifications et perversions des produits de sécrétion ou d'excrétion.

A. Produits de sécrétion : *a*. Augmentation (sueur, flux sébacé, etc.); — *b*. diminution (sécheresse) ; — *c*. perversion (chromhidrose).

B. Produits d'excrétion : *a*. Épiderme (syphilis, dartre, ichthyose) ; — *b*. poils (altération fonctionnelle de la papille) ; — *c*. ongles (déformation).

3° *Qualitatum externarum corruptiones* : Modifications ou transformations des qualités physiques des organes.

Ici, nous trouvons des symptômes communs à tout l'organisme, tels que la coloration jaune de l'ictère, la décoloration de la chlorose, etc., et des symptômes exclusifs à la peau, ce sont les *éruptions*.

Vous savez maintenant, messieurs, ce qu'il faut entendre par lésion et symptôme : c'est du rapprochement de ces deux termes que va sortir l'affection cutanée.

L'affection est un symptôme composé, c'est-à-dire un état morbide susceptible d'évolution.

Elle peut être générique ou spéciale.

Elle est *générique* par son siège anatomique, son évolution, son mode pathogénique.

Elle est *spéciale* par les modifications particulières que la maladie lui imprime.

Pour Willan et ses disciples, l'affection est une espèce morbide toujours identique et indécomposable, une véritable entité morbide. Pour nous, l'affection peut devenir, à chacune de ses périodes, un symptôme nouveau dont il importe d'apprécier la signification.

Je m'explique. Soit l'eczéma, par exemple : dans le travail morbide qui le constitue, on distingue trois phases successives d'évolution : de la rougeur au début, puis un bouton vésiculeux, qui lui-même se trouve remplacé par une squame.

Voilà l'affection générique, le genre eczéma.

Mais les caractères que présente l'eczéma, affection générique, à ses diverses périodes, peuvent éprouver des modifications considérables par le seul fait de la cause interne qui l'a déterminé : cette cause, nous allons la retrouver partout, dans la rougeur du début, dans le suintement, dans les croûtes, etc.

Nous sommes en présence de l'affection spéciale, de l'espèce. C'est un eczéma scrofuleux, herpétique, arthritique, etc.

Willan établit ses espèces sur des différences de forme, d'aspect, etc., mais il ne cherche pas à remonter à la question de nature, et par nature, j'entends seulement ici la maladie dont l'affection cutanée n'est que la traduction sur la peau.

Alibert, qui était organicien comme Willan et confondait aussi la maladie avec l'affection, mais qui avait cependant une idée confuse de la maladie considérée comme entité morbide renfermant des affections différentes de siége et de modalité pathogénique, Alibert avait conservé l'herpès des anciens auteurs, genre qui comprenait l'herpes squamosus, la dartre humide, c'est-à-dire l'eczéma de Willan, et la dartre sèche, c'est-à-dire le pityriasis et le psoriasis. Mais le mot genre suppose l'existence de caractères communs que l'on doit retrouver dans les espèces, et le bouton vésiculeux de l'herpès humide ou de l'eczéma n'existe ni dans le pityriasis, ni dans le psoriasis. Alibert l'avait parfaitement senti, aussi avait-il placé le caractère générique dans un autre symptôme, le prurit, symptôme vague et non-seulement commun à toutes les espèces dartreuses, mais encore à une foule d'autres affections de la peau.

M. Hardy, qui, comme Alibert son maître, n'a qu'une idée confuse de la maladie, s'est efforcé de fusionner dans une seule espèce morbide, l'eczéma, les affections de la peau qui s'en rapprochent par une communauté de nature, bien qu'elles diffèrent notablement au point de vue de l'évolution générique ou willanique : aussi n'admet-il plus, avec le classificateur anglais, la période d'état ou vésiculeuse de l'affection. L'eczéma, pour M. Hardy, est une maladie de peau qui débute indistinctement par des rougeurs, des vésicules, des papules, des pustules, des squames, etc., qui aboutissent à un suintement séro-purulent. La production d'une humeur séro-purulente, voilà donc le caractère commun de M. Hardy; or, ce caractère se retrouve, ainsi que le prurit, dans un grand nombre d'affections qui ne sont pas des dartres.

Pour nous, messieurs, l'eczéma n'est pas une maladie, ce n'est qu'un symptôme dont la signification change suivant les cas, et qui peut avoir sa place, comme affection spéciale, ici parmi les scrofulides, là parmi les herpétides, ailleurs parmi les arthritides, etc.

Il y a plus, c'est que, chez le même sujet, suivant l'âge, suivant l'impulsion de telle ou telle prédisposition latente, le même genre eczéma prenant des caractères spéciaux différents, pourra traduire des unités morbides différentes, par exemple dans la jeunesse la scrofule, dans l'âge adulte l'arthritis ou la dartre.

Quant aux périodes isolées des affections, c'est-à-dire des lésions simples, nous avons adopté la division la plus large possible, et nous admettons quatre ordres de symptômes organiques parmi lesquels se trouvent comprises les lésions élémentaires : 1° les taches, — 2° les boutons, — 3° les exfoliations, — 4° les ulcères.

Puis, on arrive à la forme clinique, qui comprend : 1° les genres, — 2° les affections propres.

L'étude des divisions et subdivisions, jusqu'à l'affection spéciale, appartient à la sémiotique générale, et l'étude de l'affection spéciale, considérée en elle-même et dans ses rapports avec la maladie, appartient à la sémiotique spéciale.

Lésion et symptôme, tels sont donc les deux termes qui, par leur enchaînement, constituent le plus ordinairement l'état complexe que nous appelons *affection*.

L'affection cutanée, envisagée comme genre, offre par conséquent un double problème à résoudre : 1° Quel est le siége anatomique de la lésion? 2° Quelle est sa modalité pathogénique?

De tout temps on s'est attaché avec ardeur à la recherche du siége anatomique des éruptions cutanées. Nous sommes loin de nier l'importance de cette étude. Sans aucun doute, il n'est pas indifférent de savoir, dans un cas donné, quel est l'élément anatomique plus spécialement en cause, et si l'on joint à cette notion celle de la modalité pathogénique, on acquiert ainsi l'idée la plus complète de l'affection générique. Mais ce diagnostic ne saurait nous suffire ; un dernier problème reste encore à résoudre, celui de la nature de l'affection. C'est à la sémiotique spéciale que nous allons en demander la solution.

2° Sémiotique cutanée spéciale.

La sémiotique cutanée générale ne nous avait fait apercevoir que des faits en quelque sorte isolés et sans rapport avec le reste de la pathologie. La sémiotique spéciale nous introduit dans le cadre nosologique lui-même, en présence des unités morbides. C'est à elle qu'il appartient de nous dire la nature d'une affection, son origine, la place qu'elle occupe dans le tableau symptomatique de la maladie, sa gravité, le traitement qui lui convient... Nous sommes en ce moment aux racines de la dermatologie.

Les divisions de la sémiotique spéciale sont celles du cadre nosologique lui-même; en effet, cette sémiotique n'est elle-même que l'étude des symptômes fournis par la peau dans les maladies aiguës et chroniques, ou si l'on veut, la traduction des unités morbides sur le tégument externe.

Il y a un vice capital dans la méthode de Willan aussi bien que dans celle d'Alibert, et ce vice capital, vous l'apercevez tout de suite, c'est la confusion de l'affection générique avec l'espèce morbide, du symptôme avec la maladie.

L'étude des affections spéciales suppose donc la connaissance de la nosographie; d'où la nécessité pour nous, en commençant leur histoire, de tracer le tableau succinct de la maladie dont elles dépendent. C'est ainsi qu'en tête des syphilides nous avons donné le tableau de la syphilis, celui de l'arthritis en tête des arthritides, etc., etc.

Nous admettons, en sémiotique spéciale, deux classes

d'affections bien distinctes correspondant à deux classes de maladies : 1° des affections de cause externe ; 2° des affections de cause interne.

C'est là, messieurs, une division grande et féconde en pathologie cutanée, et s'il me fallait une preuve de son incontestable valeur, je n'en voudrais pas d'autre que l'empressement de certains auteurs à en chercher les traces dans l'histoire de la médecine. J'ai répondu ailleurs à ces vaines attaques. J'ai montré que les divisions de Lorry, toutes fondées sur un humorisme des plus grossiers, ne présentaient en réalité aucun rapport avec nos divisions et nos doctrines. Quant au passage tout récemment exhumé par M. Gibert des œuvres hippocratiques, je me demande s'il ne doit pas uniquement à nos travaux l'insigne honneur que lui a fait le savant dermatologue de l'hôpital Saint-Louis.

Du reste, à l'œuvre on reconnaît l'artisan. Nos collègues peuvent bien proclamer haut l'excellence de la distinction dont je parle, mais ne leur demandez pas de l'admettre en pratique, car ils ne le sauraient faire : entre le principe sur lequel elle repose et leurs doctrines existe une incompatibilité radicale.

Jetez les yeux sur les classifications willaniques, et vous verrez les éruptions de cause externe disséminées comme au hasard dans des ordres très-divers et au milieu d'affections essentiellement différentes.

Elles sont partout confondues dans les groupes arbitraires des alibertistes.

C'est qu'en effet, messieurs, les uns et les autres ne pourraient adopter cette division sans ruiner du même coup leurs classifications. C'est qu'il eût fallu pour cela : 1° reconnaître la différence qui sépare l'affection de la maladie ; 2° abandonner la doctrine physiologique qui ne tient aucun compte de la cause. Si la maladie est toujours identique, quelle que soit la cause, si les affections de peau sont des maladies, à quoi peut servir la division en maladies de cause externe et maladies de cause interne?

Mais je m'arrête, car aller plus loin dans les détails serait revenir sur la première leçon de l'an dernier.

Or, de tout ce qui précède, je crois pouvoir légitimement conclure :

1° Que nous avons fondé en dermatologie une doctrine qui nous appartient en propre, et que cette doctrine diffère complétement, par son principe et les conséquences que nous en avons tirées, de toutes celles qui ont été proposées jusqu'à ce jour;

2° Que cette doctrine l'emporte sur toutes les autres par la supériorité de la méthode ;

3° Enfin, que nos divisions sont à la fois plus naturelles et plus pratiques, puisque, reposant sur la nature même des affections cutanées, elles ont ainsi leurs racines dans le cadre nosologique lui-même.

DEUXIÈME LEÇON.

DE L'URTICAIRE.

Messieurs,

Cette année, comme la précédente, nous allons donc étudier les affections de la peau considérées comme *genres*. Comme l'année précédente aussi, l'histoire de chaque affection générique sera pour nous l'objet de trois chapitres séparés, à savoir :

1° L'étude du genre ;
2° Son classement ;
3° L'énumération des espèces et variétés admises par les auteurs.

Je me propose aujourd'hui de vous parler de l'urticaire, affection cutanée des plus intéressantes, mais dont l'histoire offre encore bien des points obscurs, bien des problèmes à résoudre. Quel est son siége anatomique ? Nul ne le sait. Quelle est sa nature ? Elle est encore un mystère pour la plupart des dermatologistes.

L'urticaire a été connue dès la plus haute antiquité. Celse l'appelait *aspritudo*. Les Arabes l'ont désignée sous le nom d'*essera*. Sauvages en admettait deux formes : 1° la scarlatine ortiée ; 2° la *porcelaine*, sans doute à cause de l'aspect décoloré de ses papules. C'était encore la *febris urticata* de

Sennert et de Vogel, l'*urticaria* de Willan, le cnidosis aigu et chronique d'Alibert.

CHAPITRE PREMIER.

HISTOIRE DU GENRE.

Définition. — L'urticaire est une affection de la peau caractérisée dans sa période d'état par des plaques ordinairement saillantes, variables de forme et d'étendue, plus rouges ou plus pâles que la peau saine, apparaissant brusquement et disparaissant avec une égale rapidité, et s'accompagnant toujours d'un sentiment de cuisson et de prurit semblable à celui qui résulte de la piqûre des orties.

Symptomatologie. — L'urticaire de cause externe ne s'annonce par aucun phénomène précurseur; il en est de même du cnidosis ou urticaire chronique.

Les prodromes, lorsqu'il en existe, ne diffèrent pas de ceux qu'on observe dans la plupart des affections fébriles. Ils consistent en un malaise général avec accélération du pouls, en de la céphalalgie, de la courbature, des horripilations, des frissons, de l'anxiété précordiale, de la gêne plus ou moins considérable de la respiration ; des nausées, des vomissements, de la diarrhée peuvent également survenir dans quelques cas. Puis, après un temps qui varie de quelques heures à un ou deux jours, le malade éprouve un prurit des plus intenses avec sensation de chaleur et de tension sur certains points de la peau, et l'éruption caractéristique se montre.

Celle-ci débute habituellement par les épaules, la face, le cou, les genoux, les lombes, la face interne des bras et des cuisses; d'autres fois, elle envahit d'emblée toutes les régions du corps; elle peut même s'étendre aux muqueuses extérieures, et particulièrement aux lèvres et à la langue, ainsi qu'il nous souvient d'en avoir vu un fort bel exemple à notre consultation d'hôpital.

Un fait remarquable, et qui appartient en propre à l'urticaire, c'est le caractère fugace et la mobilité extrême de ses éléments éruptifs. Un malade est en proie à l'anxiété la plus vive; la peau est rouge, tuméfiée, douloureuse dans toute son étendue; il est tourmenté d'atroces démangeaisons; on s'inquiète, on appelle le médecin en toute hâte; mais celui-ci arrive, et ne trouve plus rien : dans l'espace de quelques minutes, cette éruption tout à l'heure si confluente, a disparu sans laisser le moindre vestige. Or, ceci est un signe d'une haute valeur pour le diagnostic, car une telle éruption ne saurait être que de l'urticaire.

Je ne connais pas d'affection plus protéiforme que celle qui nous occupe en ce moment. Dans la plupart des cas, ce sont des plaques saillantes, papulo-érythémateuses, à contours irréguliers, variables en étendue de quelques millimètres à plusieurs centimètres, parfois plus ou moins analogues aux plaques muqueuses, ou rappelant assez bien l'aspect des *bigarreaux*. Ces papules sont rosées ou rouges, souvent blanchâtres et comme décolorées à leur partie centrale (*porcelaine*), à la manière des ampoules ortiées. Tantôt discrètes et comme jetées çà et là, elles peuvent aussi se réunir et donner lieu, par leur confluence, à de larges plaques nuancées de rouge et de blanc. Leur durée individuelle varie de quelques minutes à une, deux, trois heures et plus; on les voit tout à coup et presque sans transition disparaître sur certains points pour reparaître sur d'autres. Le travail morbide, d'abord limité à une région, peut s'étendre et se généraliser en peu d'instants avec la rapidité qui caractérise les mouvements fluxionnaires.

Dans une deuxième forme, dite *urticaria maculosa*, on observe de simples taches congestives d'un rouge plus ou moins vif, quelquefois fort étendues et se rapprochant par leur aspect de l'exanthème scarlatineux. Cependant, si l'on examine ces taches avec attention, on reconnaît sans peine qu'elles font une légère saillie au-dessus du niveau des téguments.

Dans l'*urticaria gyrata*, également connue sous le nom de *coup de fouet*, ce sont de longues lignes sinueuses, dures, saillantes, qu'on dirait produites par les atteintes d'une lanière.

Enfin, l'urticaire peut revêtir la forme de papules ou de tubercules. Dans le premier cas, on trouve des papules comparables à celles du lichen, mais s'accompagnant de tous les phénomènes de l'urticaire (*lichen urticatus*). Dans le deuxième, l'affection se manifeste par de grosses tubérosités rougeâtres, profondément enchâssées dans la peau et plus ou moins douloureuses à la pression (*urticaria tuberosa*).

Quelle que soit d'ailleurs la forme de l'urticaire, il est un symptôme qui jamais ne fait défaut, je veux parler du *prurit*. Quelques auteurs ont prétendu que l'*urticaria subcutanea* faisait exception à la règle précédente ; cette forme s'accompagne, il est vrai, de douleurs assez fortes et persistantes dont le siège paraît être dans les couches profondes de la peau et dans le tissu cellulaire sous-cutané ; mais les malades ne sont pas pour cela exempts de prurit, comme il est toujours facile de s'en convaincre, car ils le supportent beaucoup plus impatiemment que toute autre sensation morbide.

L'urticaire ne détermine par elle-même dans l'organisme aucun symptôme général digne d'être noté. La fièvre manque ou n'existe que très-passagèrement, vers les approches de la nuit, c'est-à-dire au moment où se produisent surtout de nouvelles poussées papuleuses. Le sentiment de malaise, de défaillance, d'oppression, que le malade peut éprouver au début, se dissipe avec l'apparition de l'exanthème. L'insomnie, l'agitation nerveuse doivent être mises uniquement sur le compte des démangeaisons. Vous savez enfin que les troubles digestifs, considérés par M. Hardy comme la raison pathogénique de l'éruption ortiée, n'ont avec celle-ci d'autre rapport que celui qui unit les différentes manifestations d'une même cause morbifique interne.

Marche. Durée. Terminaisons. — L'urticaire revêt la forme aiguë ou la forme chronique. Cette division est, en pratique, d'une haute importance; elle repose sur de telles différences, au point de vue de la marche, des symptômes, de la gravité relative, qu'il ne reste véritablement d'autre analogie entre les deux affections qu'elle sépare, que celle qui résulte de la forme extérieure ou des caractères de l'élément primitif.

L'urticaire aiguë est une affection passagère et bénigne; sa durée moyenne est de huit à dix ou quinze jours au plus; elle récidive rarement et ne laisse aucune trace après elle, si ce n'est parfois une légère furfuration, lorsque l'exanthème a été très-intense et généralisé.

Il en est tout autrement de l'urticaire chronique, affection des plus tenaces, qui peut durer des mois, des années même, et qui souvent n'a d'autre terme que celui de l'existence des individus. Cette forme est constamment d'origine constitutionnelle ; apparue sans fièvre, sans aucun prodrome qui l'annonce, elle ne succède jamais à la forme aiguë, mais revêt dès son début le caractère de chronicité qui la distingue. Elle coïncide fréquemment avec la couperose et l'acne rosea. Enfin, il n'est pas rare de la voir dégénérer vers son déclin en une autre éruption, prurigo, lichen, herpès ou pemphigus, soit qu'il y ait transformation réelle, ou qu'il s'agisse d'un simple fait de succession entre deux manifestations émanées de la même cause interne à deux périodes de son évolution.

L'urticaire peut encore se présenter sous la forme intermittente, ainsi que les auteurs en ont rapporté un assez grand nombre d'exemples. Nous retrouverons cette variété rare dans l'histoire des espèces.

Lorsqu'une région a été le siége de plusieurs éruptions successives, on observe quelquefois une légère exfoliation d'épiderme; mais ce phénomène est rare. L'urticaire tubéreuse laisse souvent à sa suite des extravasations sanguines, des taches rouges ou bleuâtres qui peuvent persister longtemps.

La brusque disparition de l'urticaire aiguë a donné lieu parfois à des accidents de rétrocession sur les muqueuses ou sur les organes internes; mais les faits de ce genre sont tout à fait exceptionnels, et n'ont pas d'ailleurs, à beaucoup près, l'importance que leur ont accordée certains dermatologistes.

Anatomie pathologique. — Quel est l'élément anatomique dans lequel se passe le phénomène de l'urtication? Baron fils a prétendu que les papules ortiées avaient leur siége dans les papilles de la peau, et s'expliquait ainsi la décoloration centrale par une sorte d'étranglement de ces papilles dans le réseau capillaire dont elles sont enlacées. Selon Gruby (de Vienne), les élevures de l'urticaire seraient dues à une fluxion et une dilatation des glandules et canaux sudorifères, accompagnées d'une exsudation séreuse dans les mailles du derme. Or, il faut bien le dire, ce ne sont là que des hypothèses plus ou moins ingénieuses, mais ne reposant en réalité sur aucune donnée positive.

Nature et modalité pathogénique. — La plupart des auteurs ont confondu la nature avec la modalité pathogénique. M. Hardy s'est demandé, par exemple, si l'urticaire ne serait pas une fièvre, une inflammation, une névrose ou une dartre. Singulière proposition, dans laquelle se trouvent mis en présence les éléments les plus hétérogènes, et qui vous donne aussitôt la mesure et la preuve de la confusion que je viens de signaler. Supposons, en effet, que M. Hardy parvienne à découvrir dans l'urticaire tous les signes caractéristiques d'une inflammation, en aura-t-il pour cela fait un pas vers la connaissance de sa nature? Sera-t-il même en droit d'avancer que cette affection, par cela seul qu'elle revêt le mode inflammatoire, n'est pas une dartre ou toute autre manifestation du même ordre? Et le même raisonnement s'applique à l'hypothèse, d'ailleurs inadmissible, qui tendrait à assimiler l'urticaire à une simple névrose. Il est vrai que M. Hardy, après avoir rejeté successivement l'idée d'une fièvre, d'une inflammation, d'une névrose et d'une dartre, arrive à cette conclusion fort sage, qu'il ne peut marquer nettement la place de l'urticaire dans le cadre nosologique ; ce qui ne l'empêche pas de la ranger dans sa classification dermatologique (car celle-ci se prête à tout), parmi les maladies de la peau survenant accidentellement et sans influence diathésique, *tout en réservant*, dit-il, *toute question relative à sa nature* et à son siége anatomique.

Que si maintenant nous voulions, à un autre point de vue, reprendre les diverses questions que s'est posées M. Hardy, nous dirions :

Parmi les espèces comprises dans le genre urticaire, il en est une surtout qui se rapproche à certains égards des fièvres éruptives, bien qu'elle en soit séparée par une distance considérable : c'est la fièvre ortiée ou urticaire pseudo-exanthématique. Les autres espèces, et en particulier le cnidosis, sont complétement dépourvues de ce caractère d'analogie.

Considérée dans sa *modalité pathogénique*, l'affection générique que nous appelons urticaire ne présente véritablement aucun rapport avec les inflammations ; en effet, sans parler de sa marche spéciale et de la mobilité de ses éléments papuleux, cette affection n'a qu'une seule terminaison possible, la résolution ; or, vous savez que l'un des attributs les plus essentiels de l'inflammation consiste dans la formation de produits nouveaux (lymphe plastique, pus). Ce n'est pas davantage une névrose, puisque ce titre doit être réservé pour les troubles fonctionnels indépendants de toute lésion matérielle appréciable.

Existe-t-il enfin une urticaire de nature dartreuse ? Et je vous prie de remarquer combien différente est cette question de celle posée par M. Hardy, qui s'est contenté de dire : *L'urticaire est-elle une dartre ?* Examinons pourtant les raisons sur lesquelles il s'appuie pour rejeter la diathèse.

« Sa longue durée, dit-il, ses récidives fréquentes, son
» extension à la presque totalité de l'enveloppe cutanée,
» ont engagé certains médecins à la rapprocher de quelques
» autres maladies chroniques de la peau, et à la considérer
» comme une *dartre ;* mais, outre que la faculté héréditaire
» manque pour faire rentrer l'urticaire dans les maladies
» diathésiques, son degré de subordination habituelle à une
» maladie de l'appareil digestif, et surtout sa marche sac-
» cadée, en font une maladie bien différente des maladies
» dartreuses. »

Et d'abord, en ce qui concerne l'hérédité, ici comme toujours, il faut distinguer. Assurément, la faculté héréditaire n'est pas un attribut constant, nécessaire de l'affection qui nous occupe ; elle manque dans l'urticaire idiopathique ainsi que dans les variétés de cause externe ; mais elle constitue pour d'autres espèces, et notamment pour le cnidosis, un caractère essentiel de la plus haute importance. En un mot, il en est de l'urticaire comme de la plupart des affections cutanées. Qui voudrait soutenir, par exemple, que l'eczéma, l'impétigo, le lichen, etc., sont toujours et fatalement héréditaires ? Et par contre, qui voudrait affirmer aussi qu'ils ne le sont jamais ?

Quant au degré de subordination habituelle à une maladie de l'appareil digestif, je me suis suffisamment expliqué à cet égard pour que vous sachiez au juste ce que vaut un semblable argument.

M. Hardy se fonde enfin sur la marche saccadée de l'urti-

caire pour lui refuser accès dans sa famille des dartres.
D'où vient ce motif d'exclusion? Ne s'agit-il pas là d'un
caractère purement générique, en rapport avec le siége et
la modalité pathogénique de l'affection, mais qui n'a rien à
voir avec sa nature? Et, d'ailleurs, où serait l'incompatibilité? Les dartres sont-elles remarquables par leur fixité, leur
permanence, leur adhérence à la peau, leur immutabilité!
Ne voyons-nous pas, au contraire, la mobilité, l'extension
rapide, les récidives fréquentes, constituer pour beaucoup
d'entre elles autant d'attributs qui les distinguent?

En résumé, l'urticaire est une affection congestive, une
fluxion de la peau; — nous ne savons rien de précis sur son
siége anatomique; — sa nature varie suivant son espèce.

Diagnostic. — Trois caractères principaux, dont l'ensemble est pathognomonique, conduisent à la connaissance
du genre : existence de larges plaques papulo-érythémateuses, invasion rapide et fugacité de l'éruption, sensation
de prurit intense sur les points affectés.

La roséole est constituée par des taches rosées, sans élévation, non prurigineuses, persistantes ou disparaissant avec
lenteur, après une durée de deux ou trois jours au moins.

L'érythème présente également des taches persistantes,
le plus souvent dépourvues de prurit et circonscrites à une
seule région du corps.

L'érythème noueux offre une certaine analogie d'aspect
avec l'urticaire tubéreuse; mais il s'en distingue par sa
marche franchement aiguë, par le siége, le volume, l'exacte
limitation et la persistance de ses nodosités, leur coloration
rouge, puis bleuâtre et jaunâtre, la douleur vive dont elle
s'accompagnent, l'absence de tout prurit, etc.

Le pityriasis rubra se manifeste par des taches rouges, à peine saillantes, assez souvent disposées en demi-cercles, couvertes de squames et, dans tous les cas, ayant une durée beaucoup plus longue. A ces signes, opposons ceux de l'urticaire : plaques saillantes, prurigineuses, rouges ou décolorées, marche fugace et absence d'exfoliation.

Mais s'il est une affection qui peut être confondue avec l'urticaire, c'est assurément l'épinyctide. Elle se caractérise par des taches d'un rose pâle, à peine visibles le jour, surtout marquées pendant la nuit, et s'accompagnant d'un prurit tellement atroce que la folie et les plus graves désordres intellectuels en sont parfois la conséquence. Les malades accusent les sensations les plus bizarres ; ils s'imaginent être en proie à des milliers d'insectes (monomanie psorique). Cette affection est des plus rebelles ; je la considère comme une manifestation de l'herpétisme. Ajoutons que la plupart des auteurs modernes ne la distinguent pas de l'urticaire.

Enfin, c'est à son déclin surtout que l'urticaire peut exposer à l'erreur, alors qu'il ne reste plus à la peau que des taches, des cercles, de légères ecchymoses, etc., derniers vestiges de l'éruption passée. Dans ce cas, le diagnostic s'établit d'après le commémoratif : on apprend du malade que des plaques rouges, saillantes, prurigineuses, se sont développées brusquement et ont disparu avec une égale rapidité, et ce simple renseignement suffit pour dissiper tous les doutes. Du reste, on pourrait au besoin, par quelques frictions à la peau, provoquer le retour des papules caractéristiques.

Pronostic. — Le pronostic du genre ne comporte aucune

gravité. Le prurit constitue, sans contredit, le symptôme le plus fâcheux.

La forme aiguë est moins grave que la forme chronique ; l'une se termine en quelques jours, tandis que l'autre prolonge indéfiniment sa durée.

Le pronostic varie surtout suivant l'espèce. Vous ne porterez pas le même jugement sur l'urticaire de cause externe et sur celle de cause interne. Il faut savoir aussi que cette affection peut s'accompagner d'accidents plus ou moins graves et quelquefois mortels (urticaire pathogénétique), bien qu'elle soit complétement étrangère à leur production.

Traitement. — Les indications fournies par le genre sont relatives : 1° à l'éruption elle-même ; 2° au prurit ; 3° aux phénomènes concomitants.

1° Pour prévenir ou combattre le mouvement fluxionnaire qui tend à s'opérer vers la peau, on aura recours aux boissons délayantes et rafraîchissantes, aux bains émollients, amidonnés ou gélatineux, à quelques révulsifs sur le tube digestif. Dans les cas très-aigus, lorsque le malade est fort et pléthorique, la réaction très-prononcée, les évacuations sanguines seront parfois employées avec grand avantage.

2° Contre le prurit, qui est parfois intolérable, on conseillera les lotions vinaigrées, alcalines, d'eau blanche, de sublimé, de cyanure de potassium, celles avec la décoction de guimauve, de graine de lin ou de pavot, les préparations opiacées et belladonées à l'intérieur, les bains tièdes, simples ou médicamenteux, qui n'ont pas toujours une bien grande efficacité, ce qui fait que quelques auteurs ont renoncé à leur emploi.

3° Les phénomènes concomitants, troubles digestifs et

autres, ne seront pas négligés. Si l'urticaire se trouve sous la dépendance d'une fièvre intermittente, les antipériodiques seront administrés; si elle résulte de l'ingestion de certains aliments nuisibles, on se hâtera d'en provoquer l'expulsion au moyen d'un émétique ou d'un éméto-cathartique.

CHAPITRE II.

CLASSEMENT DE L'URTICAIRE.

1° ÉCOLE DE WILLAN. — Bateman a décrit l'urticaire entre la scarlatine et la roséole. Il ne distingue pas l'urticaire chronique de celle qui est aiguë.

M. Gibert l'a placée en tête de son groupe des exanthèmes, à côté de la roséole et de l'érythème; la pellagre se trouve rejetée à la fin du groupe, comme appendice au chapitre de l'érythème.

M. Cazenave a composé comme il suit son groupe des exanthèmes : érythème, érysipèle, roséole, rougeole, scarlatine, urticaire. Il ne consacre pas d'appendice à la pellagre, ainsi que l'a fait M. Gibert.

M. Rayer a adopté l'ordre de M. Cazenave, avec cette seule différence qu'il ne décrit la roséole qu'après la rougeole et la scarlatine.

M. Devergie réduit à trois le nombre des exanthèmes : l'érythème, l'urticaire, la roséole. Il admet la contagion de l'urticaire et, à ce propos, s'élève avec force contre les modernes, qui ont fait, dit-il, table rase de la contagion dans les maladies cutanées, en la réservant seulement pour la gale et pour la teigne. C'est encore là une de ces idées étranges dont M. Devergie semble posséder seul le privilége, et qu'il aime à défendre envers et contre tous.

2° École d'Alibert. — Alibert a rangé l'urticaire, qu'il désigne sous le nom de *cnidosis*, dans sa famille des dermatoses eczémateuses, entre le phlyzacia et l'épinyctide, à côté du pemphigus, du zona, de l'herpès, ou olophyctide, du charbon, du furoncle, etc.

Les eczémas d'Alibert représentent exactement, comme on voit, la classe des maladies accidentelles de M. Hardy.

Joseph Frank a divisé l'urticaire en aiguë et chronique; la forme aiguë, ou urticaire, se trouve placée parmi les fièvres, entre le pemphigus et la miliaire; la forme chronique, ou urtication, est rejetée à la fin de son livre, entre le strophulus et l'hydroa.

M. Gintrac conserve la division de Frank; il rapproche l'urticaire chronique des herpétides.

En résumé : confusion du genre et de l'espèce, rapprochements étranges, analogies méconnues, tels sont, en deux mots, les reproches que l'on peut adresser à toutes ces classifications.

La nôtre, au contraire, simplifie tout, explique tout avec une merveilleuse facilité.

Comme genre, l'urticaire trouve sa place entre l'érythème et la roséole.

Comme espèce, elle appartient aux affections de cause externe (urticaire artificielle, pathogénétique), et aux affections de cause interne (urticaire idiopathique, symptomatique).

CHAPITRE III.

ESPÈCES ET VARIÉTÉS ADMISES PAR LES AUTEURS.

A. ÉCOLE DE WILLAN. — Willan et Bateman ont admis six variétés d'urticaire, savoir :

1° L'*urticaria febrilis*, qui s'annonce par des prodromes et de la fièvre ; sa marche est franchement aiguë, et sa durée ne dépasse pas un septénaire environ. L'éruption, dont la teinte est ordinairement d'un rouge assez vif, donne lieu à un prurit très-incommode. Elle se termine par résolution, et parfois laisse à sa suite une légère desquamation furfuracée. Cette variété peut présenter tous les symptômes d'une fièvre intermittente.

L'*urticaria febrilis* de Bateman comprend plusieurs de nos espèces : 1° l'urticaire pathogénétique, ou provoquée par l'ingestion de certaines substances, telles que moules, homards, fraises, etc. Toutefois, cette cause n'agit qu'à la condition de rencontrer dans l'organisme une prédisposition spéciale ou idiosyncrasie. 2° L'urticaire essentielle ou pseudo-exanthématique, qui survient spontanément, dure cinq à sept jours et disparaît sans laisser aucune trace. Cette affection peut revêtir parfois une apparence épidémique. 3° L'urticaire aiguë symptomatique, qui se montre dans le cours des fièvres paludéennes, du rhumatisme, à la première période de la dartre et de l'arthritis.

2° L'*urticaria evanida*, urticaire fugace. Ici, plus de prodromes, plus de fièvre, aucune réaction générale. La marche est d'emblée chronique. Les plaques sont larges, irrégulières, ordinairement plus blanches que la peau saine, dépourvues d'auréole érythémateuse circonférencielle. Leur durée est de vingt-quatre à quarante-huit heures, mais elles sont presque aussitôt remplacées par d'autres plaques, et c'est ainsi que l'affection se prolonge et parfois s'éternise pendant des mois et des années.

Cette variété représente notre cnidosis de nature herpétique.

3° L'*urticaria perstans*. Les plaques sont persistantes et ne s'effacent complétement qu'au bout de deux à trois septénaires; quelquefois même, le mouvement fluxionnaire a été assez intense pour produire à leur centre une tache noirâtre ecchymotique.

Cette variété, d'ailleurs assez rare, correspond à notre urticaire pseudo-exanthématique de nature arthritique.

4° *Urticaria conferta*. C'est une simple variété de forme. Les plaques sont très-nombreuses, rapprochées et confluentes; la face et les membres sont rouges et tuméfiés. Sa marche est aiguë, et sa nature le plus souvent arthritique.

5° *Urticaria subcutanea*. Elle se caractérise par des plaques dures, peu élevées, prurigineuses, accompagnées de douleurs lancinantes qui se font sentir profondément, *entre cuir et chair*, pour nous servir de l'expression des malades.

Je rattache cette variété à l'urticaire dartreuse.

6° *Urticaria tuberosa*. Elle se présente sous forme de véritables tubérosités plus ou moins étendues, dures, profondes, ayant pour siéges de prédilection les bras, les jambes, la poitrine, etc. Au niveau des tubérosités, les mouvements sont gênés, douloureux, la peau est rouge, et cette rougeur augmente encore par la marche et la station debout. Suivant M. Hardy, cette variété surviendrait spécialement chez les individus adonnés aux liqueurs alcooliques; et pourtant, notre collègue possède en son service, depuis plus de dix-huit mois, un exemple des plus remarquables de cette forme d'urticaire. Pourquoi donc la guérison se fait-elle si longtemps attendre? Le malade ferait-il excès de boissons dans les salles de l'hôpital??...

L'*urticaria tuberosa* est pour nous constamment de nature arthritique.

M. Gibert a conservé toutes les divisions de Bateman. Il accorde une mention toute spéciale à l'urticaire pathogénétique provoquée par l'ingestion des moules, et, à ce sujet, donne la relation détaillée d'une lettre écrite par le docteur Behrens, qui aurait éprouvé sur lui-même les effets toxiques de ce genre d'alimentation.

Biett et M. Cazenave, tout en admettant les six variétés de Bateman, ont cru toutefois devoir les réduire à trois pour la description : 1° l'*urticaria febrilis* (fièvre ortiée proprement dite), qui comprend dans son acception les variétés *conferta* et *perstans* de l'auteur anglais; 2° l'*urticaria evanida*, dont la variété *subcutanea* n'est qu'une forme rare; 3° l'*urticaria tuberosa*, qui serait produite par des excès de régime, par l'abus des spiritueux.

M. Rayer rattache toutes les variétés d'urticaire à deux groupes principaux, suivant que leur marche est aiguë ou chronique. Il décrit dans le premier groupe l'urticaire fébrile, et dans le deuxième, les variétés *evanida*, *subcutanea* et *tuberosa*. Une mention particulière est accordée par cet auteur à l'urticaire symptomatique des fièvres d'accès.

Enfin, M. Devergie, envisageant l'urticaire au point de vue de son aspect, de sa durée, du moment de son apparition, de sa marche, de sa cause, établit les divisions suivantes :

Selon ses aspects divers.	Selon le moment de l'éruption.
Simplex,	Diurne,
Conferta,	Nocture,
Tuberosa,	Vague.
Nodosa.	Selon sa marche.
Selon sa durée.	Aiguë,
Evanida,	Chronique.
Perstans.	Selon sa cause.
	Ab ingestis.

Comme je vous l'ai dit plus haut, M. Devergie admet la contagion de l'urticaire. Autre erreur, et des plus graves ! il considère la forme chronique comme pouvant être la conséquence d'une urticaire aiguë soignée avec trop peu de précaution ; or ces deux formes constituent des affections toujours indépendantes.

B. École d'Alibert. — Lorry a plutôt mentionné que décrit l'urticaire, qu'il attribue à un vice humoral, et qu'il place parmi les affections cutanées dépuratoires, à côté du prurigo, dans l'article : « *De tumoribus sejunctis qui ad cutem depuratorie exeunt.* »

Il en admet deux formes, l'une bénigne, l'autre maligne.

La forme bénigne peut être produite par le contact de certains insectes, par l'ingestion de substances alimentaires ou toxiques, telles que moules, huîtres, etc., par un obstacle apporté à la sortie de la *perspiration* cutanée.

Lorry cherche à expliquer la manière d'agir des *ingesta* dans la production de l'urticaire par un trouble sécrétoire de la peau consécutif à un spasme de l'estomac : « Et licèt
» obscura sit similium causarum agendi norma, tamen
» cum, Sanctorio rem demonstrante, intima sit et arcta
» concordia *inter coctiones officia et perspirationis exi-*
» *tum*, nil mirum si exeunti obices ponat ventriculi spas-
» mus inexpectatus. »

La forme maligne (qui peut-être correspond à notre urticaire chronique) a pour cause une altération de la partie séreuse des humeurs, laquelle devenue plus âcre, plus visqueuse, stagne et s'entasse dans les aréoles cellulaires de la peau, qu'elle soulève en forme de tumeurs ou de papules. Or, ces tumeurs ou papules sont susceptibles de varier suivant l'intensité de la cause, le degré d'âcreté des humeurs, etc. : « Sæpius, vitio sub humoribus concepto,
» quotidiana coctio vitiata malum redintegrat; papulas
» nunc erumpere videbis, nunc delitescere..... Papulosus
» est æger, sed evidentioribus torquetur papulis, quoties a
» jussâ regiminis lege recedit, imò ferè nullæ exsurgunt,
» quoties servatâ alvi libertate, severæ obsecundat diætæ. »

Ce passage, qui se rapporte évidemment à l'urticaire, vous donne une idée de la confusion et du désordre qui règnent dans les écrits de Lorry au sujet de cette affection.

Alibert a désigné l'urticaire sous le nom de cnidosis, dont il a fait le genre VI de ses dermatoses eczémateuses. « Cette affection, dit-il, se présente tantôt sous forme aiguë, tantôt sous forme chronique; mais ce sont toujours les mêmes phénomènes. » Alibert ne semble pas d'ailleurs attacher une bien grande importance à cette distinction qui, pour lui, repose à peu près uniquement sur l'existence ou l'absence de la fièvre.

Joseph Frank et M. Gintrac ont reproduit sensiblement la même division de l'urticaire en aiguë et chronique. La forme chronique constitue, pour M. Gintrac, une manifestation de l'herpétisme. Cet auteur exprime avec raison le regret que la distinction si importante de l'urticaire en aiguë et chronique ait été le plus souvent négligée.

M. Hardy, enfin, admet trois variétés suivant l'aspect extérieur : 1° simple; 2° tubéreuse; 3° œdémateuse; et trois variétés suivant la marche : une forme aiguë, une forme chronique et une forme intermittente. L'urticaire œdémateuse n'est autre que la variété *conferta* des auteurs; elle ne présente, en réalité, de l'œdème que le nom, comme le prouvent l'instantanéité de son développement et sa brusque disparition; ajoutons que le doigt n'y laisse aucune empreinte, et l'on ne saurait douter qu'il s'agisse là d'un simple mouvement fluxionnaire de la membrane cutanée.

CHAPITRE IV.

ESPÈCES ET VARIÉTÉS ADMISES PAR M. BAZIN.

L'urticaire, avons-nous dit, est tantôt de cause externe et tantôt de cause interne. A ces deux grandes classes se rattachent un certain nombre d'espèces :

URTICAIRES DE CAUSE EXTERNE.	Artificielles	Communes. Idiosyncrasiques.
	Pathogénétiques	Communes. Idiosyncrasiques.

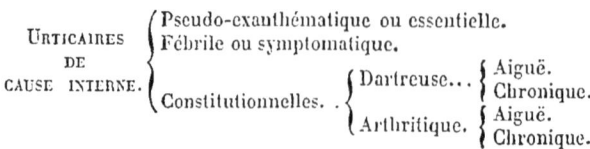

ARTICLE PREMIER.

URTICAIRES DE CAUSE EXTERNE.

L'urticaire est *artificielle*, lorsqu'elle résulte d'une action directe et locale sur le tissu cutané. Elle est *pathogénétique*, lorsque la cause agit après absorption, c'est-à-dire par l'intermédiaire du système circulatoire.

§ 1ᵉʳ. — **Urticaire artificielle, ou provoquée directe.**

En première ligne se place ici une éruption qui représente, en quelque sorte, le phénomène d'urtication dans ce qu'il a de plus pur, de plus élémentaire, je veux parler de cette éruption fugitive qui se développe au contact des feuilles de l'*urtica dioica* : c'est là, si je puis ainsi dire, le véritable prototype du genre.

A peine la peau a-t-elle subi l'atteinte de cette plante qu'aussitôt apparaissent, sur tous les points qu'elle a touchés, de larges papules aplaties, blanches, irrégulières, entourées d'une légère teinte rosée érythémateuse. Cette éruption s'accompagne d'un sentiment de cuisson brûlante et de vives démangeaisons. Après un temps très-court et qui rarement dépasse quelques minutes, le prurit se calme, les papules s'affaissent, et il ne reste plus trace de l'exanthème. Celui-ci peut être rappelé par un nouveau contact, mais la peau cesse, en général, de réagir à la troisième ou à la quatrième application.

Les propriétés irritantes de l'ortie sont dues, comme vous savez, à un liquide âcre qui s'insinue sous l'épiderme à la faveur des poils creux et très-piquants dont est hérissé ce végétal.

Nous retrouvons encore le phénomène d'urtication dans la singulière influence qu'exercent sur la peau de l'homme les chenilles de plusieurs bombyces, connues sous le nom de processionnaires. Cette influence a lieu à distance, et par l'intermédiaire de petits poils microscopiques qui, détachés du corps de l'animal lors de sa transformation en chrysalide, se répandent dans l'air et vont s'enfoncer dans la peau, qu'ils irritent et enflamment ; de là, un prurit violent et des éruptions dont la forme la plus fréquente paraît être celle de l'urticaire.

Les actinies et les méduses, vulgairement appelées *orties de mer*, déterminent, comme les processionnaires, des phénomènes d'urtication plus ou moins prononcés. L'appareil urticant des méduses est surtout constitué par des dards ou pointes aiguës que l'animal découvre pour attaquer ou se défendre.

Dans les cas précités, la lésion qui se produit à la peau est en quelque sorte obligée, nécessaire, et survient à peu près indifféremment chez tous les individus, quelles que soient les conditions d'âge, de sexe, de constitution, etc. Mais la cause n'a pas toujours cette sûreté d'action, et, si je puis ainsi dire, cette spécificité. Il suffit, chez certains sujets, du plus léger contact pour déterminer l'apparition de l'urticaire ; on l'a vu naître sous l'influence de quelques frictions, d'un bain sulfureux, d'un emplâtre de Vigo *cum mercurio*, d'un vésicatoire, etc. Ici intervient un élément nouveau, dont il faut tenir compte, la prédisposition individuelle ou idiosyncrasie.

§ 2. — Urticaire pathogénétique, ou provoquée indirecte.

L'urticaire pathogénétique se montre à la suite de l'ingestion de certaines substances alimentaires, parmi lesquelles il faut citer les crabes, les moules, les écrevisses, le homard, la langouste, les crevettes, les huîtres, etc. Les poissons salés ou fumés, la viande de porc, quelques aliments de provenance végétale, tels que les amandes, les fraises, les concombres, etc., quelques médicaments, tels que la valériane, la jusquiame, le baume de copahu, l'eau de Seltz, ont paru jouir parfois de propriétés analogues.

Lorry a fort bien indiqué cette forme d'urticaire, qu'il a le tort d'attribuer à une altération humorale survenue par le fait de la substance ingérée : « Sæpe mitulis, ostreis,
» aliisque marinis crustaceis imprudentiùs comestis, subitò
» non sine pruritu atque calore per totum corpus papulæ
» latæ rubeæ erumpunt. Simulque et gula inflari, et aliqua
» tussis exsurgere. Hæc intra brevà horarum spatium peraguntur; vulgòque à somno *resarcitâ perspiratione* omnia
» pacata reperiuntur, nisi tamen in delicatioribus aliqua
» febricula aliquot horarum excandescat. Sed quod a mi-
» tulorum aut ostreorum esu sæpius accidit, id etiam a
» mitissimis alimentorum in quibusdam exoritur. » (*Tract. de morb. cutan.*, p. 212.)

Deux cas doivent être distingués : 1° tantôt l'éruption

survient d'une manière accidentelle et tout à fait inattendue, à l'occasion d'un repas composé de substances que le malade avait jusque-là toujours prises impunément; 2° tantôt, il s'agit d'une idiosyncrasie spéciale et permanente en vertu de laquelle les mêmes accidents se reproduisent en quelque sorte fatalement toutes les fois que l'organisme se trouve mis en présence de leur agent provocateur.

C'est après l'ingestion des moules que s'observe surtout l'urticaire pathogénétique. Le malade éprouve d'abord un malaise général, de la douleur et de l'anxiété à l'épigastre; il est pris de nausées, de vomissements, de vertiges; la respiration devient accélérée, pénible, comme convulsive; le pouls est petit, fréquent; puis la face rougit, se gonfle, et le corps ne tarde pas à se recouvrir d'un exanthème, qui peut se présenter sous deux aspects différents : tantôt d'un rouge intense et uniforme, il simule l'éruption de la scarlatine, tantôt et le plus souvent il prend la forme d'une urticaire fébrile généralisée. Dans les deux cas, cet exanthème s'accompagne de vives démangeaisons; enfin, si le sujet est nerveux et facilement excitable, il y a parfois du délire, et l'on cite des cas de mort à la suite de cet empoisonnement.

Les moules sont surtout nuisibles pendant la saison chaude. Leurs propriétés délétères ont été attribuées tour à tour, soit à une altération particulière des fluides de l'animal, soit à des substances étrangères qu'il aurait ingérées, telles que le frai des étoiles de mer, la pomme des mancenilliers, certaines plantes marines narcotiques, le vert-de-gris qui se forme sur les vaisseaux doublés de cuivre, etc.

Les accidents produits par l'ingestion des moules seront tout d'abord combattus par l'administration d'un vomitif, que l'on fera suivre de boissons mucilagineuses et acidulées; si les phénomènes nerveux prédominent, on se trouvera bien de l'emploi de l'éther à la dose de dix à trente gouttes dans une potion; les grands bains seront utiles au même titre. Vous n'aurez pas d'ailleurs à vous préoccuper de l'éruption, qui disparaîtra d'elle-même, dès que la cause aura cessé d'exister.

ARTICLE II.

URTICAIRES DE CAUSE INTERNE.

§ 1er. — **Urticaire pseudo-exanthématique ou essentielle.**

L'urticaire essentielle ou fièvre ortiée (*urticaria febrilis* de Willan et Bateman) est une *maladie* aiguë, pyrétique, caractérisée par des plaques prurigineuses à évolution rapide et s'accompagnant de démangeaisons très-vives.

Les prodromes sont ceux des pseudo-exanthèmes : malaise, fatigue, céphalalgie, inappétence, douleur épigastrique, etc.; ordinairement assez légers, ils précèdent l'éruption de deux à trois jours. Puis survient un prurit qui va croissant en intensité, et la peau se recouvre d'éminences papuleuses dures, comme étalées, rosées ou rouges, parfois blanchâtres à leur centre, n'offrant rien de fixe dans leurs dimensions et dans leur forme. Les papules sont discrètes ou confluentes; les régions envahies sont rouges, tuméfiées et comme boursouflées, et la douleur peut être assez intense pour gêner les mouvements et déterminer un état d'anxiété pénible.

L'éruption se prolonge sept à huit jours environ par poussées successives, en conservant pendant tout son cours le caractère mobile et fugace qui semble se rattacher à l'essence même de la lésion qui la constitue.

La disparition de l'exanthème n'est habituellement suivie d'aucune exfoliation appréciable; elle a pu donner lieu parfois à quelques accidents de rétrocession.

La fièvre ortiée est surtout fréquente chez les enfants, les femmes et les sujets nerveux; on l'observe rarement chez les vieillards. C'est au printemps et en été qu'elle se montre de préférence, sous l'influence des brusques transitions de température. Elle a paru dans certains cas régner d'une manière épidémique.

Diagnostic. — L'urticaire idiopathique sera reconnue à sa marche régulière et franche, à la simplicité de ses phénomènes, à l'absence de toute relation antérieure ou actuelle avec d'autres états morbides.

Le pronostic n'offre jamais aucune gravité.

Traitement. — Il est des plus simples. Si l'éruption s'accompagne d'embarras gastrique, un éméto-cathartique sera utile. On prescrira un régime doux, le repos, quelques boissons délayantes et rafraîchissantes. On s'efforcera de calmer le prurit par des lotions acidulées ou légèrement astringentes, en ayant soin de recommander au malade de résister au besoin qu'il éprouve de se gratter, car de semblables manœuvres ne tendent qu'à exaspérer la démangeaison. Si le sujet est vigoureux, l'agitation vive, la réaction intense, il peut être indiqué de recourir à une émission sanguine générale ou locale. Et ces moyens vous suffiront toujours contre une affection dont la tendance naturelle est la guérison spontanée dans l'espace de quelques jours.

§ 2. — Urticaire fébrile ou symptomatique.

Cette espèce, qu'il ne faut pas confondre avec la variété *febrilis* de Bateman, dont cependant elle fait partie, se montre dans le cours de diverses maladies fébriles. On l'observe chez les enfants, sous l'influence des troubles morbides provoqués par le travail de la dentition ; elle peut accompagner le rhumatisme articulaire aigu, la pneumonie, la pleurésie ; on l'a vue compliquer la variole et la rougeole ; enfin, la plupart des auteurs ont noté la fréquence de ses rapports avec certaines formes de fièvre intermittente. Ce dernier fait n'avait point échappé à Lorry, qui l'exprime en ces termes : « Nec rarum est in febribus
» intermittentibus omnes paroxysmos à papularum erup-
» tione incipere quæ posteà defervescente paroxysmo et in
» sudores abeunte disparent omninò, donec recrudescat
» novus paroxysmus, quod quidem symptoma in intermit-
» tentibus non periculum, sed diuturnitatem, ob perspira-
» bilis materiæ crassatiem et moram præsagit. » (*Tract. de*
» *morb. cutan.*, p. 214.)

Dans tous ces cas, l'affection de la peau est plus ou moins subordonnée à la maladie principale, dont elle partage habituellement toutes les vicissitudes : or, c'est dans le fait même de cette solidarité que réside véritablement le seul caractère qui appartienne en propre à l'urticaire fébrile ou symptomatique. L'éruption n'ajoute pas d'ailleurs à la gravité de la maladie qu'elle vient compliquer ; quelquefois même elle a paru constituer une crise judicatoire d'un favorable augure.

Le traitement doit s'adresser à l'état morbide dont cette espèce n'est qu'un symptôme le plus souvent sans aucune importance.

§ 3. — Urticaires constitutionnelles.

L'urticaire apparaît comme symptôme de la dartre et de l'arthritis à des phases différentes de leur évolution : 1° au début de la première période, où elle prend la forme et l'allure des pseudo-exanthèmes fébriles; 2° vers la fin de cette première période, et pendant le cours de la deuxième, et même de la troisième : c'est alors le cnidosis ou urticaire chronique.

Pour éviter d'inutiles répétitions, nous allons étudier comparativement, dans deux articles séparés :

1° L'urticaire aiguë de nature arthritique et la forme correspondante de l'urticaire dartreuse ;

2° Les cnidosis arthritique et dartreux.

1° De l'urticaire aiguë arthritique et dartreuse, leurs analogies, leurs différences.

Ces deux espèces ont pour type commun l'urticaire pseudo-exanthématique ou essentielle, la fièvre ortiée proprement dite, dont nous avons plus haut donné les caractères : c'est sensiblement le même début, avec prodromes et fièvre, la même marche rapide et saccadée, la même durée de sept à huit jours, le même mode de terminaison. Il ne nous reste donc, pour compléter leur histoire, qu'à faire ressortir les traits particuliers que leur imprime leur nature spéciale.

a. L'urticaire aiguë de nature arthritique se montre habituellement dans le sexe masculin, chez les sujets doués d'un tempérament sanguin et présentant les attributs de la constitution arthritique.

Elle coïncide fréquemment avec des migraines, de la dyspepsie, des phénomènes de congestion vers la tête, des troubles de la vue et de l'ouïe, des hémorrhoïdes, des douleurs rhumatoïdes dans les muscles ou dans les articulations.

Le froid semble favoriser le développement de l'éruption, ou plutôt en provoquer le retour : les plaques s'éteignent ou diminuent sous l'influence de la chaleur du lit, tandis que l'impression de l'air froid les ranime. Néanmoins on aurait tort d'attribuer une grande valeur à ce caractère qui manque souvent.

Dans l'urticaire arthritique, la fluxion cutanée est souvent portée à un degré extrême : les papules sont entourées d'une auréole d'un rouge foncé et comme violacé; quelquefois même, il se produit dans le tissu de la peau une véritable hémorrhagie qui persiste après la disparition des plaques sous la forme d'une tache noirâtre ecchymotique (*urticaria perstans* de Willan et Bateman).

Enfin, dans cette espèce, le prurit n'a pas, en général, une très-grande vivacité, et se trouve remplacé, dans une certaine mesure, par un sentiment de cuisson avec picotements et élancements dans les parties affectées.

b. L'urticaire dartreuse ne possède pas, à beaucoup près, des caractères aussi bien accusés que celle qui dépend de l'arthritis. On l'observe particulièrement chez les femmes, chez les sujets d'un tempérament nerveux ; les émotions morales vives, les fatigues, les chagrins, en sont les causes déterminantes les plus habituelles.

La chaleur a sur la marche et le retour de l'éruption une influence des plus marquées : les plaques sont à peine visibles pendant le jour, et le prurit très-modéré ; mais à peine le malade s'est-il mis au lit qu'aussitôt elles reparaissent, et avec elles les démangeaisons si pénibles dont elles s'accompagnent.

Un signe négatif important se tire de la coloration des plaques, qui est généralement moins foncée que dans l'urticaire arthritique. Jamais non plus on ne trouve, comme dans cette dernière, d'hémorrhagies interstitielles de la peau.

Telles sont les données à l'aide desquelles on peut arriver à la connaissance de la nature arthritique ou dartreuse de l'urticaire aiguë ; c'est vous dire combien ce problème est parfois difficile à résoudre. Il semble que ces sortes d'éruptions soient trop superficielles ou trop fugitives pour que la maladie ait le temps d'y marquer suffisamment son empreinte.

Est-ce à dire pourtant que les caractères objectifs de l'urticaire aiguë ne puissent fournir de précieux éléments au diagnostic de la nature ? Assurément non ; mais ces éléments ont besoin, pour acquérir une signification bien réelle, que l'on y joigne les signes tirés de la constitution du malade, de ses antécédents morbides et de ceux de sa famille, des symptômes concomitants, etc. Toutefois, il est des cas où il faut se résigner à rester dans le doute ; c'est alors à l'avenir seul qu'il appartient de trancher la question.

Le pronostic et le traitement sont les mêmes que pour l'urticaire idiopathique.

2° Cnidosis arthritique et dartreux.

L'urticaire chronique ou cnidosis (κνίδη, ortie), est constamment d'origine constitutionnelle. Elle comprend deux espèces : le cnidosis arthritique et le cnidosis dartreux.

a. Cnidosis arthritique. — « Il se montre sous la
» forme de la variété *urticaria tuberosa*. Il est caracté-
» risé, non-seulement par des papules particulières, mais
» par des tubérosités plus ou moins volumineuses, dures,
» accompagnées de tension, de gêne dans les mouve-
» ments, et laissant à leur disparition des dépressions
» comme cicatricielles. Ces indurations tuberculeuses et
» papuleuses présentent une coloration d'un rouge foncé ;
» parmi elles, on observe quelquefois des hémorrhagies
» interstitielles de la peau.

» L'éruption a lieu sur les parties découvertes, comme la
» face, les mains, les avant-bras ; souvent, elle semble se
» grouper autour de quelques jointures telles que l'articu-
» lation tibio-tarsienne, radio-carpienne ou fémoro-tibiale.
» Elle apparaît ordinairement le soir et la nuit : pour-
» tant, elle se développe quelquefois pendant le jour sous
» l'influence du froid. Enfin, elle ne présente pas de déman-
» geaisons vives et franches, comme l'urticaire dartreuse ;
» elle s'accompagne plutôt de picotements et d'élance-
» ments.

» Le cnidosis arthritique a une durée qui varie de quel-
» ques mois à plusieurs années. Il n'offre pas une marche

» aussi intermittente que le cnidosis dartreux, qui disparait
» ordinairement le jour pour revenir à l'approche de la nuit.
» Si l'éruption est plus intense pendant la nuit, souvent elle
» n'en persiste pas moins toute la journée.

» Il n'est pas rare de voir coïncider le cnidosis arthri-
» tique avec des affections de même nature : douleurs rhu-
» matismales, eczéma arthritique, lichen pilaris, etc.

» Les excès de régime, l'abus des alcooliques, les varia-
» tions de température, l'exposition au froid, telles sont les
» principales causes déterminantes du cnidosis arthritique;
» mais il faut que le malade soit placé préalablement sous
» l'influence de la maladie constitutionnelle.

» Le cnidosis arthritique est une affection très-rebelle.
» On prescrira un régime doux, les bains alcalins et les
» préparations alcalines à l'intérieur. Dans les cas difficiles,
» on pourra conseiller aux malades de se rendre à certaines
» eaux minérales, parmi lesquelles les eaux de Vichy, d'Ems
» et de Wiesbaden seront spécialement recommandées.
» (Leçons de M. Bazin sur les affections de nature arthri-
» tique et dartreuse, page 147.) »

b. Cnidosis dartreux. — Il répond assez exactement à
l'*urticaria evanida* des auteurs anglais. Les plaques sont
arrondies ou irrégulières, quelquefois figurées en forme de
lignes sinueuses et saillantes (*urticaria gyrata*), tantôt
complétement pâles et dépourvues d'auréole érythémateuse, ou bien décolorées seulement à leur centre, comme
si l'on eût en ce point exercé une légère pression.

Ces plaques sont habituellement disséminées çà et là sur
les diverses parties du corps; d'autres fois, elles se groupent sur des surfaces plus ou moins étendues (*urticaria*

conferta), d'où résulte un gonflement particulier qui a pu en imposer à quelques observateurs pour de l'œdème véritable (*urticaire œdémateuse* de M. Hardy). Ce phénomène se produit surtout dans les régions où le tissu cellulaire est lâche et peu abondant, au scrotum, aux paupières par exemple.

C'est dans le cnidosis herpétique que le prurit est susceptible d'acquérir son plus haut degré d'intensité ; il précède et accompagne le développement de l'éruption, et souvent même persiste après la disparition des plaques ortiées. Les démangeaisons sont quelquefois portées à ce point que le malade ne peut goûter un seul instant de repos pendant plusieurs nuits consécutives : de là des insomnies répétées qui à la longue amènent de la fatigue, de l'amaigrissement, des troubles digestifs et même, dans certains cas, des désordres intellectuels.

L'éruption se manifeste, en général, vers les approches de la nuit, et la chaleur du lit semble lui imprimer une activité nouvelle. Pendant le jour, au contraire, on ne trouve le plus souvent que des papules rosées, de simples taches, ou des débris à peine reconnaissables de plaques décolorées.

Il est peu d'affections aussi tenaces et promptes à récidiver que le cnidosis herpétique. Il n'est pas rare de le voir, après de longues intermissions, et alors qu'on avait pu croire à une guérison définitive, se reproduire tout à coup sous l'influence des causes les plus légères. Ces considérations vous donnent la mesure de sa gravité pronostique.

Diagnostic. — Si l'on peut, jusqu'à un certain point, méconnaître impunément la nature de l'urticaire aiguë, il n'en est plus de même lorsqu'il s'agit de l'urticaire chronique : la question devient ici d'une importance capitale, car c'est d'elle que va dépendre le choix de votre thérapeutique. Or, ce diagnostic est, en général, d'une assez grande facilité.

« En effet, le cnidosis présente de notables différences dans son mode de production, dans sa marche et dans ses symptômes, suivant qu'il se rattache à l'arthritis ou à la dartre. L'un, celui qui appartient à l'arthritis, se présente avec les caractères de l'*urticaria tuberosa*, l'autre se montre ordinairement sous la forme de l'*urticaria evanida*. Le cnidosis arthritique se caractérise encore par des élancements et des picotements, par des hémorrhagies interstitielles de la peau, par une coloration plus foncée des aréoles qui entourent les papules ortiées ; il se manifeste autour des jointures, et sur les parties découvertes, la face, la poitrine, les mains ; il coïncide et alterne souvent avec le rhumatisme ou avec d'autres affections arthritiques comme l'érythème papulo-tuberculeux ou l'eczéma nummulaire. Au contraire, le cnidosis dartreux se montre sur toutes les parties du corps et se trouve fréquemment accompagné par des herpétides. Enfin, tandis que celui-ci est assez souvent produit par des émotions morales et qu'il paraît la nuit pour disparaître le jour, celui-là est occasionné le plus ordinairement par l'exposition au froid ou par les variations de température, et persiste quelquefois pendant la journée, ou augmente même sous l'influence du froid. »

Traitement. — Le traitement du cnidosis herpétique réclame l'emploi des préparations arsenicales ; mais il est souvent nécessaire, pour obtenir un résultat, d'en continuer longtemps l'usage, en augmentant graduellement les doses.

Vous surveillerez avec grand soin le régime. L'alimentation du malade sera composée de viandes blanches, de végétaux herbacées; un certain nombre de substances, telles que le homard, les moules, les écrevisses, les poissons salés, etc., seront proscrites d'une manière complète; le café, les alcooliques, et, en général, toutes les boissons excitantes seront également défendues. On lui recommandera en outre d'éviter autant que possible les émotions morales, si puissantes pour déterminer les manifestations cutanées de la dartre.

Enfin, le prurit, parfois intolérable, qui accompagne l'éruption, sera combattu par les moyens divers que nous avons indiqués dans l'histoire du genre.

TROISIÈME LEÇON.

DE LA ROSÉOLE.

Cette affection est sans contredit l'une des plus intéressantes qui soient en pathologie cutanée. Elle y marque sa place par des caractères si bien accusés, qu'on s'explique difficilement et l'erreur de Requin, qui l'a confondue avec l'érythème, et le silence de M. Hardy, qui n'a pas cru devoir lui accorder la moindre mention.

CHAPITRE PREMIER.

HISTOIRE DU GENRE.

Définition. — La roséole est un pseudo-exanthème non contagieux, le plus ordinairement apyrétique, constitué par des taches rosées ou rouges, plus ou moins larges, non prurigineuses, disparaissant sous la pression du doigt, ne faisant aucune saillie dans le plus grand nombre des cas, et se terminant toujours par résolution avec ou sans desquamation de l'épiderme.

Cette définition la sépare : 1° de l'érythème, qui se manifeste sous forme de taches relativement larges et beaucoup moins nombreuses que celles de la roséole; 2° de l'urticaire, dont la lésion primitive est une papule de forme particulière avec saillie et démangeaison ; 3° des fièvres éruptives, dans lesquelles la fièvre existe comme élément morbide essentiel, tandis qu'elle fait défaut ou ne se montre que très-passagèrement dans l'affection qui nous occupe.

Symptomatologie. — La roséole est parfois annoncée, pendant deux ou trois jours, par quelques signes précurseurs, tels que malaise, anorexie, courbature, excitation fébrile, etc. D'autres fois, elle apparaît tout à coup au milieu du calme des fonctions, et sans éveiller sur aucun point la plus légère sympathie morbide.

L'éruption peut envahir d'emblée toute la surface du corps, ou bien se limiter à son début à certaines régions qui semblent alors constituer pour elle des lieux de prédilection. Chaque espèce de roséole présente, en effet, dans son mode d'invasion, quelque chose de remarquablement fixe, et qui souvent suffit pour en dévoiler la nature. C'est ainsi que des taches survenues brusquement autour des poignets, des cous-de-pied, des genoux, font aussitôt naître l'idée de la roséole provoquée par les résineux, tandis que c'est aux flancs, aux lombes, à l'hypogastre, à la partie antérieure de la poitrine qu'il faut chercher les premiers éléments de la roséole syphilitique.

Quels que soient d'ailleurs son mode d'invasion et la rapidité de son allure, qu'elle soit partielle ou générale, la roséole atteint rarement du premier coup son plus haut degré d'intensité. Les taches initiales sont diffuses, ordinairement pâles, sans forme bien déterminée; souvent même, l'efflorescence cutanée est si légère, si superficielle, qu'il faut pour la constater une certaine attention; il semble qu'une sorte de nuage se soit çà et là répandu sur la peau.

Ces macules, ces marbrures, ne sont que les premiers rudiments de l'éruption, qui bientôt va se préciser davantage.

La roséole une fois constituée se caractérise par la présence de taches qui offrent de très-grandes différences sous le rapport de leur nombre, de leur disposition, de leur forme, de leur étendue, de leur coloration, etc. Ces taches sont inégales, irrégulières, arrondies ou oblongues, souvent figurées en forme de croissants, de lignes courbes ou même de cercles plus ou moins complets. Tantôt elles sont rares, disséminées, éparses, parfaitement distinctes et séparées par des espaces où la peau conserve son état normal; tantôt elles se rapprochent et couvrent la surface cutanée d'une rougeur uniforme et comme scarlatineuse.

Leur coloration varie du rose tendre au rouge le plus animé; elle est d'autant plus vive, en général, que plus rapide a été la marche de l'éruption. La moindre pression la fait disparaître ou en diminue l'intensité.

La surface des taches est habituellement plane, lisse, dépourvue de tout enduit ou exfoliation. D'autres fois, des squames s'y produisent en plus ou moins grand nombre (*roséole squameuse*), ou bien les macules s'élèvent et se transforment en véritables papules (*roséole papuleuse*).

La roséole s'accompagne assez fréquemment de picotements, de chaleur ou de démangeaisons. Elle peut aussi parcourir toutes les phases de son évolution sans provoquer du côté de la peau la plus légère sensibilité morbide : c'est ce qui arrive notamment pour la roséole spécifique, et en général, pour toutes les variétés à marche lente et chronique.

Comme on le voit par ce qui précède, rien n'est plus mobile et changeant que la physionomie de la roséole, considérée comme affection générique. La plupart de ses caractères peuvent être modifiés en plus ou en moins, quelques-uns même subissent, dans certains cas, une complète transformation ; la simple macule congestive se fait papule, elle se recouvre de produits furfuracés, à la manière du pityriasis, elle s'étend en larges plaques granulées qui simulent à s'y méprendre l'éruption scarlatineuse. Ailleurs enfin, c'est un élément nouveau qui vient s'ajouter à l'éruption principale, et les taches se hérissent de granulations vésiculeuses de tout point comparables à celles de la miliaire (*roséole miliaire*). Mais s'il est rare de retrouver la roséole parfaitement semblable à elle-même, il est toujours facile de reconnaître, au milieu même de ses plus grandes variations, les caractères essentiels qui servent à constituer le genre.

Après un temps qui varie de quelques jours à un ou deux septénaires et plus, la roséole entre plus ou moins franchement dans sa période de décroissance ou de terminaison. Les phases successives que nous venons de décrire, elle va les parcourir en sens inverse jusqu'à son entière disparition. Les taches commencent d'abord à pâlir, les saillies papuleuses s'affaissent, les squamules, s'il en existe, se détachent graduellement. En général, la durée de cette période est en rapport assez exact avec celle des périodes qui l'ont précédée ; il suffit de quelques jours pour que tout rentre dans l'ordre, dans les cas de brusque invasion et de marche rapide, tandis que les formes lentes laissent souvent à leur suite des maculatures fauves ou brunâtres qui persistent pendant des semaines et des mois. Quelquefois aussi, le déclin de l'éruption est marqué par la production, à la surface des taches, de légères furfures qu'il ne faut pas confondre avec l'exfoliation adhérente de la roséole squameuse.

Le travail morbide qui produit la roséole peut également s'étendre aux muqueuses extérieures. De là, chez quelques malades, un peu de rougeur des conjonctives ou de l'isthme du gosier, avec sentiment de gêne plus ou moins marqué dans la déglutition. Enfin, nous verrons aussi la roséole coïncider parfois avec un certain nombre de phénomènes dont nous aurons à tenir compte dans le tableau symptomatique des espèces.

Marche, durée, terminaisons. — La marche de la roséole est toujours continue. Cette affection peut exister, comme je vous l'ai dit, soit à l'état aigu, soit à l'état chronique; dans le premier cas, sa durée varie de quelques jours à un ou deux septénaires, tandis qu'elle se prolonge à l'état chronique pendant un temps quelquefois très-long. Elle peut aussi réapparaître, à intervalles irréguliers, mais en conservant, à chaque récidive, les caractères de forme et d'allure qu'elle avait tout d'abord présentés.

On a cité des cas de roséole intermittente, c'est-à-dire se montrant le soir, par la chaleur du lit, et cessant le matin après le lever; ces faits ne sont pour nous que des faits d'épinyctide.

La résolution est la terminaison constante de la roséole. Elle a lieu d'une manière rapide ou lente, soit spontanément, soit sous l'influence d'un traitement approprié. Dans des cas très-rares, on a vu la roséole disparaître tout à coup, par une sorte de métastase, pour faire place à une autre affection plus grave : on dit alors que l'éruption s'est terminée par délitescence. D'autres fois, les taches rubéoliques semblent subir une véritable transformation *in situ* : c'est ainsi que la roséole spécifique n'est souvent que le premier degré d'évolution de la syphilide papulo-tuberculeuse.

Diagnostic. — Le diagnostic de la roséole offre rarement de sérieuses difficultés. Cependant, cette affection peut être et a été en effet plus d'une fois confondue avec l'érythème, l'urticaire, la scarlatine, la rougeole, la miliaire, le pityriasis.

Nous avons vu qu'elle se distingue suffisamment de l'*érythème* par la petite dimension, la multiplicité et la dissémination de ses éléments éruptifs.

Dans l'*urticaire*, ce sont de larges papules rosées ou rouges, décolorées au centre, d'une durée éphémère, et toujours accompagnées de vives démangeaisons.

La *rougeole*, la *scarlatine* provoquent dans l'organisme des troubles morbides qui n'existent jamais dans le cours de la roséole, même la plus aiguë : fièvre intense, chaleur à la peau, phénomènes congestifs ou inflammatoires du côté des muqueuses, etc. Elles en diffèrent en outre par leur marche plus lente, par la régularité de leurs périodes, par leur pronostic souvent grave, et leurs propriétés contagieuses. Enfin, la roséole est très-sujette à récidive, tandis que les deux pyrexies confèrent à ceux qu'elles atteignent une immunité le plus souvent définitive.

La roséole squameuse ne saurait en imposer pour un *pityriasis* : sa nature ordinairement spécifique, les caractères particuliers que lui imprime cette origine, les phénomènes qui l'ont précédée ou qui l'accompagnent, tels sont les éléments principaux de ce facile diagnostic.

La production de vésicules à la surface des taches donne parfois à la roséole toutes les apparences de la *miliaire* : de là résulte une variété mixte ou de transition que l'on a justement désignée sous le nom de *roséole miliaire*. Or, il existe cette différence entre la miliaire proprement dite et la roséole de ce nom, que dans la première, les granulations vésiculeuses constituent l'élément essentiel et prédominant, tandis qu'elles n'apparaissent dans la deuxième que d'une manière en quelque sorte accidentelle et toujours consécutivement à la formation des macules. Il y a des sueurs dans la miliaire, il n'y en a pas dans la roséole miliaire. C'est donc à tort, suivant nous, que M. Gintrac a rapporté cette variété de roséole à la miliaire proprement dite.

Enfin, on ne prendra pas pour une roséole cette injection passagère qui se produit à la peau, chez quelques sujets impressionnables, sous l'influence d'une forte émotion morale, lorsqu'on vient, par exemple, à découvrir tout à coup certaines régions du corps : la face, le cou, les épaules, la partie antérieure de la poitrine peuvent ainsi en peu d'instants se maculer d'une rougeur congestive qui simule assez bien la roséole. Il me suffit d'avoir signalé cette cause d'erreur pour que vous soyez en mesure de l'éviter toujours.

Pronostic. — Considérée en elle-même et comme simple affection de la peau, la roséole n'offre aucune espèce de gravité. Elle n'apporte habituellement aucun trouble notable dans les principales fonctions, et disparaît spontanément sans laisser aucune trace de son existence passée.

La forme que revêt l'éruption, sa marche aiguë ou chronique, les phénomènes antérieurs ou concomitants, tels sont à peu près les seuls éléments pronostiques que l'on puisse tirer du genre. La roséole maculeuse est, toutes choses égales, plus bénigne et moins rebelle que les variétés papuleuse et squameuse. Une marche insidieuse et l'absence de toute réaction au début sont des signes fâcheux en ce qu'ils annoncent une tendance manifeste à la chronicité.

Traitement. — Favoriser la résolution des taches par des bains, des lotions styptiques, astringentes, etc., telle est la seule indication sérieuse qui découle de la considération du genre. Il est des roséoles qui guérissent d'elles-mêmes au bout de quelques jours, tandis que d'autres, en apparence complétement semblables, persistent indéfiniment, si un traitement rationnel ne vient en abréger le cours. La thérapeutique nous ramène donc en présence de la question de nature, c'est-à-dire des espèces de roséole.

CHAPITRE II.

CLASSEMENT DE LA ROSÉOLE.

1° École de Willan. — Bateman a placé la roséole dans l'ordre des taches, à côté de l'urticaire et du purpura : rapprochement irrationnel et que nous ne saurions admettre à aucun titre, puisqu'il tend à assimiler la roséole, simple tache congestive, au purpura, qui est une hémorrhagie.

Le même reproche peut être adressé à M. Cazenave qui a décrit la roséole entre l'érysipèle, qui est une phlegmasie, et la rougeole, qui est une fièvre éruptive.

M. Gibert a rangé la roséole entre l'urticaire et l'érythème, dans l'ordre des exanthèmes. Cet auteur croit devoir consacrer un chapitre spécial à la roséole spécifique qui se trouve ainsi rejetée, on ne sait trop pourquoi, à la fin de l'ordre, sous le nom de *syphilide exanthématique*.

M. Rayer a placé la roséole entre la scarlatine et l'urticaire, dans son groupe des inflammations exanthémateuses. Il pense que cet exanthème ne saurait être distingué de l'érythème, dans le plus grand nombre des cas.

Enfin, pour M. Devergie, la roséole trouve une place, fort restreinte il est vrai, dans son groupe des exanthèmes, à côté de l'érythème et de l'urticaire. De même que M. Gibert, il en sépare la roséole syphilitique, et renvoie pour plus de détails au chapitre des syphilides.

Toutes ces classifications reposent donc sur un seul fait, la lésion élémentaire ; encore cette base prétendue positive n'offre-t-elle rien de bien assuré dans l'esprit des willanistes eux-mêmes, comme le démontrent leurs divergences et leurs contradictions.

2° ÉCOLE D'ALIBERT. — Lorry, qui peut être considéré comme le précurseur d'Alibert, a placé la roséole, qui pour lui serait engendrée par un vice des humeurs, dans la deuxième section de sa première classe, où elle figure sous le nom de *roseolæ saltantes* parmi les tumeurs érysipélateuses, à côté du feu sacré ou zona.

Alibert en a fait le genre VI de ses dermatoses exanthémateuses, et la classe entre le nirle, sorte de roséole boutonneuse, et la rougeole.

Frank a également rapproché la roséole des éruptions morbilleuses.

M. Gintrac admet une roséole aiguë et une roséole chronique : division essentiellement fausse, car la marche d'une affection n'en change pas la nature. Il place la roséole aiguë parmi les fièvres éruptives et les exanthèmes aigus, entre la rubéole et le purpura, et la roséole chronique dans sa classe des maladies cutanées chroniques. — Le mot de rubéole s'applique à une affection mixte ou hybride qui résulterait de la réunion des symptômes de la scarlatine et de ceux de la rougeole.

M. Hardy, enfin, pour des raisons que j'ignore, a complétement omis la roséole dans sa classification.

CHAPITRE III.

ESPÈCES ET VARIÉTÉS DE ROSÉOLE ADMISES PAR LES AUTEURS.

1.° ÉCOLE DE WILLAN. — Bateman a admis, d'après Willan, sept espèces de roséole, qui sont :

1° *Roseola œstiva*. — Elle se produit pendant les chaleurs de l'été, chez les femmes et les sujets irritables. L'éruption consiste en petites taches rosées, irrégulières, disséminées sur les diverses parties du corps, et s'accompagne habituellement de démangeaisons légères, de fièvre, et parfois de dysphagie avec rougeur à l'isthme du gosier. Sa durée totale est de quelques jours à un septénaire au plus.

Considérée au point de vue du genre, la roséole estivale de l'auteur anglais ne saurait constituer pour nous une variété particulière; et nous la rangeons, dans l'espèce, parmi ces pseudo-exanthèmes artificiels qui surviennent à la peau sous l'influence de l'éréthisme cutané produit par la chaleur.

2° La roséole d'automne (*roseola autumnalis*) n'offre également aucun caractère distinctif de quelque importance, à moins qu'on ne veuille considérer comme tel le fait de son apparition en automne ; mais à ce titre, chaque saison, et je dirai même chaque mois de l'année pourrait avoir à revendiquer sa variété de roséole.

La roséole d'automne, de même que la roséole d'été, n'est à nos yeux qu'un pseudo-exanthème le plus souvent d'origine artificielle.

3° La roséole annulaire (*roseola annulata*) se présente sous forme de petits anneaux rosés, parfois concentriques, dont les aires centrales ont la couleur ordinaire de la peau. Ces anneaux s'élargissent progressivement, et peuvent acquérir jusqu'à un pouce et demi de circonférence. Ils sont répandus sur presque toutes les parties du corps. L'éruption aurait une tendance marquée à revêtir la forme chronique.

M. Rayer pense, et je crois avec lui, que cette variété n'est autre chose qu'un *erythema annulatum ;* du moins ne s'est-elle jamais présentée à moi avec les caractères que lui attribue Bateman.

La roséole annulaire n'est autre, dans la plupart des cas, que l'affection décrite par nous sous le nom de *pityriasis circinata* parmi les arthritides pseudo-exanthématiques. — D'autres fois, c'est un érythème qui peut aussi se rattacher à l'arthritis, ou être de nature parasitaire. — Enfin, elle peut survenir comme manifestation de la syphilis, ainsi que nous en avons observé tout récemment un exemple fort remarquable ; elle indique alors, d'une manière à peu près certaine, que le malade a fait usage de préparations mercurielles.

4° La roséole infantile (*roseola infantilis*) attaque les enfants pendant le travail de la dentition, ou dans le cours d'affections intestinales et fébriles; mais elle n'emprunte à ces circonstances aucun trait spécial qui permette d'en faire une variété à part.

5° *Roseola variolosa*. — Cette variété survient au début de la variole naturelle ou inoculée. Après un ou deux jours de fièvre intense, on aperçoit sur les bras, le cou, la poitrine et la face des taches longues, irrégulières ou diffuses, quelquefois même une rougeur presque générale et légèrement proéminente sur certains points. Cette éruption dure deux ou trois jours; puis se montrent les pustules caractéristiques.

Cette éruption n'est, comme la suivante, qu'une variété de forme de la fièvre éruptive à son début. Dans tous les cas, elle a beaucoup plus de rapports avec l'érythème qu'avec la roséole.

6° *Roseola vaccina*. — Elle apparaît en même temps que l'aréole qui se forme autour de la pustule vaccinale, et c'est de là qu'elle paraît s'étendre aux autres parties du corps.

Ce n'est pas là non plus, à proprement parler, une variété de roséole.

7° Enfin, la roséole miliaire de Willan (*roseola miliaris*) est une simple variété de forme due à la présence de vésicules miliaires.

M. Cazenave n'admet que les trois premières variétés de Willan : la roséole estivale, l'automnale et l'annulaire.

M. Gibert conserve les sept variétés de l'auteur anglais; il y ajoute, dans un article séparé, la roséole syphilitique.

Pour M. Devergie, la roséole est une. Les conditions

différentes au milieu desquelles elle se montre ne sauraient être assez importantes pour constituer des espèces distinctes : ce qui n'empêche pas M. Devergie de rejeter au chapitre des syphilides l'histoire de la roséole syphilitique.

M. Rayer, après avoir fait quelques restrictions sur les sept variétés admises par Willan, cherche à établir trois variétés nouvelles : la roséole fébrile, la roséole rhumatismale, et la roséole cholérique.

La roséole *fébrile* surviendrait dans les fièvres continues et dans les fièvres typhoïdes. — Elle n'a véritablement rien qui lui appartienne en propre.

La roséole rhumatismale (*roseola rhumatica*) qui commence sur les jambes, où quelquefois elle se limite, et serait suivie d'un amendement notable dans l'intensité des douleurs. — Cette variété n'est à nos yeux qu'un érythème de nature arthritique.

Quant à la *roséole cholérique* (*roseola cholerica*), elle n'est, suivant toutes probabilités, qu'une éruption artificielle ou pathogénétique provoquée par les frictions irritantes et les remèdes violents que l'on emploie dans le traitement du choléra.

2° École d'Alibert. — Lorry distingue deux espèces de roséole, l'une maligne ou symptomatique, l'autre bénigne ou idiopathique.

La roséole maligne dépend d'une altération profonde et permanente de la lymphe; elle est tenace, rebelle à tous les remèdes; son siége est aux jambes et aux cuisses; elle attaque surtout les vieillards, et s'accompagne de phénomènes plus ou moins graves, tels que fièvre, douleurs nocturnes, insomnies, sueurs, faiblesse. Cette forme maligne, dont la couleur est livide, et qui peut présenter à la fois de petites ulcérations, des pustules et des tubercules, ne nous paraît avoir de la roséole que le nom.

La forme bénigne, à laquelle doit être réservé plus spécialement, dit Lorry, le nom de *roseolæ saltantes*, *ob volatilitatem*, est due à un principe âcre venu du dehors (*acre quidem extraneum continent*), mais assez volatil pour qu'il ne puisse corrompre la lymphe dans sa propre substance. Cette forme se rencontre chez les jeunes sujets ; elle occupe surtout les parties du corps recouvertes par les vêtements ; sa durée est courte, et son pronostic très-léger ; les taches qui la constituent n'ont qu'une existence très-éphémère, mais elles offrent ceci de particulier qu'elles ne quittent une partie que pour reparaître sur une autre « et id habet » proprium ut ex unâ parte in quam desævit in alteram » feratur, quam protinùs invadit. »

La division de Lorry a été reproduite par Alibert, qui admet également : 1° une roséole idiopathique (*roseola idiopathica*), le plus léger, le plus superficiel des exanthèmes ; « il est à peine né, dit-il, qu'il tend à s'évanouir ; » 2° une roséole symptomatique (*roseola symptomatica*) ; c'est celle qui coïncide avec d'autres maladies, dont elle n'est souvent que l'expression ou le résultat. On en voit, dit-il, qui se trouvent compliquées de la goutte, de la syphilis, du scorbut, et qui portent la teinte évidente de ces affections.

Frank a établi trois variétés suivant la forme de l'éruption : une roséole discrète, une roséole confluente, et une roséole miliaire.

M. Gintrac divise la roséole en aiguë et chronique. Suivant cet auteur, la roséole aiguë peut être idiopathique, ou se lier à d'autres états morbides, à une fièvre intermittente, au rhumatisme, au typhus, etc.

En résumé, toutes les classifications que je viens de faire passer sous vos yeux ne reposent que sur des considérations plus ou moins vagues de forme, d'aspect extérieur, de marche, de durée, etc. De là, les dissonances qui éclatent à chaque pas entre les partisans d'une même école, suivant l'importance relative attribuée par chacun d'eux à l'un ou à l'autre de ces caractères. Mais nulle part on ne trouve de règle fixe, de loi générale, rien en un mot qui surnage au milieu des détails infinis dont les auteurs ont chargé leurs descriptions.

CHAPITRE IV.

ESPÈCES ET VARIÉTÉS DE ROSÉOLE ADMISES PAR M. BAZIN.

Comme *genre*, nous plaçons la roséole dans l'ordre des taches, entre l'érythème et l'urticaire.

Comme *espèce*, la roséole est tantôt de cause externe, et tantôt de cause interne.

Parmi les roséoles de cause externe, nous trouvons la roséole estivale et celle produite par l'ingestion de certaines substances médicamenteuses (copahu, cubèbe, iodure de potassium, etc.), ou roséole pathogénétique.

La roséole de cause interne peut être idiopathique ou symptomatique.

La roséole idiopathique constitue une véritable maladie, dans le sens absolu que nous attachons à ce mot, c'est-à-dire un état morbide général ayant ses lois particulières et son autonomie propre. Aussi la rapprochons-nous des véritables pyrexies exanthématiques.

La roséole symptomatique n'est que le reflet à la peau d'une maladie constitutionnelle, la dartre ou la syphilis.

Or, à chacune de ces trois espèces se rattachent un certain nombre de variétés, suivant la forme et la disposition des éléments éruptifs.

ROSÉOLES DE CAUSE EXTERNE..
- Estivale.
- Roséole pathogénétique.
  - Copahu.
  - Cubèbe.
  - Iode et iodures.

ROSÉOLES DE CAUSE INTERNE.
- Pseudo-exanthématique essentielle.
- Herpétique
  - Morbilleuse.
  - Scarlatiniforme.
- Syphilitique
  - Maculeuse.
  - Granuleuse.
  - Squameuse.
  - Papuleuse.

ARTICLE PREMIER.

ROSÉOLES DE CAUSE EXTERNE.

§ 1er. — Roséole estivale.

Elle correspond assez exactement à la roséole d'été décrite par Bateman. Il suffit en effet, et indépendamment de tout vice constitutionnel, que la peau soit fortement excitée par la chaleur, pour qu'une efflorescence paraisse à sa surface. Ce sont des taches rouges, sans saillie, disparaissant sous la pression, petites et isolées dans certains cas, comme on l'observe dans la rougeole, ou bien prenant l'aspect diffus et granulé de l'éruption scarlatineuse. Ces exanthèmes sont parfois très-douloureux ; ils peuvent être précédés et accompagnés de malaise général et de fièvre. Leur durée est de quelques jours, et ils laissent en disparaissant une légère desquamation furfuracée.

Le *pronostic* de la roséole estivale est sans aucune gravité. Le *traitement* se réduit à quelques soins hygiéniques.

§ 2. — **Roséole produite par l'ingestion des substances résineuses (roséole du copahu, roséole pathogénétique).**

Cette éruption survient assez fréquemment dans le cours de la blennorrhagie, chez les sujets traités par les préparations balsamiques (poivre cubèbe, copahu, potion de Chopart). Elle débute autour des poignets, aux malléoles, aux genoux, aux mains et aux pieds, sous forme de taches rosées ou rouges, inégales en surface, arrondies ou déchiquetées à leurs bords, ne faisant aucune saillie, disparaissant sous la pression du doigt. Ces taches s'accompagnent de vives démangeaisons. D'abord plus ou moins circonscrites aux régions indiquées, elles n'ont par elles-mêmes qu'une durée très-éphémère, et s'éteignent presque aussitôt, si l'on suspend la médication ; dans le cas contraire, on les voit ordinairement s'étendre et se généraliser à toute la surface du corps. En même temps, l'éruption peut subir d'importantes modifications dans sa forme et dans ses caractères : les éléments qui la composent perdent leur apparence de simples macules pour s'élever au-dessus du niveau de la peau et se transformer en véritables papules. Ce phénomène s'observe plus spécialement sur les lieux d'élection, où l'on trouve de larges plaques rouges terminées par une sorte de bourrelet ondulé et saillant. Souvent aussi, la roséole est papuleuse dès les premiers instants de son apparition ; mais alors même, elle n'offre jamais les caractères de l'urticaire fébrile, à laquelle on l'a bien à tort comparée.

La durée de la roséole des balsamiques est subordonnée à celle de la médication. Toutefois, la peau n'est rendue à son état normal qu'après un temps qui varie dans des limites assez étendues ; vingt-quatre à quarante-huit heures suffisent dans certains cas, tandis que dans d'autres, il ne faut pas moins de huit à quinze jours

Le diagnostic de la roséole du copahu est généralement des plus faciles. Elle ne pourra jamais être prise plus d'un instant pour une rougeole ou une scarlatine ; en effet, et indépendamment des signes tirés de l'état général, les caractères de l'éruption, sa forme, son siége, sa marche rapidement décroissante, etc., ne sauraient longtemps laisser place au doute.

La roséole du copahu ressemble parfois à une éruption d'urticaire fébrile ; mais les plaques saillantes de l'érythème pathogénétique sont plus uniformément rouges, moins indécises à leurs bords ; le prurit qui les accompagne est souvent fort modéré ; enfin, elles n'offrent jamais cette mobilité extrême qui constitue le caractère pathognomonique des papules ortiées.

Des différences plus grandes encore séparent la roséole copahique de la roséole spécifique ; mais ce n'est pas ici le lieu de traiter ce point de diagnostic.

Le pronostic de la roséole des balsamiques est des plus légers. Son traitement se résume tout entier dans cette proposition : suspendre l'emploi du médicament qui a provoqué l'éruption. Rarement est-il besoin de recourir à quelques bains émollients, dans le but de calmer le prurit et de favoriser la résolution des taches.

§ 3. — Roséole produite par l'administration de l'iode et des préparations iodurées.

L'administration de l'iode et des préparations iodurées détermine quelquefois à la peau une éruption qui présente tous les caractères génériques de la roséole. La membrane cutanée devient chaude, fébrile, et ne tarde pas à se couvrir d'une rougeur plus ou moins intense, dont la disposition est sujette à varier : tantôt, et le plus souvent, ce sont des taches isolées de forme irrégulière, qui se disséminent sur la partie antérieure du thorax et sur les membres ; ou bien, dans des cas exceptionnels, l'éruption se généralise et communique aux téguments une teinte rouge uniforme.

La forme roséoleuse constitue le degré le plus inférieur de l'exanthème produit par l'iode. Elle se développe rapidement et acquiert presque aussitôt son maximum d'intensité. On l'a vue survenir à la suite d'injections iodées dans une cavité naturelle ou accidentelle, dans un kyste du foie, par exemple. Elle ne s'accompagne d'aucune sensation morbide bien accusée. Lésion superficielle et passagère, cette éruption s'éteint et disparaît dès que sa cause a cessé d'exister.

ARTICLE II.

ROSÉOLES DE CAUSE INTERNE.

§ 1ᵉʳ. — Roséole idiopathique ou pseudo-exanthématique.

Comme je vous l'ai dit plus haut, cette espèce de roséole se rapproche à beaucoup d'égards des exanthèmes fébriles, et particulièrement de la rougeole et de la scarlatine ; aussi quelques auteurs ont-ils voulu la confondre, comme simple variété de forme, avec l'une ou l'autre de ces deux pyrexies. La description qui va suivre me paraît être le meilleur argument que l'on puisse opposer à cette manière de voir.

Après quelques phénomènes prodromiques ordinairement sans importance, un léger frisson, du malaise, de l'anorexie, etc., la peau se couvre de taches plus ou moins étendues et diversement configurées. Tantôt petites, nombreuses et disséminées, tantôt larges et diffuses, ces taches peuvent simuler parfois les éruptions morbilleuse et scarlatineuse, mais fréquemment aussi elles s'en écartent par une foule de nuances intermédiaires qui échappent à l'analyse. La roséole idiopathique n'a pas, en effet, cette fixité de forme si remarquable dans les véritables exanthèmes, pour lesquels toute déviation du type normal devient une condition de gravité plus grande. Maladie toujours bénigne de sa nature, elle reste telle dans toutes ses variations, ici prenant l'apparence de la rougeole, là de la scarlatine, ailleurs enfin empruntant le caractère vésiculeux de la fièvre miliaire (*roséole miliaire*).

Dès le deuxième jour, l'éruption est à son summum ; la membrane cutanée est rouge, turgescente dans toutes ses parties ; quelquefois même, le travail morbide s'est étendu aux muqueuses extérieures. Et cependant les phénomènes généraux sont nuls ou à peine accusés, la fièvre est peu véhémente, la température de la peau à peu près normale, et l'on voit les malades, impatients de la diète et du repos que souvent le médecin leur impose, demander à se lever et à manger.

La période d'état ne se prolonge pas au delà de douze à

vingt-quatre heures au plus; l'éruption est à peine constituée qu'elle tend à s'éteindre. Vers le troisième jour, les taches sont déjà plus pâles, et en même temps se dissipent les symptômes apparus du côté des muqueuses. Puis, tout s'évanouit sans laisser d'autre trace qu'une légère exfoliation farineuse.

Dans la forme miliaire, c'est-à-dire lorsque la roséole s'est compliquée de la production de vésicules miliaires à la surface des taches, l'éruption se trouve nécessairement modifiée dans son aspect et dans sa marche par la présence de cet élément nouveau, mais en conservant néanmoins les caractères principaux que nous lui avons assignés.

Telle est la roséole idiopathique, véritable entité morbide, comme nous le disions plus haut, c'est-à-dire ayant son principe et sa raison d'être dans cette modification mystérieuse de l'organisme qui constitue l'état de maladie. C'est à ce titre surtout qu'elle peut être jusqu'à un certain point assimilée aux fièvres éruptives; mais aussi que de différences l'en séparent! Ici, tout est léger, fugitif, les périodes se succèdent avec rapidité, les sympathies morbides sont nulles ou peu nombreuses, tout semble se hâter vers la terminaison ; là, au contraire, le processus pathologique marche d'un pas égal et mesuré, escorté de phénomènes variés et souvent graves qui éclatent à la fois sur un grand nombre de points. Jamais non plus on observe, à la suite de cette courte roséole, les accidents redoutables dont vous connaissez toute la fréquence dans le décours ou la convalescence des pyrexies exanthématiques. Ajoutons enfin que ces dernières possèdent des propriétés contagieuses dont la roséole est complétement dépourvue, différence capitale en ce qu'elle implique nécessairement la non-identité de nature.

Je termine cette sorte de parallèle par une dernière considération. On sait que les fièvres éruptives n'atteignent guère qu'une seule fois le même individu : c'est une loi des mieux établies en pathologie. Et cependant vous entendrez chaque jour citer des cas de rougeoles ou de scarlatines récidivées; on vous dira, par exemple, que tel enfant, chez lequel vous constatez la rougeole la plus légitime et la plus normale, l'a déjà eue deux ou trois fois. Que faut-il croire? Est-ce le principe de l'immunité qui se trouve à ce point en défaut, ou la sagacité des observateurs? J'avoue que j'incline fort vers cette seconde hypothèse, et m'appuyant sur mon expérience personnelle, je pense que ces prétendues récidives ne sont pour la plupart que des faits méconnus de roséole idiopathique. Nouvelle preuve, et facile à déduire, en faveur de la non-identité de nature.

La roséole essentielle peut se montrer à toutes les époques de la vie; mais elle appartient surtout à l'enfance (*roseola infantilis* de Willan). Dans l'âge mûr et la vieillesse, la roséole est le plus souvent symptomatique de la dartre ou de la syphilis.

Les émotions morales vives, les influences atmosphériques, une température élevée ont une influence incontestable sur son développement.

On l'a vue prendre quelquefois un caractère épidémique; mais elle n'est jamais contagieuse, ainsi que l'ont prétendu certains auteurs.

Le pronostic n'offre aucune espèce de gravité, car cette

affection guérit spontanément sans que le médecin ait jamais à intervenir d'une manière active.

Traitement. — Il est des plus simples. On se bornera le plus souvent à prescrire la diète ou un régime léger, le séjour au lit, l'usage de quelques boissons délayantes ou tempérantes. On peut joindre à ces moyens quelques bains tièdes émollients, si la roséole se prolonge, et dans certains cas, l'emploi de quelques laxatifs, lorsque l'indication s'en présente.

§ 2. — **De la roséole herpétique.**

Cette espèce ne diffère pas sensiblement, au point de vue de ses caractères extérieurs, de la roséole idiopathique. Elle s'annonce par un malaise général, de l'anorexie, un mouvement fébrile plus ou moins intense. Chez les jeunes enfants, il n'est pas rare d'observer des vomissements, de la diarrhée, et même des accidents convulsifs. Puis apparaît l'éruption qui peut également se présenter sous deux formes principales :

1° La *roséole scarlatiniforme*, qui se manifeste par une rougeur granulée semblable à celle de la scarlatine. Les taches se montrent surtout à la poitrine, à l'abdomen, aux plis articulaires, à la face interne des cuisses ; elles s'accompagnent habituellement de vives démangeaisons. Vers le deuxième ou le troisième jour, l'éruption pâlit, puis s'efface en laissant une légère desquamation. Les phénomènes fébriles cessent à l'apparition de l'affection cutanée.

2° La *roséole morbilleuse* se caractérise par des taches petites et isolées, qui prennent, comme dans la rougeole, la configuration de croissants, de cercles incomplets. De même que précédemment, l'éruption est des plus éphémères et sans retentissement bien marqué sur la santé générale.

La roséole herpétique est très-sujette à récidiver. Les émotions morales, les excitants de toutes sortes en sont fréquemment la cause déterminante.

Diagnostic. — A quels signes décidera-t-on si une roséole est dartreuse ou idiopathique? Des deux côtés, c'est la même apparence d'éruption, la même rapidité dans le début, la même simplicité dans l'expression symptomatique. Ce problème, pour être fort épineux, n'est cependant pas insoluble. Vous arriverez à établir, dans la plupart des cas, l'origine de la roséole dartreuse, si vous tenez compte de son mode d'invasion, qui se produit habituellement à la suite d'une émotion morale, du prurit assez vif dont elle s'accompagne, de sa durée plus longue et de ses récidives beaucoup plus fréquentes que dans la roséole pseudo-exanthématique essentielle. En même temps, vous consulterez avec soin ses relations avec les affections antérieures ou concomitantes; vous interrogerez le malade sur ses antécédents et sur ceux de sa famille, sur l'état actuel de sa santé, et vous parviendrez ainsi à constater, sinon des manifestations dartreuses bien accusées, au moins cet ensemble de phénomènes prodromiques qui révèlent la présence de la maladie.

La roséole dartreuse, lorsqu'elle revêt la forme miliaire, pourrait être confondue avec l'eczema rubrum généralisé; en effet, ces deux affections, dont l'origine est la même, offrent entre elles plus d'une analogie. Mais les vésicules sont mieux isolées, plus volumineuses et plus distinctes dans la roséole que dans l'eczéma ; elles reposent sur des surfaces moins rouges, moins enflammées; enfin, on ne les voit jamais se réunir de manière à constituer de larges plaques ulcéro-croûteuses, comme il est toujours possible d'en rencontrer sur quelque point du corps dans l'eczema rubrum généralisé.

Pronostic. — La roséole herpétique est une affection toujours bénigne; mais considérée au point de vue de sa signification pathologique, elle entraîne un pronostic plus sérieux que la roséole idiopathique.

Traitement. — Il ne diffère pas de celui que nous avons indiqué pour cette dernière affection.

§ 3. — De la roséole syphilitique.

J'arrive à la roséole syphilitique, la plus grave sans contredit, la plus importante des espèces de roséole, comme elle en est aussi la mieux caractérisée. Elle constitue l'une des manifestations les plus précoces de la syphilis constitutionnelle, dont elle marque le plus souvent la première phase d'évolution. Aussi la voit-on se développer, chez un grand nombre de sujets, pendant la durée même de l'accident primitif.

Ordinairement précédée de quelques phénomènes précurseurs, tels que malaise, faiblesse, céphalalgie, douleurs ostéocopes, vertiges, éblouissements, accès fébriles, etc., la roséole spécifique débute en général d'une manière lente et progressive. D'autres fois pourtant, elle semble d'abord précipiter sa marche, et couvre, dans l'espace de vingt-quatre à quarante-huit heures, tout le corps du malade; mais alors même, elle ne tarde pas à reprendre le caractère de lenteur et de chronicité que lui imprime son origine.

Le plus souvent, l'éruption a lieu par poussées successives, variables en nombre et en intensité. C'est à la partie antérieure de la poitrine, sur le ventre, les flancs, la face interne des cuisses, qu'on en découvre habituellement les premières traces; puis de nouvelles taches apparaissent, et peu à peu, la roséole se complète et se généralise.

Les taches sont discrètes ou confluentes, quelquefois discrètes sur certains points, et confluentes sur d'autres. Elles sont de forme irrégulièrement arrondie, à bords déchiquetés, d'une coloration qui varie du rose tendre au rouge le plus animé. Leur étendue est de 1 millimètre à 1 centimètre environ; mais elles peuvent se grouper entre elles de manière à figurer des lignes courbes plus ou moins sinueuses, des croissants, ou même des cercles complets (*roséole annulaire*). Dans ce dernier cas, la roséole annonce toujours que le malade a subi l'influence d'un traitement mercuriel : c'est une syphilide modifiée par le mercure.

La roséole spécifique n'occasionne ni chaleur ni prurit, lorsqu'elle est simple; et cette absence de toute réaction locale constitue l'un de ses caractères les plus précieux pour le diagnostic.

La terminaison la plus ordinaire est la résolution. Les taches laissent à leur suite des maculatures fauves ou brunâtres dont l'aspect est plus significatif que celui de l'éruption elle-même.

La roséole peut se reproduire, après avoir complétement disparu, mais le fait de la récidive lui imprime, en général, des modifications particulières qu'il est important de connaître. Les taches restent localisées à des régions circonscrites, à la partie antérieure de l'abdomen, à la poitrine, au visage, aux mains; elles sont plus larges, plus clairsemées, d'une teinte plus sombre que celles de la première éruption. La suspension prématurée du traitement mercuriel, les excès de liqueurs alcooliques, les excitants de toutes sortes, telles sont les causes principales qui déterminent la production des récidives.

Avec la roséole spécifique coïncident presque toujours d'autres manifestations de même nature, une éruption pustulo-croûteuse sur le cuir chevelu, des plaques syphilitiques, soit de la peau, soit des muqueuses, l'engorgement des ganglions et des vaisseaux lymphatiques, l'alopécie, une syphilide papuleuse, des douleurs ostéocopes et rhumatoïdes, etc., tous phénomènes qui, venant se joindre à la roséole, lui donnent un cachet spécial qu'on ne retrouve dans aucune autre affection.

Nous avons admis quatre variétés de roséole syphilitique, à savoir :

1° *Roséole maculeuse.* — Variété la plus commune. Elle est caractérisée par de simples taches congestives ne présentant aucune saillie et disparaissant complétement sous la pression du doigt. C'est celle que nous avons surtout prise pour type, dans la description qui précède.

2° *Roséole granuleuse.* — Les taches ont un aspect comme granulé, dû à la présence d'une multitude de petites saillies papuleuses dont chacune est traversée par un poil. Ces saillies paraissent formées par des follicules pileux injectés et augmentés de volume.

3° *Roséole squameuse.* — Les macules se recouvrent

de squames. L'adhérence de ce produit d'exfoliation permet de distinguer cette roséole primitivement squameuse de celle qui se termine par desquamation.

La plupart des auteurs ont décrit fort improprement cette variété sous le nom de *psoriasis syphilitique.*

4° *Roséole papuleuse.* — Elle est primitive ou survient consécutivement à la roséole maculeuse, dont les taches s'élèvent peu à peu et se transforment en papules. Elle n'est le plus souvent elle-même que le premier degré d'évolution de la syphilide papulo-tuberculeuse.

Ces quatre variétés de la roséole spécifique peuvent d'ailleurs se mélanger, à des degrés variables, sur un même individu. La plus commune, sans contredit, est la roséole maculeuse; elle sert, en quelque sorte, de prélude obligé aux autres formes, et souvent se prolonge pendant toute leur durée. Puis viennent, par ordre de fréquence, la variété papuleuse, et en dernier lieu les roséoles granuleuse et squameuse. Ajoutons enfin la roséole annulaire qui, comme nous l'avons dit, n'est qu'une roséole modifiée par le mercure.

Diagnostic. — Après les considérations dans lesquelles je suis entré, pendant le cours de cette leçon, sur la roséole envisagée comme genre et comme espèce, la plupart des questions relatives au diagnostic de la roséole syphilitique se trouvent naturellement jugées et élucidées; et je pense vous avoir mis en mesure de la reconnaître toutes les fois qu'elle se présentera à votre observation.

Je ne saurais pourtant abandonner ce sujet sans au moins vous rappeler la confusion qui a été faite entre la roséole spécifique et les éruptions déterminées par l'usage du cubèbe ou du copahu. Voici, du reste, les éléments principaux de ce facile diagnostic :

ROSÉOLE SYPHILITIQUE.	ROSÉOLE DU COPAHU.
1° Marche insidieuse et lente, avec un caractère de chronicité.	1° Invasion brusque, marche rapide et franchement aiguë.
2° Début sur les flancs, la poitrine, le ventre, les cuisses.	2° Début autour des poignets, aux malléoles, aux cous-de-pied, aux genoux.
3° Indolence complète.	3° Vives démangeaisons.
4° Coïncidence avec d'autres accidents de nature syphilitique. Préexistence du chancre.	4° Coïncidence avec une blennorrhagie. Emploi antérieur ou simultané du cubèbe ou du copahu.
5° Durée toujours longue, rarement moindre de trois à six semaines.	5° Durée courte. Disparition rapide, dès qu'on supprime l'agent provocateur.

Pronostic. — Affection bénigne, si on l'envisage au point de vue de la lésion de la peau, la roséole spécifique est grave dans l'espèce, puisqu'elle indique l'existence de la syphilis constitutionnelle.

Traitement. — Ici, comme dans toutes les syphilides pseudo-exanthématiques, c'est aux préparations mercurielles qu'il faut avoir recours. J'ai pour habitude de débuter par l'administration du protoiodure de mercure, sous forme de pilules, à la dose de 5 à 10 centigrammes par jour ; puis, lorsque l'action médicamenteuse paraît se ralentir ou s'émousser, comme souvent il arrive, je passe à d'autres préparations, telles que la liqueur de Van Swieten, les pilules bleues, les pilules de Plenk, de Sédillot, de Dupuytren, etc. Enfin, dans le cas où tous ces agents seraient restés sans résultat, les bains de sublimé constitueraient une dernière et puissante ressource.

QUATRIÈME LEÇON.

DE LA MILIAIRE.

CHAPITRE PREMIER.

HISTOIRE DU GENRE.

Messieurs,

Avant d'aborder l'étude de la miliaire, je vous dois un mot d'explication sur le sens précis que j'attache à cette dénomination. En effet, si vous jetez les yeux sur le tableau que j'ai dressé des affections cutanées génériques, vous y voyez la miliaire figurer, d'une part, sous le nom de miliaire blanche, entre la mentagre et l'acné pustuleuse, dans l'ordre des pustules, et d'autre part, sous le nom de miliaire rouge, entre les sudamina et l'eczéma, dans l'ordre des vésicules. Or, il y a là pour le mot *miliaire* une sorte de double emploi qui pourrait à la rigueur jeter quelque confusion dans vos esprits. Je vous rappellerai donc que la première forme n'est autre chose qu'une variété d'acné empruntant, jusqu'à un certain point, l'aspect extérieur de la miliaire (d'où le nom d'*acné miliaire*), et que par conséquent la description qui va suivre ne saurait être applicable qu'à la miliaire vésiculeuse, ou véritable miliaire.

Définition. — Avec Willan, nous définirons la miliaire : une affection cutanée caractérisée par des vésicules petites et nombreuses, comparables à des grains de millet (d'où lui est venu son nom), dispersées sur de larges surfaces, contenant un liquide transparent ou opaque, et se résolvant en une légère furfuration, sans jamais laisser à leur suite aucune trace cicatricielle.

Symptomatologie. — Les prodromes sont à peu près constants dans la miliaire de cause interne : les malades sont pris de fièvre, de céphalalgie, de malaise général ; il y a de la somnolence, de l'anxiété, des sueurs et de la chaleur à la peau, quelquefois même, dans les cas plus graves, des nausées, des vomissements, des crampes, des soubresauts dans les tendons, du délire, etc. — La miliaire de cause externe ne s'annonce, au contraire, par aucun phénomène particulier.

L'éruption débute par de petites taches rouges, discrètes ou confluentes, mais généralement très-nombreuses, qui se répandent successivement sur le cou, la poitrine, le ventre la partie interne des bras et des cuisses, etc.; ces taches sont à peine constituées que déjà l'on distingue à leur centre de petites granulations rouges qui elles-mêmes s'accroissent rapidement et se transforment en vésicules. Ces vésicules, assez analogues pour l'aspect aux œufs de certains poissons, sont d'abord remplies d'une sérosité limpide qui laisse apercevoir par transparence la couleur rouge du derme sous-jacent (*miliaire rouge*); puis, après vingt-quatre à trente-six heures au plus, le liquide intérieur se trouble, et peu à peu devient complétement opaque et purulent ; chaque vésicule prend dès lors un aspect laiteux qui tranche de la manière la plus nette sur la vive auréole qui l'environne (*miliaire blanche*).

Les vésicules ne marchent pas toujours d'un pas égal

dans leur développement; il en est qui restent si petites, si peu proéminentes, qu'il faut examiner la peau de très-près pour les apercevoir; d'autres peuvent acquérir le volume d'un pois et même davantage. La durée individuelle de chaque élément est de deux à trois jours en moyenne; mais il est bien rare que tout soit dit après une seule éruption, et le plus souvent la miliaire se prolonge, par poussées successives, pendant trois, quatre et même cinq et six septénaires.

L'existence des sueurs est un fait presque aussi constant dans la miliaire que l'inflammation vésiculeuse de la peau; très-modérées et même presque insensibles, dans les cas ordinaires, elles peuvent être profuses, vaporeuses, d'une odeur de vinaigre, de moisi, de paille pourrie, etc., comme il arrive dans la miliaire épidémique. En même temps, les malades éprouvent une chaleur brûlante, une sensation prurigineuse et formicante parfois d'une grande intensité.

Enfin arrive la période de dessiccation. Une sorte de détente semble s'opérer dans tout l'appareil tégumentaire externe, les vésicules se rident, se flétrissent et disparaissent dans l'ordre successif de leur apparition, et l'on remarque, sur tous les points qu'elles occupaient, une légère exfoliation au-dessous de laquelle ne tarde pas à se reconstituer le nouvel épiderme : cette petite croûte une fois tombée, il ne reste plus trace de l'exanthème miliaire.

Rien n'est plus variable que les symptômes généraux, dans l'affection qui nous occupe en ce moment; tantôt nuls ou à peine accusés, tantôt se manifestant avec une violence extraordinaire sur un grand nombre de points (*suette miliaire*). Ces variations s'expliquent par la diversité des états morbides dans le cours desquels se montre l'éruption miliaire. Les phénomènes que l'on peut véritablement rattacher au genre sont le mouvement fébrile, dont l'existence est à peu près constante, certains troubles nerveux sympathiques, l'oppression, la cardialgie, le malaise général, enfin et par-dessus tout la production des sueurs, fait capital puisqu'il est parfois la seule condition pathogénique appréciable de l'altération de la peau.

Marche, durée, terminaison. — La miliaire peut revêtir une marche aiguë ou une marche chronique. Dans le premier cas, sa durée ne dépasse pas quelques septénaires, tandis qu'elle se prolonge, dans la forme chronique, pendant des mois et des années. La miliaire chronique survient principalement chez les individus débilités, et ce fait lui imprime une physionomie toute particulière : la peau est sèche, aride, quelquefois parsemée çà et là de taches hémorrhagiques ; les boutons eux-mêmes ont une couleur violacée ou lie de vin produite par l'extravasation du sang dans l'intérieur des vésicules (*miliaire scorbutique*).

La miliaire se termine habituellement par la guérison. L'éruption, considérée en elle-même, n'offre jamais de gravité sérieuse ; c'est dans les symptômes qui l'accompagnent que réside le danger véritable, et ce danger est parfois assez grand pour entraîner la mort dans un espace de temps fort court (*miliaire pestilentielle, suette miliaire*).

La miliaire se complique assez fréquemment à son déclin de furoncles et de pustules d'ecthyma ; ces éruptions secondaires sont en général d'un bon augure et offrent tous les caractères des crises.

Diagnostic. — La miliaire, affection vésiculeuse, ne

saurait être confondue avec la *rougeole* et la *scarlatine* dont l'exanthème appartient à l'ordre des macules. Elle en diffère en outre par sa marche, ses symptômes, etc.; je n'insiste pas sur ce facile diagnostic.

La *roséole*, lorsqu'elle se complique de la production de vésicules, pourrait donner lieu à l'erreur; mais un peu d'attention permettra de reconnaître que l'affection est avant tout constituée par de simples taches congestives; que les vésicules, élément consécutif, sont relativement rares et éparses sur quelques points isolés; enfin, que les sueurs font absolument défaut. Cependant on ne peut nier qu'il existe un certain lien de parenté entre la miliaire proprement dite et cette variété de roséole (*roséole miliaire*).

Les vésicules de l'*herpès* sont plus larges que celles de la miliaire; au lieu d'être disséminées, elles se réunissent en forme de groupes bien circonscrits, et le plus souvent sur une seule région du corps.

Les *sudamina* sont de petites vésicules translucides, hémisphériques, qu'on prendrait à l'œil pour des gouttelettes de sueur déposées à la surface de la peau, si elles ne donnaient une légère sensation de rudesse au toucher. Ces vésicules n'ont été précédées ni de rougeur ni de démangeaison. Pleines et rénitentes au moment de leur apparition, elles s'affaissent ensuite et se flétrissent par la résorption du liquide qui les constitue, mais sans jamais prendre ni l'aspect purulent ni la teinte opaline des vésicules miliaires. Les sudamina n'ont jamais d'individualité distincte; ils se montrent seulement comme simple épiphénomène dans le cours d'un grand nombre de maladies, dans la rougeole, la scarlatine, la fièvre typhoïde, la pneumonie, le rhumatisme, la phthisie, etc. C'est donc bien à tort, selon nous, que M. Cazenave a voulu confondre la miliaire et les sudamina en une seule et même affection vésiculeuse.

Dans l'*eczéma aigu*, les vésicules reposent sur une surface rouge, tuméfiée et douloureuse; elles sont groupées et toujours plus petites que celles de la miliaire; leur rupture donne lieu à un suintement parfois très-abondant. Quant à l'eczéma chronique, il n'offre aucune analogie d'aspect et de forme avec la lésion que je compare.

L'*acné miliaire* est une affection caractérisée par de petites pustules acuminées et traversées par un poil à leur centre. Ces pustules, qu'entoure une auréole rouge ou rosée, s'évoluent lentement, et se terminent par la destruction plus ou moins complète de la glande sébacée qui en était le siége; leur développement n'est précédé ni accompagné de sueurs, et elles laissent à leur suite une légère dépression cicatricielle. Cette affection n'a donc avec la miliaire d'autre rapport qu'une certaine analogie dans la forme.

Traitement. — Les indications fournies par le genre sont peu nombreuses et d'importance secondaire. On cherchera à modérer les sueurs, parfois très-abondantes, qui accompagnent l'éruption, et dans ce but, quelques boissons rafraîchissantes et acidules seront administrées. On évitera de trop couvrir les malades, ce qui augmente encore la fluxion vers la peau. Enfin, la propreté, le changement fréquent des linges, le renouvellement de l'air constituent des moyens auxiliaires qu'il ne faut pas négliger.

CHAPITRE II.

CLASSEMENT DE LA MILIAIRE.

École de Willan. — Bateman a placé la miliaire entre le rupia et l'eczéma. Mais le rupia est-il bien réellement une affection vésiculeuse? Les auteurs en ont fait tantôt une bulle, tantôt une vésicule. Or, nous verrons que le rupia débute par une large pustule autour de laquelle se produit ensuite une auréole bulleuse, d'où il résulte que cette affection n'appartient, d'une manière exclusive, à aucun genre bien défini en pathologie cutanée, puisque sa forme primitive est sujette à varier suivant le moment où on l'observe. Rien ne justifie donc le rapprochement établi par Bateman entre la miliaire et le rupia.

M. Rayer a rangé la miliaire dans son groupe des inflammations vésiculeuses de la peau, parmi lesquelles on la voit figurer à côté de la gale, affection de nature essentiellement parasitaire.

Elle constitue, pour M. Cazenave, le premier genre de l'ordre des vésicules; puis viennent la varicelle, l'eczéma, l'herpès et la gale.

MM. Gibert et Devergie n'ont pas cru devoir réserver un article spécial à la miliaire, et n'en parlent que d'une manière tout à fait incidente. Toutefois, M. Gibert insiste fort judicieusement sur le diagnostic de cette affection, et notamment sur les différences qui la séparent de l'eczema rubrum.

École d'Alibert. — La miliaire forme le dernier genre des dermatoses exanthémateuses d'Alibert.

Frank et M. Gintrac la décrivent également parmi les fièvres éruptives et les exanthèmes aigus.

Enfin M. Hardy n'en fait aucune espèce de mention.

Il est, je pense, inutile de répéter ici les reproches que nous avons déjà tant de fois adressés aux classificateurs willanistes et alibertistes. Les mêmes errements se reproduisent, en effet, d'une manière en quelque sorte logiquement fatale, à propos de chaque éruption cutanée. Les uns, ne voyant dans la miliaire qu'une vésicule, et rien de plus, l'ont élevée au rang d'individualité morbide. Les autres, confondant ensemble et le genre et l'espèce, ont identifié toutes les miliaires dans une commune origine, et les ont ainsi rattachées indistinctement à un seul groupe de maladies, celui des exanthèmes fébriles.

Quel sera donc pour nous le classement de la miliaire ? Il repose, comme celui de toute affection de la peau, sur la distinction fondamentale que nous avons établie entre le genre et l'espèce. Envisagée comme genre, elle trouve sa place parmi les dermites vésiculeuses, entre l'herpès et l'eczéma; envisagée comme espèce, elle appartient à la fois aux affections de cause externe et aux affections de cause interne.

CHAPITRE III.

ESPÈCES ET VARIÉTÉS ADMISES PAR LES AUTEURS.

1° ÉCOLE DE WILLAN. — Bateman n'admet qu'une seule espèce de miliaire, la miliaire symptomatique des fièvres, et tend à rejeter l'idiopathique.

M. Cazenave a adopté à peu de chose près l'opinion de Bateman. Pour lui, le développement de la miliaire coïncide toujours avec une excitation plus ou moins vive de l'enveloppe tégumentaire, et avec des sueurs plus ou moins abondantes ; aussi l'observe-t-on surtout pendant les grandes chaleurs (*miliaire sudorale*). Comme je l'ai dit, M. Cazenave ne distingue pas la miliaire des sudamina.

M. Rayer s'est contenté de décrire la miliaire épidémique ou suette miliaire, qui pour lui est une fièvre éruptive contagieuse. Il insiste particulièrement sur les caractères présentés par l'épidémie qui régna dans le département de l'Oise, en 1821.

2° ÉCOLE D'ALIBERT. — Lorry ne fait que mentionner l'éruption miliaire, dont l'étude ne rentre pas, dit-il, dans le plan de son ouvrage. Il semble la considérer comme toujours symptomatique, mais en ayant soin de la distinguer des sudamina.

Alibert reconnaît deux espèces de miliaire : 1° la miliaire normale, qui peut être aiguë ou chronique : elle est exempte de toute complication et le plus ordinairement sporadique : dans cette espèce se trouvent comprises des miliaires de cause externe, et qui par conséquent n'ont rien à voir avec les fièvres éruptives ou dermatoses exanthémateuses ; 2° la miliaire anormale ou maligne correspond à la miliaire épidémique.

Pour Frank, la miliaire peut être essentielle, symptomatique ou épidémique.

M. Gintrac admet une miliaire sporadique et une miliaire épidémique, entre lesquelles il place, comme une sorte de transition de l'une à l'autre, la miliaire puerpérale.

La miliaire sporadique comprend elle-même trois espèces :
1° La miliaire sporadique symptomatique ;
2° La miliaire sporadique critique ;
3° La miliaire sporadique essentielle.

L'auteur ne fait aucune mention de la miliaire de cause externe.

CHAPITRE IV.

ESPÈCES ET VARIÉTÉS ADMISES PAR M. BAZIN.

MILIAIRE DE CAUSE EXTERNE. { Sudorale. / Médicamenteuse. / Pathogénétique.

MILIAIRE DE CAUSE INTERNE... { Pseudo-exanthématique, ou essentielle. / Fébrile, ou symptomatique. / Pestilentielle (suette miliaire).

La miliaire puerpérale n'est pour nous qu'une simple variété de la miliaire symptomatique, ou fébrile.

ARTICLE PREMIER.

MILIAIRES DE CAUSE EXTERNE.

§ 1er. — **Miliaire sudorale.**

Tous les auteurs qui ont écrit sur la miliaire ont noté, comme un phénomène à peu près constant, la production de sueurs continues et parfois très-abondantes, et je vous ai dit que ce phénomène pouvait être, dans certains cas, la seule condition pathogénique appréciable de l'altération de la peau. C'est en effet ce qui a lieu dans la miliaire sudorale.

Cette espèce s'observe surtout pendant les grandes chaleurs et durant les étés très-secs, alors qu'une sorte de sur-activité maladive exagère toutes les sécrétions cutanées, et particulièrement la sécrétion de la sueur. La peau devient chaude, turgescente, halitueuse et comme gonflée de liquides; des taches rouges apparaissent çà et là à sa surface, et sur ces taches s'élèvent de petites saillies hémisphériques formées par l'épanchement d'une sérosité claire au-dessous de l'épiderme. Cette éruption vésiculeuse est très-rarement généralisée; le cou, la partie antérieure de la poitrine, le ventre, la face interne des membres, tels sont les points où surtout on la rencontre; elle peut même se localiser complétement à une seule de ces régions. Les vésicules sont discrètes ou confluentes, mais toujours bien distinctes les unes des autres; elles ne diffèrent pas d'ailleurs sensiblement, par leurs caractères et leur mode d'évolution, de celles que nous avons décrites dans l'histoire générale du genre.

La miliaire sudorale, affection toujours des plus bénignes, ne réclame aucun traitement particulier.

§ 2. — **Miliaire médicamenteuse.**

Sous ce titre, nous croyons pouvoir rapprocher de la miliaire certaines affections provoquées directes, et notamment les éruptions déterminées par l'usage externe des composés sulfureux et des préparations mercurielles. Vous savez que ces éruptions consistent dans la production de petites vésicules d'abord parfaitement transparentes, et qui plus tard se gonflent de pus ou de sérosité purulente. Ces vésicules, par leur forme, leur volume, leur marche, etc., rappellent assez bien les vésicules de la miliaire. Dans l'espace de quelques jours, tout est revenu à l'état normal.

§ 3. — Miliaire pathogénétique.

Nous ne faisons que mentionner ici cette espèce, qui doit être fort rare, si nous en jugeons d'après notre expérience personnelle. D'après M. Imbert-Gourbeyre, professeur de matière médicale à Clermont-Ferrand, la miliaire ferait partie des formes éruptives qui peuvent survenir consécutivement à l'absorption des préparations arsenicales. — Or, sans nier la possibilité du fait, en ce qui concerne l'arsenic ou tout autre agent thérapeutique, nous dirons que jamais rien de semblable ne s'est présenté à notre observation.

ARTICLE II.

MILIAIRES DE CAUSE INTERNE.

§ 1er. — Miliaire essentielle, ou pseudo-exanthématique.

On a beaucoup et longuement discuté au sujet de l'existence de la miliaire idiopathique. Les uns, frappés surtout d'un certain air de ressemblance avec les fièvres éruptives, l'ont assimilée complétement à ces dernières; les autres n'ont vu dans l'éruption miliaire qu'un phénomène toujours symptomatique, et ne pouvant servir à caractériser aucun état morbide bien défini. Des arguments nombreux ont été donnés de part et d'autre, que je n'ai pas à reproduire ici; mais on se fût, à mon sens, évité bien d'inutiles paroles, si l'on eût tenu compte de la distinction fondamentale qui sépare le genre de l'espèce, l'affection de la maladie. Il en est de la miliaire comme de la roséole : affection générique, elle représente un élément commun à des états pathologiques très-divers; affection spéciale, elle devient l'expression de telle ou telle maladie, et parfois s'élève au rang d'individualité morbide.

Il existe donc pour nous une fièvre miliaire idiopathique, mais non pas telle que l'ont comprise certains auteurs qui semblent avoir emprunté leurs descriptions à toutes les parties du cadre nosologique. Nous repoussons également pour elle toute assimilation avec les fièvres éruptives, dont elle ne présente ni la marche, ni le mode d'évolution, ni la gravité pronostique, ni les propriétés contagieuses. Maladie toujours bénigne, la miliaire essentielle ou pseudo-exanthématique est au contraire remarquable par le petit nombre et la simplicité des phénomènes. Elle s'annonce par un peu de fièvre, de malaise, d'anorexie, de lassitude dans les membres; un prurit assez vif et des picotements se font sentir à la peau; puis les sueurs se déclarent, presque aussitôt suivies de l'apparition des vésicules caractéristiques : et dès lors tout se passe comme nous l'avons indiqué plus haut.

La miliaire idiopathique revêt habituellement la forme aiguë. Sa durée ne dépasse pas deux à quatre septénaires. Elle se termine toujours par la guérison.

On se borne à prescrire le repos, une diète légère, quelques boissons rafraîchissantes; un purgatif sera parfois utile pour débarrasser les premières voies. Enfin, lorsque arrive la période d'exfoliation, on se trouve bien, en général, de l'emploi de quelques bains émollients pour balayer les squames et restituer à la peau toute son intégrité normale.

§ 2. — Miliaire fébrile ou symptomatique.

J'ai peu de chose à vous dire sur la miliaire fébrile. On la rencontre, comme phénomène secondaire et le plus ordinairement sans importance, pendant le cours d'un certain nombre de maladies aiguës ou chroniques, parmi lesquelles il faut nommer principalement la fièvre puerpérale, la variole, la scarlatine, la fièvre typhoïde, le typhus, le rhumatisme articulaire aigu, la pneumonie, la phthisie, la méningite, l'hépatite, la fièvre intermittente, simple ou pernicieuse, etc. Dans certains cas, son apparition a paru coïncider avec un amendement notable dans les symptômes, et l'on a admis qu'elle pouvait alors être regardée comme une sorte de crise judicatoire de la maladie principale. D'autres fois, au contraire, elle constitue une complication qui n'est pas toujours exempte de gravité : telle est tout particulièrement la *miliaire des femmes en couches*.

Cette forme, dont on a voulu bien à tort faire une espèce à part, ne se distingue en réalité que par la nature des circonstances au milieu desquelles elle prend naissance. Il en est ici de la miliaire comme de tant d'autres affections auxquelles l'état puerpéral imprime une physionomie toute spéciale, sans que pourtant ces affections puissent être considérées comme lui appartenant en propre.

Une remarque me semble ici trouver sa place, c'est que la miliaire symptomatique se montre surtout chez des sujets atteints de fièvre et dont la peau transpire abondamment, c'est-à-dire chez des malades obligés à garder le lit, et que trop souvent on surcharge de couvertures épaisses, dans des appartements chauffés outre mesure ; à l'exagération de la sécrétion vient s'ajouter la viciation du produit sécrété, et l'on pourrait à bon droit se demander jusqu'à quel point l'éruption qui se produit alors ne serait pas une miliaire provoquée par une cause purement artificielle (*miliaire sudorale*).

§ 3. — Miliaire pestilentielle (suette miliaire).

La suette miliaire est une maladie fébrile, presque toujours épidémique, s'annonçant du côté de la peau par des sueurs continues et abondantes, et par une éruption de vésicules miliaires. Par sa marche, par ses symptômes, par les ravages qu'elle exerce au milieu des populations, la suette miliaire doit être rangée au nombre de ces maladies redoutables que l'on a désignées sous le nom de *pestes*.

Comme elle se trouve parfaitement décrite dans la plupart des livres de pathologie interne, nous n'avons pas à en parler ici.

DE LA VARICELLE.

La varicelle est un genre qui comprend deux espèces :
1° La varicelle éruptive (petite vérole volante);
2° La varicelle syphilitique.

CHAPITRE PREMIER.

HISTOIRE DU GENRE.

Définition. — La varicelle est une affection générique de la peau caractérisée dans sa période d'état par des vésicules plus ou moins nombreuses, ordinairement discrètes et disséminées, coniques ou subglobuleuses, d'abord transparentes, puis devenant opaques, et dont la dessiccation survient du cinquième au neuvième jour.

Symptomatologie. — Les prodromes consistent dans un état de malaise, de langueur, de faiblesse, avec accélération du pouls et chaleur à la peau. Quelquefois on observe de la céphalalgie, des nausées et des vomissements. Ces phénomènes, d'ailleurs assez variables, peuvent être assez légers pour passer complétement inaperçus.

L'évolution de la varicelle diffère notablement suivant sa nature. Tantôt elle parcourt ses périodes avec la régularité des fièvres éruptives; son allure est franchement aiguë, et chaque jour apporte avec lui sa modification particulière (*varicelle éruptive*). Tantôt la marche est plus lente, sans périodes bien dessinées, et l'éruption se prolonge pendant deux et trois septénaires (*varicelle spécifique*).

Quoi qu'il en soit, on peut reconnaître trois phases distinctes dans l'évolution de l'élément primitif qui constitue le genre : 1° l'éruption, 2° la vésiculation, 3° la dessiccation.

L'éruption se manifeste par de petites taches rouges, éparses, éloignées les unes des autres, disparaissant sous la pression du doigt. Peu à peu ces taches s'élèvent, deviennent légèrement proéminentes, et l'on voit apparaître au centre de chacune d'elles une petite vésicule acuminée remplie d'un fluide transparent. Ces vésicules grossissent pendant deux ou trois jours. Parvenues à leur période d'état, elles forment des saillies subglobuleuses, hémisphériques, uniloculaires, non ombiliquées, parfaitement translucides, brillantes à la lumière. Leur volume mesure alors de 1 à 4 ou 5 millimètres de diamètre. Dans certains cas assez rares, on les a vues atteindre les dimensions de bulles pemphigoïdes (*varicelle pemphigoïde* de quelques auteurs).

Ces vésicules sont le plus souvent entourées à leur base d'un limbe rosé ou rouge, quelquefois violacé ou même cuivré. D'autres fois, elles semblent jetées comme au hasard sur des surfaces tégumentaires parfaitement normales.

Après un temps variable, la sérosité contenue dans les vésicules s'épaissit et se trouble ; elle prend un aspect laiteux ou légèrement jaunâtre. La vésicule elle-même se ride et se flétrit ; quelques-unes sont déchirées par les ongles du malade, d'autres s'ouvrent spontanément, d'autres s'affaissent sans rupture, et au niveau de chacune d'elles se produit une petite croûte mince, circonscrite, grisâtre ou brunâtre, qui se dessèche de la circonférence au centre et tombe dans l'espace de quelques jours. On aperçoit alors une tache rouge, qui elle-même ne tarde pas à s'effacer sans laisser de cicatrice.

Dans d'autres circonstances (*varicelle syphilitique*), la sérosité d'abord limpide des vésicules se transforme en un liquide franchement purulent ; ceci a lieu vers le huitième jour. Les croûtes sont alors plus épaisses, noirâtres, et découvrent à leur chute de véritables maculatures cicatricielles.

L'éruption varicelleuse est presque toujours générale, rarement partielle. Elle commence habituellement sur le tronc, quelquefois sur la face, pour de là s'étendre avec rapidité sur les autres régions du corps. Elle peut même envahir un certain nombre de muqueuses extérieures, la voûte palatine, le voile du palais, les conjonctives, le gland, etc.

Il est assez rare que toutes les vésicules naissent en une seule poussée et marchent d'un pas égal vers la terminaison. Le plus souvent, l'éruption n'est complète que vers la fin du deuxième ou du troisième jour, en sorte que l'on trouve des éléments arrivés à leur développement complet, ou même remplacés par des croûtes, quand paraissent encore, çà et là, des vésicules en voie d'évolution.

La varicelle peut s'accompagner, à son début et pendant tout son cours, de démangeaisons assez vives ; mais ce phénomène n'est pas constant, comme nous aurons lieu de le constater pour l'espèce syphilitique.

Dans les cas ordinaires, la fièvre et les désordres fonctionnels de la période d'invasion disparaissent en grande partie lorsque l'éruption se montre.

Diagnostic. — La varicelle se distingue de la variole et de la varioloïde par la forme même de sa lésion primitive, qui est une vésicule : car nous ne saurions admettre à aucun titre ces varicelles papuleuses et pustuleuses décrites par certains auteurs. Elle s'en distingue en outre par les caractères particuliers de ses boutons, qui sont transparents, uniloculaires, non ombiliqués, par leur durée relativement si courte, etc., etc.

Le pemphigus est constitué par des bulles, et non par des vésicules. Toutefois, la vésicule varicelleuse peut atteindre exceptionnellement les proportions d'une véritable bulle, et c'est ce fait, d'ailleurs tout accidentel et local, qui sans doute avait engagé P. Frank à rapprocher la varicelle du pemphigus.

Les vésicules de la miliaire sont plus petites, plus rapprochées et plus nombreuses; elles ont été précédées de sueurs très-abondantes.

L'herpès et l'hydroa aigu ou chronique se distinguent par la marche, par la circonscription des éléments éruptifs, par leur forme et leur disposition.

Enfin, vous ne prendrez pas pour de la varicelle ces petites granulations transparentes que l'on a désignées sous le nom de *sudamina*, car vous savez que cette éruption n'est qu'un épiphénomène survenant dans le cours de diverses maladies fébriles, qu'elle ne change pas la couleur de la peau, et ne s'accompagne d'aucune sensation morbide.

Pronostic. — Considérée comme genre, la varicelle est une affection des plus bénignes; mais nous verrons qu'elle peut emprunter à son origine un caractère tout particulier de gravité.

Traitement. — Le genre ne donne lieu par lui-même à aucune indication de quelque importance (voy. le *Traitement des espèces*).

CHAPITRES II et III.

CLASSEMENT DE LA VARICELLE. — ESPÈCES ET VARIÉTÉS ADMISES PAR LES AUTEURS.

1° École de Willan. — Willan a placé la varicelle dans l'ordre des vésicules.

Il la divise en trois variétés, suivant la forme des vésicules : 1° la varicelle lenticulaire ; 2° la varicelle conoïde ; 3° la varicelle globuleuse.

M. Cazenave la décrit entre la miliaire et l'eczéma, dans l'ordre des vésicules, et la considère comme distincte de la variole. Il en reconnaît deux variétés : 1° l'une à petites vésicules (chicken-pox des Anglais) ; 2° l'autre à vésicules globuleuses (swine-pox des Anglais).

M. Rayer réunit sous le nom collectif de *varicelles* (*variolæ spuriæ*) toutes les inflammations cutanées dérivées de la variole, qu'elles soient pustuleuses, vésiculeuses, papuleuses, etc., ce qui le conduit à admettre :

a. Une varicelle pustuleuse ombiliquée (c'est notre varioloïde) ;

b. Une varicelle pustuleuse conoïde (swine-pox) ;

c. Une varicelle pustuleuse globuleuse ;

d. Une varicelle papuleuse ;

e. Enfin, une varicelle vésiculeuse (chicken-pox).

Or, de ces cinq variétés, la dernière est la seule qui mérite, suivant nous, le nom de varicelle.

On voit d'ailleurs que M. Rayer fait ici bon marché de la lésion primitive, puisque le chicken-pox, affection vésiculeuse par excellence, se trouve placé au nombre des inflammations pustuleuses, entre la varioloïde et la vaccine.

MM. Gibert et Devergie n'ont accordé à la varicelle aucune espèce de mention.

2° École d'Alibert. — Alibert a rangé la varicelle dans son groupe des dermatoses exanthémateuses, entre la clavelée, qui forme le troisième genre, et le nirle qui constitue le cinquième. — Il admet : 1° une varicelle vésiculeuse ; 2° une varicelle pustuleuse.

Joseph Frank a rattaché la varicelle au pemphigus, sous le nom de *pemphigus varioloides*.

On ne la trouve nulle part dans les livres de M. Hardy.

M. Gintrac, enfin, la décrit parmi les fièvres éruptives et les exanthèmes aigus, entre la varioloïde et la vaccine.

Il lui reconnaît trois variétés principales : l'une pustuleuse, l'autre papuleuse et la dernière vésiculeuse. La varicelle vésiculeuse est elle-même divisée par cet auteur en deux sous-variétés qui sont : la varicelle confluente et la varicelle pemphigoïde.

M. Gintrac discute longuement, et finit par rejeter toute identité de nature entre la varicelle et les éruptions varioliques.

En résumé, tous les auteurs que je viens de citer, willanistes ou alibertistes, ont complétement méconnu le genre varicelle ; tous leurs modes de classement, toutes leurs divisions ne s'appliquent en définitive qu'à une seule espèce, la varicelle éruptive, et cette espèce elle-même n'a pas à leurs yeux de caractères anatomiques bien définis et lui appartenant en propre, puisque les uns l'ont placée parmi les affections vésiculeuses, d'autres parmi les pustules ou les papules, d'autres enfin, dans plusieurs ordres à la fois de lésions cutanées élémentaires.

Pour nous, le mot varicelle a une tout autre signification. Il nous retrace en premier lieu une altération *sui generis* de la peau, à forme vésiculeuse : c'est le genre, le symptôme varicelle. Il nous rappelle ensuite deux circonstances pathologiques très-différentes dans lesquelles cette altération cutanée se retrouve avec ses caractères fondamentaux.

Il existe donc deux espèces à ce genre, ce sont :

1° La varicelle éruptive ;

2° La varicelle syphilitique.

Nous allons les décrire séparément.

ARTICLE PREMIER.

VARICELLE ÉRUPTIVE.

Synonymie. — Petite vérole volante, fausse variole, vérette, vérolette, variole ichoreuse, séreuse, crystalline, lymphatique, chicken-pox, etc.

Historique et nature. — La connaissance de la varicelle éruptive ne paraît pas remonter au delà du xvie siècle. Rivière est le premier, dit-on, qui l'ait signalée en France ; il en parle comme d'une maladie fréquente. Elle fut étudiée avec soin par Morton, Will-Heberden, Van Swieten, Zwinger, médecin de Bâle, Sauvages qui l'appela *variola lymphatica*, et Vogel qui lui imposa le nom de *varicella*. En 1799, Dezoteux et Valentin ont tracé le parallèle de la varicelle et de la variole dans leur *Traité historique et pratique de l'inoculation*. Signalons enfin une brochure importante publiée par MM. Bérard et Delavit, en 1848, et les travaux de Thompson, qui s'est livré à des recherches multipliées sur le sujet qui nous occupe.

Vous savez combien on a disputé sur la question de l'identité ou de la non-identité de la varicelle avec la variole et la varioloïde. Sans entrer dans une discussion qui nous entraînerait beaucoup trop loin, ni reproduire des arguments cent fois répétés, je me bornerai à vous dire que mon expérience personnelle me porte à considérer la varicelle éruptive comme l'une des expressions les plus bénignes du principe morbifique qui engendre la variole et la varioloïde.

Symptomatologie.—Les prodromes sont ceux des fièvres éruptives; ordinairement très-légers, ils précèdent l'éruption de vingt-quatre à trente-six ou quarante-huit heures.

L'évolution est ici d'une grande régularité. Sur les taches rouges dont nous avons parlé se montrent des vésicules translucides, brillantes, parfaitement arrondies, et qui croissent rapidement en volume. Ces vésicules sont dans leur état dès le deuxième jour, et déjà elles commencent à se troubler. Le troisième jour, le liquide qu'elles renferment devient opaque et lactescent. Le quatrième, la sérosité a fait place à du pus; les vésicules se rident et s'affaissent à leur circonférence, où se dessine une aréole inflammatoire d'un rouge assez vif. Le cinquième, elles sont remplacées par de petites croûtes lamelleuses brunâtres, qui tombent en desquamation du sixième au neuvième jour, et dès lors il ne reste plus qu'une tache qui ne tarde pas elle-même à s'effacer.

Telle est la marche de la varicelle idiopathique. L'éruption est ordinairement simultanée, quelquefois successive, et, dans ce cas, chaque poussée s'annonce par un accès fébrile plus ou moins intense. Sa durée est de cinq à neuf jours. Les symptômes qui l'accompagnent sont extrêmement légers, et elle ne laisse rien après elle.

Cette maladie est spéciale à l'enfance. Elle se montre dans les mêmes circonstances que la variole, et peut revêtir également le caractère épidémique.

La varicelle éruptive est une maladie contagieuse. De même que tous les exanthèmes, elle communique à ceux qu'elle a atteints une immunité temporaire ou indéfinie.

Son *pronostic* n'offre aucune espèce de gravité. Elle se termine constamment par la guérison.

Son traitement est des plus simples : une température douce, une diminution dans les aliments, quelques boissons délayantes ou légèrement diaphorétiques, tels sont les soins qu'elle réclame. Les moyens topiques sont ici parfaitement inutiles.

ARTICLE II.

VARICELLE SYPHILITIQUE.

La syphilis revêt rarement la forme vésiculeuse.

En 1858, dans mes leçons sur les syphilides, j'avais dit en parlant des syphilides vésiculeuses :

« Les auteurs décrivent trois variétés de la syphilide vésiculeuse : l'herpès, l'eczéma et la varicelle syphilitique. De ces trois variétés, nous n'en admettons qu'une seule, c'est la varicelle. »

Depuis cette époque, des faits nombreux sont venus me démontrer tout ce qu'avait d'exclusif une semblable manière de voir, et j'ai dû m'incliner devant l'autorité des faits.

L'observation m'a de plus démontré que la syphilide vésiculeuse peut appartenir à trois phases bien distinctes de l'évolution de la syphilis, ainsi qu'il ressort du tableau suivant :

SYPHILIDES VÉSICULEUSES EXANTHÉMATIQUES....	Herpès. Eczéma. Varicelle.
SYPHILIDES PAPULO-VÉSICULEUSES CIRCONSCRITES.	Herpès. Eczéma. Corymbifère.
SYPHILIDES VÉSICULEUSES ULCÉREUSES.......	Rupia. Pemphigus.

Les syphilides vésiculeuses exanthématiques surviennent dans les premiers temps de la maladie constitutionnelle. Elles sont généralisées. La vésicule willanique s'y retrouve dans toute sa pureté élémentaire, si je puis m'exprimer ainsi.

Les syphilides vésiculeuses circonscrites se distinguent des précédentes par ce grand caractère, que les vésicules qui les constituent reposent sur des élévations papuleuses : aussi la forme primitive est-elle souvent difficile à apercevoir. De plus, ces *papulo-vésicules* affectent presque toujours des dispositions spéciales, soit qu'elles simulent des lignes courbes, des cercles plus ou moins complets, soit qu'elles se rassemblent en forme de corymbes (*syphilide corymbifère*).

Enfin, les syphilides vésiculeuses du troisième ordre (*rupia, pemphigus*) sont remarquables par leur tendance ulcérative et les traces cicatricielles qu'elles laissent à leur suite.

Je reviens à la varicelle syphilitique, la plus fréquente sans contredit des syphilides vésiculeuses.

Elle fait partie des syphilides pseudo-exanthématiques. Son développement est précédé, dans la majorité des cas, de cet ensemble de symptômes que l'on a désigné sous le nom de *fièvre syphilitique*, c'est-à-dire de malaise, de langueur, d'abattement, de fièvre, de céphalées nocturnes, de douleurs ostéoscopes et rhumatoïdes, etc.

Elle coexiste fréquemment avec une syphilide papuleuse, avec des plaques syphilitiques, une angine, ou autres accidents de même nature.

L'éruption débute, en général, par les parties latérales de la poitrine, pour de là s'étendre par poussées successives sur d'autres régions du corps.

Les taches initiales sont d'un rouge sombre. Les vésicules sont disséminées, quelquefois confluentes et réunies en groupes ; une auréole jaune ou cuivrée les entoure à leur base. La sérosité qui les gonfle reste transparente pendant huit à dix jours ; puis elle se trouble, et se transforme en un liquide complétement purulent. Elles donnent lieu à des croûtes noires, assez épaisses, et laissent à leur chute de légers vestiges cicatriciels.

L'éruption est ordinairement successive ; aussi dure-t-elle de trois à quatre septénaires. Il en résulte en outre que l'on peut rencontrer à la fois, sur un même individu, à côté de vésicules naissantes, des maculatures et des croûtes.

Diagnostic. — La varicelle spécifique doit être soigneusement distinguée de la varicelle éruptive. Afin de n'omettre aucun des caractères propres à différencier ces deux espèces, je vais les placer en regard dans une sorte de tableau comparatif :

VARICELLE SYPHILITIQUE.	VARICELLE ÉRUPTIVE.
1° Prodromes des syphilides exanthématiques.	1° Prodromes des fièvres éruptives.
2° Taches d'un rouge plus sombre.	2° Taches d'un rouge inflammatoire.
3° Sérosité transparente jusqu'au huitième ou dixième jour, et qui devient alors complétement purulente.	3° La sérosité se trouble dès le deuxième jour, et devient lactescente.
4° Auréole sombre et cuivrée.	4° Auréole rosée ou rouge à la base des vésicules.
5° Croûtes brunes ou noires, plus épaisses, plus adhérentes.	5° Croûtes minces, sèches, lamelleuses, peu adhérentes.
6° Maculature cicatricielle persistante.	6° Tache qui s'efface rapidement.

VARICELLE SYPHILITIQUE.	VARICELLE ÉRUPTIVE.
7° Éruption par poussées successives, souvent partielle.	7° Éruption ordinairement simultanée et générale.
8° Vésicules souvent groupées, confluentes.	8° Vésicules disséminées.
9° Marche subaiguë ou lente, avec un certain caractère de chronicité. Pas de périodes bien dessinées.	9° Marche franchement aiguë, régulière, avec succession constante de périodes.
10° Durée de deux à trois et quatre septénaires.	10° Durée de un septénaire.
11° Coexistence d'autres accidents de nature spécifique.	11° Rien de semblable.

Pronostic. — La varicelle syphilitique est grave en ce qu'elle indique l'existence de la syphilis constitutionnelle.

Traitement. — C'est celui des syphilides résolutives, les préparations mercurielles à l'intérieur, et à l'extérieur, quelques bains simples ou médicamenteux. Je n'ai rien à ajouter sur ce point que vous ne sachiez parfaitement vous-mêmes.

CINQUIÈME LEÇON.

DU PRURIGO.

Messieurs,

Si les anciens paraissent avoir connu le prurigo, cette notion était assurément pour eux fort vague et des plus imparfaites; et tout porte à croire que les mots *pruritus*, κνισμος ou κνησμὸς (c'est-à-dire prurit, démangeaisons), se confondaient fréquemment dans leur esprit avec ceux de λειχὴν, *scabies*, ψωρα, qui leur servaient à désigner la plupart des altérations prurigineuses de la peau. C'est à Mercuriali, écrivain du xvie siècle, que l'on doit d'avoir le premier établi la différence qui existe entre le pruritus, affection spéciale et distincte, et le prurit, phénomène commun à des états morbides très-divers. Néanmoins, la confusion qui régnait sur ce point persista longtemps encore, et il faut arriver jusqu'à Willan pour trouver enfin une définition nette et précise du pruritus ou prurigo. Cet auteur admet trois genres de maladies papuleuses : le lichen, le strophulus et le prurigo. Or, le strophulus présente avec le lichen de telles analogies que la plupart des dermatologistes modernes n'ont pas cru devoir l'en séparer. Telle est aussi notre opinion. Il ne reste donc, pour représenter l'ordre des papules, que deux affections génériques seulement, à savoir : le lichen et le prurigo.

L'histoire du lichen a été faite dans nos leçons de l'année dernière ; nous allons donc aujourd'hui étudier le prurigo.

CHAPITRE PREMIER.

HISTOIRE DU GENRE.

Définition. — Willan définit le prurigo : « Une affection cutanée caractérisée par des papules plus volumineuses que celles du lichen, sans changement notable de couleur à la peau, développées le plus souvent dans le sens de l'extension, couronnées à leur sommet d'une petite croûte noirâtre de sang desséché, et s'accompagnant toujours d'un prurit très-vif et quelquefois intolérable. »

J'adopte cette définition, qui est aussi celle de Biett et de M. Cazenave. Toutefois, elle me semble passible d'une objection assez grave, relativement au caractère tiré du volume de l'élément primitif. Le prurigo se distingue-t-il bien réellement du lichen par les dimensions plus considérables de ses papules ? Cette proposition est si peu fondée, du moins dans le sens absolu qu'on lui a donné, que nous verrons Alibert admettre un *prurigo latent*, et M. Devergie un *prurigo sans papules*.

Symptomatologie. — Le premier phénomène est le prurit, plus ou moins intense, local ou généralisé.

L'éruption peut se montrer sur toutes les parties du corps, mais les épaules, la nuque, le dos, la face externe des membres en sont les lieux de prédilection. Quelquefois partielle dès l'origine, elle reste indéfiniment confinée à une région unique, à la face, au scrotum, au pourtour de l'anus ; dans d'autres cas, elle envahit d'emblée ou successivement un certain nombre de surfaces plus ou moins étendues, ou même la totalité de la membrane tégumentaire externe.

Sur la peau s'élèvent des éminences dures, pleines, solides, ordinairement discrètes et isolées, tantôt si petites, si peu proéminentes, que la réalité de leur existence peut être mise en doute (*prurigo latent, prurigo sans papules*), tantôt plus larges, plus saillantes, plus aplaties, et donnant sous le doigt une sensation de rudesse et d'aspérité. Ces papules ne tardent pas à se recouvrir, lorsqu'elles ont été déchirées par les ongles, d'une petite croûte brunâtre formée par une gouttelette de sang desséché, et ce fait, d'ailleurs tout accidentel, constitue pour le prurigo un caractère de la plus haute importance.

Les démangeaisons sont constantes, mais variables en intensité suivant la forme de l'affection, et surtout suivant sa nature. Légères et facilement supportés dans le *prurigo mitis*, qui se fait en outre remarquer par le petit nombre et les dimensions de ses papules, elles sont atroces et véritablement intolérables dans le *prurigo formicans*. Les expressions manquent pour rendre les souffrances que détermine parfois cette cruelle affection. La membrane cutanée devient le siége des sensations douloureuses les plus pénibles et les plus étranges. Il semble à certains malades que des légions innombrables de fourmis leur parcourent tout le corps; à d'autres, qu'on leur traverse la peau avec des milliers d'aiguilles brûlantes; d'autres se plaignent d'une ardeur cuisante, qu'ils comparent à celle de la brûlure, etc. Mais, au milieu de ces diverses sensations morbides, il en est une qui domine et résume toutes les autres, c'est le *prurit;* pour l'apaiser, le malade se gratte avec une sorte de fureur, et l'action de ses ongles ne lui suffisant bientôt plus, il ne recule pas devant l'emploi de corps durs ou acérés, tels que des étrilles, des brosses, etc., au moyen desquels on le voit se ratisser sans cesse et se déchirer la peau. Le traumatisme qui résulte nécessairement de ces manœuvres vient alors s'ajouter à la lésion primitive qui constitue le prurigo ; les croûtes sanguines se multiplient sur les sommets excoriés des papules ; des traînées noirâtres et sanglantes sillonnent de toutes parts la surface tégumentaire ; puis apparaissent des complications d'un autre ordre, des pustules d'ecthyma, des furoncles, des abcès dans le tissu cellulaire sous-cutané.

Pendant ces crises, le malade ne peut goûter un seul instant de repos. C'est en vain qu'il cherche dans le sommeil un calme momentané à ses souffrances : les démangeaisons redoublent et s'exaspèrent au delà de toute mesure sous l'influence de la chaleur du lit. Il est alors contraint à se lever pour s'exposer à l'air, pour se frictionner, se faire des lotions froides, s'étendre nu sur le sol, etc., et c'est ainsi que s'écoule, lentement et péniblement, la meilleure partie de la nuit.

On comprend que de tels désordres ne puissent se prolonger longtemps ou se reproduire à de courts intervalles sans retentir d'une manière plus ou moins fâcheuse sur la santé générale. Les principales fonctions se troublent, et particulièrement les fonctions digestives. Tourmentés par les douleurs d'un prurit incessant, par l'agitation et les insomnies répétées qui en sont la conséquence, les malades s'épuisent et tombent dans l'amaigrissement et le marasme ; ils sont faibles, abattus, découragés ; quelques-uns même, sous l'influence d'une surexcitation cérébrale qui parfois conduit à la folie, ont recours au suicide pour en finir avec une existence aussi misérable.

Le prurigo n'est ni moins tenace, ni moins grave, lorsqu'il se limite à une seule région du corps. Cette forme est surtout remarquable par le petit nombre et l'exiguïté de ses éléments papuleux, qui peuvent même faire complétement défaut; c'est à elle que s'appliquent plus spécialement les dénominations de prurigo latent, de prurigo sans papules, que lui ont données certains auteurs.

Parmi les régions surtout exposées au prurigo partiel, il faut citer en première ligne les parties génitales dans l'un et l'autre sexe (*prurigo præputialis, scroti, pudendi muliebris*), le pourtour de l'anus (*prurigo podicis*), la plante des pieds (*prurigo plantaire*). Ces différentes variétés s'accompagnent généralement d'un prurit très intense, et qui revêt d'ailleurs toutes les formes de douleur dont il a été question plus haut. L'affection peut en outre se compliquer, suivant son siège, de quelques phénomènes secondaires en rapport avec la sensibilité spéciale des tissus qu'elle attaque; c'est ainsi que dans le prurigo *pudendi muliebris*, il n'est pas rare de voir l'hyperesthésie de la peau se propager au clitoris et à la muqueuse vaginale, et devenir ainsi une cause d'onanisme et de nymphomanie.

Un fait important et qui sans doute vous a frappés dans la description qui précède, c'est le défaut habituel de rapport qui existe entre le prurit et les altérations locales. Il s'agit là, bien évidemment, de deux phénomènes parfaitement distincts et qui conservent, en s'associant, une complète indépendance. L'un pourra prédominer, tandis que l'autre sera nul ou tout à fait insignifiant. Or, pour nous, la raison de ces différences se trouve dans la nature même de la cause morbifique qui a produit la lésion cutanée. C'est à cette cause que doivent être rapportées, comme à leur source, toutes les modifications de volume, de forme, de nombre, des papules prurigineuses, toutes les variations de forme et d'intensité du prurit, et c'est elle encore qui détermine, dans chaque cas particulier, la proportion relative de ces deux éléments.

Marche, durée, terminaisons. — La marche du prurigo varie suivant son espèce. Le plus ordinairement chronique et lente, elle présente quelquefois pourtant un certain caractère d'acuité. Dans ce dernier cas, l'affection se termine en général en deux ou trois septénaires, tandis qu'elle se prolonge à l'état chronique pendant des mois et des années.

Le prurit est sujet à des redoublements ou paroxysmes séparés par des intervalles de temps variables; mais la rémission n'est jamais complète et absolue. Certaines circonstances paraissent influer puissamment sur le retour et l'intensité des crises : c'est le soir, la nuit, après le repas, après le travail, qu'elles se manifestent de préférence. Il suffit parfois d'une émotion vive, d'un brusque changement de température pour en provoquer l'explosion subite. Elles s'affaiblissent, au contraire, ou s'apaisent, lorsque le malade se trouve sous l'empire d'une forte préoccupation morale.

Indépendamment des stries et des croûtes sanguines qui résultent du grattage, le prurigo détermine à la longue de véritables altérations dans la texture de la membrane cutanée ; l'irritation continue dont elle est le siége, semble y faire appel à la matière pigmentaire, qui se rassemble çà et là sous forme de maculatures brunes ou noirâtres ; au milieu de ces taches et dans leurs intervalles, se dessinent des points blanchâtres cicatriciels produits par les dilacérations plus ou moins profondes que lui a fait subir le malade. En même temps la peau acquiert une épaisseur considérable, ses plis s'exagèrent, sa surface est sèche et granuleuse : le prurigo s'est fait lichen, et il devient alors fort difficile de savoir si l'on a affaire à l'une ou à l'autre de ces deux affections. Ce point de diagnostic n'offre d'ailleurs, dans bien des cas, qu'une importance fort secondaire, puisque le prurigo et le lichen peuvent émaner d'une même source et par conséquent réclamer les mêmes moyens thérapeutiques.

Le prurigo ne passe pas toujours à l'état chronique. Chez certains sujets, il se montre pendant une partie de l'année, disparaît et se développe de nouveau à la même époque de l'année suivante.

Il coexiste fréquemment avec d'autres altérations de la peau, et notamment avec l'impétigo, le pemphigus chronique, l'ecthyma, l'eczéma, l'urticaire, des furoncles, des abcès cutanés ou sous-cutanés.

Le prurigo ne compromet pas par lui-même la vie des sujets qui en sont atteints. Cependant, les désordres fonctionnels qui sont la conséquence du prurit, dans la variété *formicans*, jettent parfois les malades dans un tel état de faiblesse et d'émaciation, que l'on conçoit, dans ces cas, la possibilité d'une terminaison funeste en l'absence de toute complication.

Diagnostic. — Le prurigo peut être surtout confondu avec le strophulus, le lichen, la gale et l'urticaire.

A. L'affection lichénoïde, désignée sous le nom de *strophulus* par la plupart des dermatologistes, est presque spéciale à l'enfance. Les papules sont rosées ou blanches, quelquefois accompagnées d'érythème (*strophulus intertinctus*), ou surmontées à leur sommet de vésicules demi-transparentes. La marche est aiguë et le prurit en général très-modéré. Cette variété correspond à notre lichen scrofuleux.

M. Hardy a cru devoir décrire à part, sous le nom de *strophulus*, une affection papuleuse qu'il range dans sa classe des maladies accidentelles de la peau. Il en décrit deux variétés : le strophulus simple, qui ne diffère pas sensiblement du strophulus de Bateman, et le strophulus prurigineux, affection qui lui a paru offrir quelque chose de spécial, et que nous aurions bien à tort, suivant lui, rattachée à la scrofule, sous le nom de scrofulide boutonneuse bénigne.

Rappelons d'abord en quelques mots les caractères attribués par M. Hardy au strophulus prurigineux : Cette affection, qui tient à la fois du lichen et du prurigo, se complique fréquemment d'érythème, de pustules ecthymatiques, ou autres lésions secondaires. Les parties découvertes, la face, les membres supérieurs, les cuisses et les jambes constituent ses lieux de prédilection. Elle n'entraîne ordinairement que des symptômes locaux. Sa durée est variable ; ainsi elle peut avoir une marche aiguë et disparaître au bout de quelques jours ; mais comme elle dépend souvent de causes hygiéniques persistantes, on la voit alors se prolonger pendant plusieurs mois. C'est surtout dans les classes pauvres, chez des sujets placés dans de mauvaises conditions hygiéniques que s'observe cette affection ; on la rencontre particulièrement chez les individus qui se trouvent exposés, par la nature de leur profession, au contact de substances plus ou moins irritantes, chez les cuisiniers, les garçons de café, les jeunes gens arrivés nouvellement à Paris, etc. Enfin, son pronostic est des plus légers, et il suffit toujours, pour en obtenir aussitôt la guérison, d'éloigner les causes qui l'ont produite ou qui l'entretiennent.

Tel est le strophulus prurigineux de M. Hardy ; telle est l'affection qu'il nous reproche de considérer comme une manifestation de la scrofule.

Après le rapide exposé qui précède, toute discussion nous paraît inutile, et nous pouvons immédiatement conclure :

1° Que le strophulus prurigineux de notre collègue n'a pas sa raison d'être, à titre de genre spécial et distinct, dans les cadres de la pathologie cutanée ;

2° Qu'il n'offre absolument rien de commun avec notre scrofulide boutonneuse bénigne ;

3° Enfin qu'il présente tous les caractères que nous avons assignés aux affections de cause externe, parmi lesquelles nous l'avons, en effet, depuis longtemps placé sous le nom de lichen ou de prurigo artificiel.

B. La dissémination des éléments éruptifs, leur volume, les croûtes noirâtres dont ils se recouvrent, l'intensité du prurit, ne permettront pas de confondre le prurigo avec le *lichen*, dont les papules ordinairement groupées et confondues reposent sur des téguments rugueux, épaissis et comme hypertrophiés. Toutefois, nous avons vu que le prurigo pouvait subir à la longue une véritable transformation lichénoïde.

C. Tous les auteurs se sont préoccupés de la distinction à établir entre le prurigo et la *gale* : pour nous, une semblable question n'a pas lieu d'être posée, car elle implique nécessairement la confusion entre le genre et l'espèce. Le mot gale entraîne avec lui l'idée de cause et de nature ; celui de prurigo indique simplement l'existence d'une éruption papuleuse spéciale, sans rien préciser sur l'origine de cette éruption. Or, il n'existe rien de commun entre ces deux ordres de faits. Vous savez, de plus, que le prurigo fait précisément partie des phénomènes éruptifs provoqués par la présence de l'*acarus scabiei* : il s'agit alors d'une affection spéciale que nous allons retrouver bientôt dans l'histoire des espèces, le prurigo parasitaire.

D. Quant à l'*urticaire*, trop de différences la séparent du prurigo pour que l'erreur soit possible, et je vous laisse à vous-mêmes le soin de compléter ce point de diagnostic.

Pronostic. — Le prurigo, considéré comme genre, tire la plus grande partie de sa gravité des démangeaisons qui l'accompagnent, et nous pourrions ajouter qu'il est, toutes choses égales, d'autant plus tenace et rebelle, d'autant plus sujet à récidive, que le phénomène prurit tend à prédominer davantage : le prurigo formicans en est un exemple frappant.

Une variété fort grave est celle qui attaque les organes génitaux, en raison de l'état nerveux dans lequel elle jette les malades, et des troubles intellectuels qui peuvent en être la conséquence.

Le pronostic du prurigo varie d'ailleurs suivant sa nature.

Lorsqu'il est artificiel, il disparaît de lui-même, et dans un temps fort court, par la soustraction de la cause qui lui a donné naissance. Le prurigo scrofuleux (*prurigo mitis*) cède assez facilement, en général, à une médication appropriée. Le prurigo arthritique, par sa durée souvent fort longue et ses récidives fréquentes, entraîne un pronostic beaucoup plus sévère. Mais de toutes les espèces sans contredit la plus grave, la plus rebelle à tous les moyens thérapeutiques, c'est le prurigo herpétique, dont nous avons esquissé les principaux traits sous le nom de prurigo formicans.

Anatomie pathologique. — *Pathogénie et nature.* — La plupart des auteurs ont localisé la papule du prurigo dans la papille cutanée. Cette manière de voir, assez plausible d'ailleurs, a contre elle ce fait assez singulier que le prurigo semble précisément épargner les régions où le système des papilles nerveuses atteint son plus haut degré de développement ; telles sont la face palmaire des mains et des pieds, la partie interne des membres, etc.

Le prurigo est-il une phlogose papuleuse, ainsi que l'a avancé M. Rayer, ou une simple névrose, comme le pense M. Cazenave ? — Je n'attache à cette question qu'une très-médiocre importance. Qu'importe, en effet, la modalité pathogénique, et que nous servira d'apprendre qu'il s'agit d'une névrose, par exemple, si nous en ignorons la cause et la nature ?

Traitement. — Les indications thérapeutiques nous sont fournies :

1° Par l'affection générique ;
2° Par la nature de cette affection.

1° *Indications fournies par le genre.* — Deux indications découlent du genre, à savoir : *a*. calmer le prurit ; — *b*. favoriser la résorption des papules.

a. Calmer le prurit. — C'est là ce que le malade vous demande sur toute chose et avec le plus d'instance.

Votre premier soin sera d'en rechercher la cause. Le prurit tient-il à la présence de l'acarus, de pediculi, les insecticides en auront rapidement raison. Est-il, au contraire, sous la dépendance d'une maladie constitutionnelle, c'est dans la nature de cette maladie que vous chercherez surtout les moyens de le combattre. Comme on le voit, la thérapeutique du genre se confond ici d'une manière à peu près complète avec celle des espèces, et nous ramène forcément à la considération de nature.

Mais il n'est pas toujours facile d'atteindre la cause, ou du moins, le résultat se fait longtemps attendre; et cependant le prurit persiste intense et continu, les insomnies se répètent, des troubles fonctionnels graves se déclarent, etc. Que faire alors ?

Deux ordres de moyens se présentent à nous, dans cette difficile situation : des moyens internes ou généraux, et des moyens externes ou locaux.

Si l'affection revêt un certain caractère d'acuité, si le malade est jeune, vigoureux, pléthorique, quelques émissions sanguines vous seront parfois d'une utilité réelle. On se trouve également bien, dans ces cas, de l'administration d'un purgatif, que l'on peut répéter à quelques jours d'intervalle.

Le prurit étant un phénomène essentiellement nerveux, vous aurez recours aux narcotiques et aux antispasmodiques, aux préparations opiacées et belladonées, à l'atropine, au datura stramonium, à l'aconit. Nous devons dire, au sujet de ce dernier agent, que nous n'avons retiré aucun avantage marqué de son emploi, malgré les éloges que lui a prodigués M. Cazenave.

Les moyens externes consistent en bains, lotions, pommades et douches.

Les bains frais produisent un soulagement notable dans un certain nombre de cas. Ainsi agissent encore les bains additionnés de sublimé, d'alun, de sous-carbonate de soude. Les bains sulfureux, les bains de mer, les bains de vapeur conviennent rarement en raison de l'excitation trop vive qu'ils déterminent.

Les pommades ne réussissent presque jamais dans l'affection qui nous occupe. Je leur préfère de beaucoup les lotions avec la glycérine étendue, celles avec l'eau de savon, avec l'eau vinaigrée, avec une décoction de jusquiame, de têtes de pavots, avec l'eau de goudron, ou même les lotions à l'eau froide, que nous avons vu les malades employer instinctivement pendant la durée des paroxysmes. Les lotions à l'eau blanche (1 gramme de sous-acétate de plomb pour 400 à 500 grammes de véhicule), celles au sublimé (sublimé corrosif, $0^{gr},20$; eau, 300 gram.), nous ont paru jouir d'une efficacité très-réelle.

Toutefois, les pommades peuvent être quelquefois utiles; mais elles agissent alors en changeant la nature du prurit, ou plutôt en lui substituant un autre mode de douleur; plus intense peut-être, mais plus facile à supporter que la démangeaison. C'est à ce titre que je vous recommande tout spécialement la pommade suivante : morphine, $0^{gr},05$ à $0^{gr},10$; axonge, 30 gram. Cette pommade ne calme pas, comme on pourrait le croire, mais provoque une cuisson, une véritable douleur.

Les agents irritants ou caustiques trouvent leur application dans le prurigo partiel, si pénible pour les malades et à la fois si rebelle. Calmer le prurit, telle est l'indication qu'il faut à tout prix remplir, et l'on peut y arriver au moyen de cautérisations répétées tous les trois ou quatre jours avec une solution plus ou moins concentrée de nitrate d'argent. Or, ce moyen lui-même, il faut le dire, ne suffit pas toujours.

b. Favoriser la résorption des papules. — Ce deuxième point ne réclame pas, en général, de médication particulière ou distincte de celle que nous venons d'indiquer. Effets émanés d'une même cause morbifique, l'éruption et le prurit cèdent aux mêmes moyens thérapeutiques. Cette proposition n'a cependant rien d'absolu, puisque l'hyperesthésie cutanée peut exister en l'absence de toute altération appréciable du tissu de la peau.

2° *Indications fournies par la nature de l'affection.* — Ce deuxième ordre d'indications ne saurait être séparé de l'histoire des espèces.

CHAPITRE II.

CLASSEMENT DU PRURIGO.

1° École de Willan. — Bateman a placé le prurigo dans l'ordre des papules, dont il constitue le troisième genre; les deux autres genres sont le lichen et le strophulus.

M. Gibert le range également dans l'ordre des papules. Il considère le strophulus, décrit à part par Bateman, comme une espèce intermédiaire entre les exanthèmes et les papules.

Telle est aussi l'opinion de M. Cazenave, qui n'admet que deux affections papuleuses, le lichen et le prurigo.

MM. Rayer et Devergie ont conservé le strophulus comme genre distinct, et décrit séparément trois maladies papuleuses, le lichen, le strophulus et le prurigo, ainsi que l'avait fait Bateman.

En résumé, la seule différence qui existe entre ces diverses classifications est relative au strophulus, considéré par les uns comme genre spécial (Bateman, Rayer, Devergie), et par les autres comme une simple variété du lichen (Biett, Gibert, Cazenave). Toutes sont passibles des mêmes reproches, car toutes n'ont qu'un seul fait pour base, la lésion papuleuse élémentaire, fait accessoire au moyen duquel se trouvent rapprochés et souvent même confondus les éléments les plus hétérogènes. Aussi les auteurs de ces classifications n'ont-ils réussi tout au plus qu'à grouper des genres, en croyant classer des espèces.

2° ÉCOLE D'ALIBERT. — Lorry n'a pas consacré de chapitre spécial au prurigo. Il admet un pruritus essentiel et un pruritus symptomatique. Il décrit le prurigo partiel sous le nom d'intertrigo.

Alibert a rapproché le prurigo de la gale pour en composer son groupe des dermatoses scabieuses, « dont le caractère général est de provoquer à la surface de la peau un prurit plus ou moins violent, suivi ou non suivi de desquamation, et qui porte les malades à se gratter sans cesse pour apaiser ou éteindre la sensation pénible qui les incommode. »

Voici donc une famille de dermatoses dont les membres ne présentent d'autre lien entre eux que la prédominance d'un symptôme qui leur est commun, de l'aveu même d'Alibert, avec presque toutes les affections cutanées.

Joseph Frank a rangé le prurigo parmi les altérations de la sensibilité tactile, à côté de l'hyperesthésie.

M. Gintrac décrit un prurigo pédiculaire ou phthiriase, et un prurigo de cause interne, qu'il considère comme une manifestation de l'herpétisme, et place à côté de l'urticaire et du lichen chroniques.

Pour cet auteur, le terme prurigo entraine nécessairement avec lui l'idée d'une altération papuleuse de la peau, et ne doit pas être confondu avec le prurit essentiel ou nerveux, qu'il range parmi les maladies du système nerveux cutané. C'est à ce dernier groupe que se rattacheraient, en conséquence, et le prurigo latent d'Alibert, et le prurigo sans papules de M. Devergie.

Pour M. Hardy, enfin, le prurigo est toujours un symptôme, et dans l'immense majorité des cas, ce symptôme annonce une affection parasitaire, la gale ou la phthiriase ; quelquefois aussi, il est lié au strophulus ou dépend d'une névrose de la peau. Néanmoins, M. Hardy place le prurigo, on ne sait trop pourquoi, dans sa classe des maladies cutanées accidentelles.

Tels sont les divers modes adoptés par les willanistes et les alibertistes dans le classement du prurigo. Les exposer, c'est, il me semble, en faire suffisamment justice, pour qu'il soit inutile d'insister davantage.

Pour nous, le prurigo doit être envisagé à deux points de vue très-différents : 1° comme genre ; 2° comme espèce.

1° Comme genre, il se place à côté du lichen, dans l'ordre des papules.

2° Comme espèce, il est tantôt de cause externe (prurigo artificiel, prurigo parasitaire, prurigo pathogénétique), et tantôt de cause interne (prurigo scrofuleux, arthritique, dartreux).

CHAPITRE III.

ESPÈCES ET VARIÉTÉS DE PRURIGO ADMISES PAR LES AUTEURS.

A. ÉCOLE DE WILLAN. — Bateman a admis :

1° Un *prurigo mitis*, dont la marche est subaiguë, et dont les papules sont plus larges que celles du lichen. Le prurit est, en général, modéré et temporaire. Cette forme se montre surtout en été, chez les sujets jeunes et d'un tempérament lymphatique.

Le prurigo mitis comprend deux de nos espèces, à savoir : 1° le prurigo artificiel ou strophulus de M. Hardy ; 2° le prurigo scrofuleux ;

2° Un *prurigo formicans*, caractérisé par un prurit très-intense et qui donne la sensation d'insectes ou de fourmis à la surface de la peau. Cette variété affecte de préférence les adultes et les vieillards, et se manifeste par des papules plus larges, plus saillantes et plus nombreuses que celles du prurigo mitis ; elle est aussi beaucoup plus tenace et sujette à récidiver.

Le prurigo formicans correspond évidemment : 1° lorsqu'il est partiel, à notre prurigo arthritique ; 2° lorsqu'il est généralisé, à notre prurigo de nature dartreuse.

3° Un *prurigo senilis*, qui s'accompagne fréquemment, chez les vieillards, de la présence d'insectes qui se reproduisent et se multiplient avec une prodigieuse facilité. Il est souvent très-rebelle et parfois tout à fait incurable.

Cette variété n'est, dans bien des cas, qu'un prurigo formicans généralisé, apparaissant chez un sujet avancé en âge. Dans d'autres cas, elle constitue une affection purement et primitivement parasitaire. Ailleurs enfin, ces deux circonstances se trouvent réunies chez un même sujet pour donner lieu à une affection complexe, c'est-à-dire à la fois de cause externe et de cause interne.

Indépendamment de ces trois formes principales, Bateman a décrit six variétés de prurigo, d'après la considération du siége :

1° Le prurigo *præputialis*, localisé au prépuce;

2° Le prurigo *pubis*, variété presque toujours parasitaire (*pediculi pubis*) ;

3° Le prurigo *urethralis*, qui se rattache le plus souvent à l'existence d'un calcul vésical ou d'une lésion de la prostate;

4° Le prurigo *podicis* : la région anale est le siége d'une démangeaison des plus incommodes et qui peut s'étendre jusque dans le rectum.

Cette variété est de cause externe ou de cause interne. Dans le premier cas, elle peut être provoquée par des hémorrhoïdes, par la présence d'ascarides vermiculaires, ou même résulter d'habitudes contre-nature. Dans le deuxième cas, elle survient sous l'influence d'une maladie constitutionnelle.

5° Le prurigo *scroti* : il donne lieu à un prurit intolérable et qui revient par exacerbations; la peau du scrotum devient épaisse, rugueuse et comme hypertrophiée.

6° Le prurigo *pudendi muliebris*, qui occupe le pourtour de la vulve, depuis le pénil jusqu'à la fourchette. Cette affection s'accompagne assez souvent de leucorrhée; elle peut se propager jusque dans l'intérieur du vagin, et devenir ainsi une cause d'onanisme ou de nymphomanie.

Dans le prurigo partiel, l'éruption papuleuse fait le plus habituellement défaut, mais elle est remplacée, dans les trois dernières variétés surtout, par des altérations toutes spéciales de la membrane cutanée : la peau brunit, se boursoufle, s'épaissit, et prend un aspect humide et comme muqueux; elle se ride, se gerce, se fendille; des stries blanches se dessinent à sa surface; l'épiderme se flétrit, comme macéré, et de toute la région s'exhale un liquide odorant, surtout appréciable au moment des paroxysmes.

M. Gibert admet toutes les variétés de Bateman. Il cite un cas fort curieux de maladie pédiculaire observé à Guy's Hospital, à Londres, sur une femme âgée d'une trentaine d'années, dont le corps était couvert de poux, et qu'il fut impossible de débarrasser de ces insectes. A propos du prurigo partiel, M. Gibert donne la traduction d'un passage extrait du *Tractatus de morbis cutaneis* de Lorry, article *De intertriginibus*, passage dans lequel cet auteur retrace, en termes très-énergiques, les tourments qu'entraîne le prurigo des parties génitales.

M. Cazenave n'accepte pas la distinction du prurigo en *mitis* et *formicans*, qui ne diffèrent, suivant lui, que par le plus ou moins d'intensité de l'éruption. Selon le même auteur, le prurigo senilis serait toujours compliqué de la présence de parasites, et il lui consacre à ce titre une description particulière. Or, on se demande pourquoi les vieillards auraient le singulier privilége d'une seule espèce de prurigo, à l'exclusion de toutes les autres : opinion évidemment fausse, et que dément l'expérience de chaque jour.

M. Rayer ajoute aux six variétés de prurigo partiel admises par Bateman, le *prurigo plantaris* d'Alibert.

Pour M. Devergie, il existe deux formes de prurigo :

1° Le prurigo avec papules ;

2° Le prurigo sans papules.

La première forme comprend quatre variétés : 1° le prurigo mitis ; 2° le prurigo formicans ; 3° le prurigo senilis ; 4° le prurigo pedicularis.

Le prurigo sans papules se subdivise en : 1° prurigo général ; 2° prurigo partiel qui comprend les variétés de siége dont nous avons parlé plus haut.

M. Devergie cherche à établir une distinction capitale entre la maladie pédiculaire et le prurigo pédiculaire : les poux, dans le prurigo pédiculaire, ne seraient pour ainsi dire qu'une complication, un accident. La maladie pédiculaire aurait au contraire son évolution, sa forme morbide toutes différentes de celles du prurigo.

B. École d'Alibert. — Bien que Lorry n'ait pas consacré au prurigo de chapitre spécial, cette affection se trouve parfaitement indiquée et décrite dans plusieurs endroits du *Tractatus de morbis cutaneis*, et particulièrement dans le paragraphe intitulé : « *De tumoribus sejunctis qui ad cutem depuratorie exeunt* », où l'auteur la rapproche de l'urticaire, dans l'ordre des papules. Le passage suivant ne laisse aucun doute à cet égard :

« Altera papularum malignarum species et symptomatum
» ferociam et mali diuturnitatem conjungit, non eâdem ta-
» men vehementiâ. In genere ad papulas tenuissimas refer-
» tur morbus ille quem veteres medici Oribasius, Aetius et
» inter Arabas Avicennas et Haly Abbas *sub nomine pruritûs*
» descripsere. » — Lorry entre ici dans des considérations
sur les causes de cette affection, qu'il attribue à une âcreté
des humeurs « *certè pruritus summus summam acredinem
designat* »; puis, après avoir énuméré les caractères qui
la distinguent de l'érysipèle et de la gale, il ajoute : « Quan-
» tumvis verò malignæ dici possint istius generis papulæ, non
» propter illud quod important periculum hoc titulo distin-
» guuntur, rarò enim ad mortem usquè eorum protenditur
» ferocia, et si quandò papulæ ad nigredinem usquè pro-
» gressæ gangrænam et indè pessima et lethalia attulerunt
» symptomata, illæ ab alienæ labis consortio erant ortæ, aut
» præ vasorum atoniâ in senibus impotentem omninò desi-
» gnavere sanguinis circuitum. At multæ metuendæ sunt
» immani et enormi pruritu quem tantâ concitant sævitie ut
» aliquandò, si sibi à scalptu temporent viri fortissimi, peri-
» culum sit ne in convulsiones incidant. Indè immanem or-
» tam vidi tentiginem, et coopertâ papulis penis cute, quem-
» dam perpetuum satyriasmum, non sine exilientis seminis
» jacturâ. Undè miseri insomnes contabescunt : Nam serò
» præsertim et lecti exoptato calore malum ingravescit et ex-
» asperatur. » — Et plus loin : « Pruritus enormes non sem-
» per densæ confertæque papulæ afferunt, paucæ vix aspectu
» notandæ occurrunt, quæ hominem convellant. » (*Tractatus de morbis cutaneis*, § II, art. I, cap. III, sect. I, pars I.)

Après les lignes qui précèdent, on s'étonne que Lorry ait

pu confondre le prurigo des parties génitales avec l'intertrigo, et rapporter à cette dernière affection les accidents si graves dont il donne le tableau dans son article « *De intertriginibus.* »

Alibert distingue quatre espèces dans le genre prurigo :

1° Le prurigo lichénoïde ou furfurant, ainsi nommé parce que les papules prurigineuses finissent par produire une furfuration analogue à celle du son ou de la farine. C'est le lichen.

2° Le prurigo formicant. Les papules ne furfurent pas ; elles conservent la même couleur que la peau, mais elles provoquent une sensation analogue à celle que produirait la présence d'une grande quantité de fourmis à la périphérie du tégument.

3° Le prurigo pédiculaire, dont le symptôme spécial est de donner naissance à une quantité plus ou moins considérable de poux, qui se développent sur la peau d'une manière, pour ainsi dire, spontanée.

4° Le prurigo latent, caractérisé par des démangeaisons très-vives, en l'absence de toute éruption papuleuse : il attaque surtout la peau délicate des femmes.

A propos du prurigo formicant, Alibert raconte l'histoire d'un individu qui, tourmenté d'un prurigo plantaire, ne parvenait à l'apaiser qu'en marchant et en se fatiguant toute la journée, lorsqu'il était dans ces sortes d'accès, il courait les champs et les grands chemins, comme un vagabond, ce qui lui avait fait donner le surnom de *Juif errant.*

Chez un autre, le prurit était tellement impérieux et intolérable que, dans les rues, et même dans les sociétés, il se trouvait contraint d'ôter soudainement son bas et son soulier pour se gratter en liberté, jusqu'à ce que la démangeaison fût apaisée.

Comme exemple de prurigo latent, le même auteur cite enfin le fait d'une jeune religieuse carmélite qui, atteinte d'un prurigo des parties génitales, en était si fort tourmentée, que, la nuit, elle s'élançait précipitamment de sa couche et trouvait une sorte de soulagement à se placer à nu sur le carreau de sa chambre.

Joseph Frank admet un prurigo général et un prurigo partiel. Ses variétés sont à peu de chose près celles d'Alibert. Il en fait une manifestation de l'arthritis ou du scorbut.

M. Gintrac décrit, comme je l'ai dit plus haut :

1° Un prurit essentiel ou nerveux, qui se distingue du prurigo par l'absence des papules. Ce prurit peut être général ou localisé dans une seule partie. Les régions qui en sont le siége le plus ordinaire sont l'anus (*pruritus podicis*), le scrotum (*pruritus scroti*), la vulve (*pruritus pudendi muliebris*).

2° Un prurigo pédiculaire ou phthiriase ;

3° Un prurigo de nature herpétique, qu'il divise suivant son intensité, en *mitis* et *formicans*, et suivant son étendue en partiel et général.

Le prurigo, dit M. Hardy, se présente avec des caractères assez variés pour qu'on doive établir des espèces en envisageant la maladie : 1° suivant son intensité ; 2° suivant sa cause ; 3° suivant son siége.

1° Suivant l'intensité, on a le prurigo mitis et le prurigo formicans.

2° Suivant la cause, le prurigo est psorique, pédiculaire, lié au strophulus ou à une névrose de la peau.

3° Suivant le siége, il y a le prurigo podicis, le prurigo scroti, etc., etc.

Au sujet du prurigo senilis (qui s'accompagne si fréquemment de poux), M. Hardy se demande sérieusement si ce ne sont pas les poux qui engendrent le prurigo, ou si c'est le prurigo qui attire les poux.

Dans le prurigo lié au strophulus, dit le même auteur, on remarque un mélange de papules petites et couvertes de croûtes (*prurigo*), et d'autres papules plus volumineuses ayant la coloration normale de la peau (*strophulus*).

Le prurigo, lié à une névrose de la peau, n'offre rien qui justifie une semblable étiologie. M. Hardy prend comme type de cette variété le prurigo qui accompagne quelquefois l'ictère, et qui paraît dû au passage dans le sang des éléments de la bile. Certes, on ne pouvait choisir, un exemple plus malheureux. En effet, pourquoi cette hypothèse d'une névrose, alors que précisément il existe une cause matérielle saisissable, la présence de la bile dans le tissu de la peau et, comme conséquence, l'irritation de cette membrane.

CHAPITRE IV.

ESPÈCES ET VARIÉTÉS ADMISES PAR M. BAZIN.

PREMIÈRE CLASSE. — PRURIGO DE CAUSE EXTERNE.

PRURIGO ARTIFICIEL . . . . .
{ Feu.
  Air.
  Parasites, gale, pédiculi, acare du chat (pseudo-gale).

PRURIGO PATHOGÉNÉTIQUE. Alcooliques, etc.

DEUXIÈME CLASSE. — PRURIGO DE CAUSE INTERNE.

PRURIGO CONSTITUTIONNEL. {Scrofuleux.... mitis.
Arthritique.... partiel.
Dartreux. .... formicans.

ARTICLE PREMIER.

PRURIGO DE CAUSE EXTERNE.

1° Des causes nombreuses sont susceptibles de provoquer à la peau le prurigo artificiel. On l'observe assez fréquemment chez les individus que leur profession oblige à s'exposer constamment à une chaleur intense, chez les cuisiniers, les forgerons, les verriers, etc. Les mauvaises conditions hygiéniques, le changement d'air, l'habitation dans une chambre petite, mal aérée (comme le sont en général les cabinets, chambres et cuisines des grandes villes), l'absence des soins de propreté, ont une influence incontestable sur son développement.

Les papules qui caractérisent cette espèce sont assez volumineuses, discrètes ou confluentes, rouges ou de la couleur de la peau, accompagnées d'un prurit quelquefois assez vif, mais en général très-modéré. La lésion cutanée est rarement simple; à côté de papules à sommets excoriés et noirâtres, vous trouverez des vésicules, des papules lichénoïdes, des pustules psydraciées ou phlyzaciées, le tout reposant sur un fond érythémateux (*strophulus intertinctus*).

Cette affection est toujours bénigne; elle ne détermine aucun trouble général dans l'organisme. Sa marche est subaiguë, et sa durée subordonnée à la persistance des causes qui lui ont donné naissance.

A tous ces caractères, vous avez sans doute reconnu le strophulus prurigineux de M. Hardy.

2° Le prurigo fait partie, vous le savez, des éruptions symptomatiques de la gale; il est même assez rare qu'il fasse complétement défaut. On peut l'attribuer à deux causes : d'abord à la présence du parasite, et ensuite à l'action purement mécanique des ongles.

Cette espèce se montre principalement à l'abdomen, aux fesses, aux mains, à la face externe des membres; mais si généralisée qu'elle soit, la face en est toujours préservée.

Sa présence n'entraîne, au point de vue du pronostic et du traitement de la gale, aucune indication particulière.

3° Le *prurigo pedicularis* se rencontre habituellement chez des sujets avancés en âge, ce qui lui a valu la dénomination fort impropre de prurigo senilis; en effet, dans les classes inférieures de la société, il est de tous les âges, comme on peut facilement s'en convaincre en parcourant les salles de l'hôpital Saint-Louis.

Quoi qu'il en soit, le prurigo pédiculaire reconnaît pour cause spéciale la présence à la surface du corps d'insectes appartenant au genre *pediculus*. Les démangeaisons qu'il provoque sont ordinairement très-vives, et parfois même ne le cèdent en rien à celles du prurigo formicant de nature dartreuse. Les papules, assez rares et disséminées, siégent de préférence à la nuque, sur le dos, le devant de la poitrine, les épaules, les bras, les cuisses; là se voient également des stries noirâtres et allongées produites par l'action des ongles.

Tout se borne le plus souvent à ces simples phénomènes; mais quelquefois aussi, la maladie se prolonge et revêt un caractère plus sérieux. La peau exhale une sueur visqueuse et fétide; sa coloration se fonce et prend une teinte bronzée; des vésicules, des croûtes, des squames se produisent à sa surface; et au milieu de tout cela pullulent une prodigieuse quantité de poux, qui semblent renaître à mesure qu'on les détruit. Cependant, s'il est vrai de dire que, dans ces cas, la guérison n'est pas toujours facile à obtenir, je ne saurais admettre ces récits plus ou moins étranges que l'on trouve consignés dans les auteurs anciens. Je ne puis croire en aucune façon à cette maladie pédiculaire, décorée du nom de phthiriase, qui résulterait de la génération spontanée d'un très-grand nombre de poux, et qui, dans certaines circonstances, pourrait entraîner la mort. Je vous ai cité, à ce sujet, dans mes leçons sur les affections parasitaires, l'histoire curieuse d'une jeune institutrice qui se croyait atteinte d'une maladie pédiculaire incurable. « Pendant six mois, elle avait été traitée par un dermatologiste distingué qui, après l'emploi sans succès des parasiticides ordinaires, avait jugé à propos de recourir à un traitement interne par les arsenicaux : tout avait échoué. J'ordonnai chaque jour un bain de sublimé à l'hydrofère; sur ma recommandation expresse, on fit tout ce qui était nécessaire pour détruire la vermine qui pouvait se trouver dans le linge de la malade, et en très-peu de temps, une guérison complète fut obtenue à la grande satisfaction de la pauvre institutrice. »

Du reste, il est à remarquer que, parmi les auteurs qui relatent les faits étranges dont je parlais tout à l'heure, il en est fort peu qui aient eu l'occasion d'en observer eux-mêmes de semblables. La plupart de ces faits tombent d'ailleurs par

leur exagération même ; en voici un, entre autres, qui ne laisse rien à désirer à cet égard ; je l'emprunte au savant Lorry : « Vidit Amatus Lusitanus Olyssipone hominem cui
» nomen *Tabora* non ignobile, qui hoc morbo (pediculare)
» obiit. Ità enim pediculi per ejus corpus scatebant et abun-
» dabant, ut duo ejus servi æthiopes nihil aliud curæ habe-
» rent quàm ex ejus corpore cophinos plenos pediculorum
» ad mare quod civitatem hanc alluit deferre. *Sed fidem de-*
» *rogat amplificatio.* » Néanmoins, Lorry n'ose pas rejeter d'une manière absolue cette forme grave de la maladie pédiculaire, car il ajoute : « Quamvis ergò, apud nos præsertim,
» rarus sit exquisitus ille morbus pedicularis hominem chro-
» nice perimens, satis ex numerosis observationibus omni
» fide dignis constat, eum esse admittendum ; cum præser-
» tim nullus sit apud medicos qui non aliquandò, etiam
» in summâ munditie, curisque assiduis pueros et puellas
» præsertim subitò pediculis affici viderit, quos non sine
» summâ curâ, *sed tutò tamen ars evellit.* »

Le prurigo pédiculaire n'a donc pas la gravité que lui ont accordée certains auteurs, lorsqu'il est simple et dégagé de toute complication.

Quelques bains sulfureux ou mercuriels, les fumigations cinabrées suffisent, avec les soins d'une propreté minutieuse et sévère, pour faire disparaître en peu de jours les poux du corps et l'affection cutanée qu'ils déterminent.

Au prurigo pédiculaire se rattache comme variété le prurigo pubis, qui reconnaît également pour cause la présence d'un parasite, le *pediculus pubis*. Cet animal, plus petit que le pou du corps, occupe habituellement la base des poils qui recouvrent les parties génitales ; on le trouve aussi sous les aisselles, dans la barbe, les sourcils, mais jamais sur le cuir chevelu. La région affectée est parsemée de granulations rouges et de papules surmontées de petites croûtes sanguines; le malade y éprouve des démangeaisons fort incommodes.

Quelques frictions avec l'onguent napolitain, ou mieux encore quelques lotions au sublimé font aussitôt justice et du parasite et des phénomènes éruptifs provoqués par sa piqûre.

4° Enfin, une dernière variété de prurigo de cause toute locale est celle qui se montre pendant le cours de l'ictère, sous l'influence de l'irritation produite dans le tissu de la peau par le contact des éléments biliaires (prurigo lié à une névrose cutanée de M. Hardy). Cette lésion incidente s'accompagne de vives démangeaisons ; elle est aussi des plus rebelles et souvent se prolonge jusqu'à la mort, lorsqu'elle se lie à une altération grave de l'organe sécréteur de la bile. Elle n'offre d'ailleurs rien de spécial au point de vue de la forme et de la disposition de ses papules ; mais son rapport de coïncidence avec l'ictère suffit toujours pour en révéler la nature.

On s'efforcera de calmer l'irritation de la peau au moyen de bains frais, de lotions au sublimé, à l'eau blanche, et par l'administration interne des préparations opiacées et belladonées; l'arsenic lui-même sera parfois employé avec avantage, lorsque les moyens précédents auront été reconnus inefficaces.

ARTICLE II.

PRURIGO DE CAUSE INTERNE.

§ 1ᵉʳ. — **Prurigo scrofuleux** (*prurigo mitis* **des auteurs anglais**).

Il est caractérisé par des papules plus grosses, plus hypertrophiques que celles des autres espèces, et par un prurit très-modéré, quelquefois presque nul, et dans tous les cas bien différent de celui qu'on rencontre dans le prurigo à petites papules, ou *prurigo formicans*.

Il débute, en général, par la face et les parties supérieures du corps, pour de là se répandre sur les autres régions. Les sujets jeunes, à tempérament lymphatico-nerveux y sont particulièrement prédisposés. Ajoutons enfin qu'il coïncide fréquemment avec des ophthalmies chroniques, des écrouelles cervicales, des gourmes, etc., et sa nature scrofuleuse ne saurait être mise en doute.

Cette affection a une marche chronique et une durée souvent fort longue, lorsqu'elle est abandonnée à elle-même.

Elle se distingue des espèces arthritique et dartreuse par les caractères objectifs de ses papules, qui sont volumineuses, peu enflammées, par la généralisation de l'éruption et le peu d'intensité du prurit qui l'accompagne.

Le prurigo scrofuleux ne présente aucune gravité et cède assez rapidement à l'emploi des moyens antistrumeux : tisane de houblon, sirop antiscorbutique ou sirop de protoiodure de fer, bains émollients ou additionnés d'une petite quantité de sulfure de potasse.

§ 2. — **Prurigo arthritique.**

C'est à cette espèce que doivent être rapportés plus spécialement la plupart des prurigos partiels décrits par les auteurs anglais ; cependant, cette proposition n'a rien d'exclusif, et nous verrons que la dartre peut également revendiquer pour elle plusieurs de ces variétés locales.

Quoiqu'il en soit, le prurigo de nature arthritique se montre de préférence sur un certain nombre de régions où il reste habituellement plus ou moins limité : telles sont la face antérieure de la poitrine, les parties latérales du cou, le pourtour de l'anus, les organes génitaux dans l'un et l'autre sexe. Il a peu de tendance à s'étendre et n'offre jamais ce caractère de généralisation si fréquent et à la fois remarquable dans le prurigo de nature herpétique.

L'éruption se présente sous la forme de papules petites et discrètes qui ne diffèrent pas sensiblement de celles qu'on trouve dans le prurigo dartreux; mais tandis que ce dernier s'accompagne d'un prurit franc et très-intense, le prurigo arthritique donne lieu à des picotements et à des élancements bien plutôt qu'à une démangeaison véritable.

La durée de cette affection est ordinairement très-longue ; les saisons et la température ont une influence très-marquée sur sa marche et sur son évolution. Il est fort sujet à récidive, aussi son pronostic doit-il être réservé.

Le diagnostic de la nature offre parfois de grandes difficultés. Cependant, vous serez mis sur la voie par le siége de l'affection, sa localisation, la forme particulière des sensations morbides éprouvées par les malades; la question se précisera davantage si le malade se présente à vous avec les symptômes généraux et la constitution de l'arthritis; enfin, le doute ne sera plus possible si vous venez à découvrir (ce qui d'ailleurs n'est pas rare) l'existence actuelle ou antérieure de manifestations d'origine évidemment arthritique, telles que eczéma nummulaire, *lichen pilaris, acne rosacea*, furoncles, psoriasis, etc.

Les préparations alcalines, administrées *intùs et extra*, occupent la première place dans le traitement du prurigo arthritique. On retire de grands avantages des douches alcalines, des bains à l'hydrofère avec l'eau de Condillac ou de Vichy. Parmi les eaux thermales, Royat, Vichy, Saint-Christau sont celles que vous choisirez de préférence. Enfin, comme médication exclusivement locale, j'ai surtout recours aux lotions faites avec une solution de glycérine, de sublimé, ou même de nitrate acide de mercure à faible dose. (Voy. thérapeutique du genre.)

§ 3. — Prurigo herpétique.

Il répond au *prurigo formicans* des auteurs, dont je vous ai donné la description dans l'histoire du genre. J'ai donc peu de chose à ajouter sur ce sujet.

Les caractères principaux qui le constituent comme espèce dartreuse peuvent être résumés de la manière suivante :

Éruption de papules petites, le plus souvent discrètes et disséminées, recouvertes à leur sommet d'une petite croûte noirâtre.

Prurit intense, souvent atroce et intolérable, revenant par accès, principalement le soir et la nuit, sous l'influence de la chaleur et de toutes les causes qui ont pour effet d'accélérer le cours du sang. Ce prurit peut exister en l'absence de toute manifestation papuleuse; il est souvent le seul phénomène morbide appréciable dans les variétés partielles (prurigo latent d'Alibert, prurigo sans papules de M. Devergie, prurit essentiel et nerveux de M. Gintrac).

Marche chronique, avec un certain caractère d'intermittence dans le prurit. Tendance à la généralisation.

Durée longue, souvent indéfinie.

Récidives fréquentes.

Altérations consécutives de la peau, qui s'épaissit, se charge de matière colorante, se couvre çà et là de taches blanches cicatricielles résultant du traumatisme exercé par le malade.

Symptômes généraux variables : insomnies, quelquefois un peu de fièvre au moment des paroxysmes, troubles de la digestion, amaigrissement, désordres intellectuels, suicide.

Phénomènes généraux de l'herpétisme. — Rapports avec des affections antérieures ou concomitantes de nature dartreuse, de la gastralgie, des migraines, des névralgies intercostales, etc.

Ajoutons enfin que cette espèce s'observe principalement dans l'âge adulte, chez les sujets d'un tempérament nerveux; qu'elle se complique fréquemment chez les vieillards de la présence de *pediculi* (*prurigo senilis*), et nous aurons rappelé tout ce qu'il y a d'essentiel dans son histoire.

Son *diagnostic* ressort naturellement des considérations qui précèdent.

Son *pronostic* est grave, beaucoup plus grave que celui des autres espèces.

Traitement. — Le prurigo herpétique sera combattu à l'aide des préparations arsenicales, soit l'acide arsénieux ou l'arséniate d'ammoniaque en solutions, soit l'arséniate de fer en pilules. Comme les effets de cette médication sont parfois lents à se produire, vous vous efforcerez, par tous les moyens possibles, de calmer le prurit si violent que détermine cette affection (voy. thérapeutique du genre). Enfin, dans les cas rebelles, vous pourrez envoyer vos malades soit à Plombières, soit à la Bourboule, ou leur conseiller une eau sulfureuse légère, telles que celles d'Uriage, de Saint-Gervais, etc.

SIXIÈME LEÇON.

DE L'IMPÉTIGO.

CHAPITRE PREMIER.

HISTOIRE DU GENRE.

Messieurs,

Le mot *impétigo* (de *impetus*, violence, mouvement brusque) semblerait devoir s'appliquer à une éruption remarquable par une sorte d'*impétuosité* dans sa marche. Cependant l'impétigo n'offre en réalité dans son allure, comme le fait observer Lorry, rien qui justifie cette dénomination. La même réflexion pourrait d'ailleurs s'appliquer au mot éruption lui-même (de *erumpere*, sortir avec violence, s'élancer), qui offre également à l'esprit l'idée d'un mouvement à manifestation brusque et violente. D'où il suit que le terme impétigo ne saurait nous donner aucune notion positive sur l'affection qu'il sert à désigner.

Si l'on consulte les auteurs anciens, on ne tarde pas à se convaincre que le terme impétigo n'a jamais eu pour eux de signification bien précise. Il paraît correspondre au λειχήν des Grecs; en effet, Pline lui substitue presque toujours ce dernier mot latinisé, *lichen*. Or, le λειχήν des Grecs était une expression vague et fort mal définie, qu'ils appliquaient indifféremment à toute éruption croûteuse sèche et chronique.

D'après Lorry, Galien aurait confondu, avec l'impétigo, la mentagre décrite par Pline. Le même auteur fait remarquer que les anciens considéraient l'impétigo comme une difformité bien plutôt que comme une maladie véritable. Quant à Hippocrate, ses descriptions sont tellement concises, qu'il est à peu près impossible d'être fixé sur la valeur des mots qu'il emploie.

Celse décrit quatre espèces d'impétigo, dont une seule peut-être pourrait présenter quelque analogie avec l'affection qui nous occupe.

Lorry chercha le premier à restreindre l'acception du terme impétigo, mais sans pouvoir dissiper la confusion introduite par les anciens auteurs.

Du reste, à une époque plus rapprochée de nous, chacun sembla prendre à tâche d'embrouiller de plus en plus la question. Sauvages comprenait sous le nom d'impétigines tout un ordre de cachexies : la syphilis, le scorbut, l'éléphantiasis, la lèpre, la gale, la teigne. Joseph Frank s'empara de l'idée de Sauvages, en la modifiant, et admit deux grandes classes d'impétigines : les unes primitives ou locales, les autres secondaires ou symptomatiques. Voici donc le mot impétigo devenu complétement synonyme d'éruption cutanée.

Il faut arriver jusqu'à Willan pour trouver enfin une définition nette et précise de l'impétigo, et ce n'est véritablement qu'à partir de ce moment que date son histoire, comme individualité morbide. C'est la même affection qu'Alibert, dans son langage imagé, décrivit d'abord sous le nom de dartre crustacée flavescente, et plus tard sous celui de mélitagre.

Définition. — L'impétigo est une affection cutanée caractérisée par la présence de pustules psydraciées, ordinairement agglomérées, ayant une durée courte, et se transformant en croûtes jaunes, verdâtres ou noirâtres, plus ou moins épaisses et rugueuses.

Symptomatologie. — L'impétigo est parfois précédé de symptômes généraux sans importance, tels que léger malaise, céphalalgie, troubles digestifs, lassitude dans les membres, etc.; dans d'autres cas, c'est du côté de la peau que se montrent les premiers phénomènes.

On peut reconnaître trois périodes bien distinctes dans l'évolution de l'impétigo : 1° une période d'éruption ; 2° une période d'exhalation ; 3° une période de dessiccation.

Période d'éruption. — L'éruption ne survient pas généralement d'emblée ; sur les points qu'elle doit envahir s'opère un travail préparatoire qui semble préluder à son développement. Ce travail nous est tout d'abord révélé par l'apparition de taches rouges, irrégulières, isolées ou réunies, et par des troubles dans la sensibilité de la peau, qui devient le siége d'une ardeur incommode et d'un prurit parfois très-intense.

Puis l'éruption se manifeste avec les caractères qui lui sont propres. Elle est constituée essentiellement par de petites pustules psydraciées, ordinairement très-nombreuses, tantôt éparses et disséminées (*impetigo sparsa*), tantôt et le plus souvent réunies en groupes ou pelotons plus ou moins étendus (*impetigo figurata*). Ces pustules font une légère saillie au-dessus du niveau tégumentaire ; la plupart sont si ténues qu'il faut, pour les apercevoir, une certaine attention ; d'autres peuvent atteindre le volume d'un petit pois, mais sans jamais dépasser cette dernière limite. Toutes contiennent, dès leur début, un liquide louche qui devient en quelques heures complétement opaque et purulent.

Période d'exhalation. — Les pustules impétigineuses n'ont qu'une existence très-éphémère ; au bout de deux à trois jours au plus, et par le seul fait de leur évolution naturelle, elles se rompent et laissent échapper au dehors un liquide jaunâtre qui se dessèche presque aussitôt au contact de l'air. A partir de ce moment, l'affection change totalement d'aspect. L'élément initial, la pustule, a disparu sans retour, et sur tous les points qu'il occupait s'est produit une exsudation croûteuse dont la forme et les caractères physiques sont sujets à de nombreuses variations. Tantôt les croûtes sont molles, presque fluides, d'un jaune doré, semblables à du miel (*melitagra flavescens* d'Alibert), ou mieux encore à de la *marmelade d'abricots ;* tantôt elles ont un reflet verdâtre qui leur donne l'apparence de certaines mousses végétales ; ailleurs, elles sont dures, sèches, comme ligneuses, grisâtres ou noirâtres, très-adhérentes, comparables jusqu'à un certain point à l'écorce rugueuse de certains arbres (*impetigo scabida*).

Nous avons assisté, en quelque sorte, à l'origine de la formation croûteuse, lors de la rupture des pustules ; mais que s'est-il passé ensuite ? Cette première croûte était mince, molle, presque fluide ; comment s'est-elle épaissie, transformée, régénérée ? Ici commence véritablement la période d'exhalation. La pustule n'était en réalité que le premier temps, et très-éphémère, du travail morbide qui constitue l'impétigo. Après avoir brisé la faible barrière que lui opposait l'épiderme, l'exhalation semble subir un accroissement d'activité, et le liquide, qui tout à l'heure se trouvait emprisonné dans les pustules, se déverse librement désormais à la surface de la peau, pour s'y concréter à son tour et ajouter de nouvelles couches à celles précédemment formées. Le produit croûteux est ainsi entraîné dans une sorte de migration qui tend à l'éloigner sans cesse de la surface cutanée qui lui a donné naissance, et en même temps il éprouve des modifications remarquables dans sa forme, son épaisseur, sa coloration, sa consistance, etc., jusqu'à son expulsion définitive.

Ce n'est point ici le lieu de vous décrire avec détails toutes les différences de forme et d'aspect que peut revêtir l'exfoliation croûteuse de l'impétigo. Une telle étude nous forcerait à empiéter sur le domaine de la séméiologie spéciale. Nous retrouverons toutes ces variétés dans l'histoire particulière des espèces, et c'est alors seulement que nous pourrons les rattacher à leur véritable cause.

Lorsque les croûtes se détachent, à cette période, soit spontanément, soit sous l'influence d'applications topiques, on trouve au-dessus d'elles une surface rouge, enflammée, douloureuse, comme criblée d'ulcérations, d'où l'on voit sourdre un liquide purulent ou séro-purulent; puis de nouvelles croûtes se reproduisent avec les mêmes caractères que celles qui les ont précédées, et devant subir la même série de transformations successives.

Sur les limites de la partie malade existent habituellement des pustules disséminées qui rappellent la forme de l'élément primitif. Ces pustules se recouvrent de petites croûtes individuelles qui peuvent, suivant les cas, se réunir les unes aux autres ou à la plaque principale, ou rester jusqu'à la fin complétement indépendantes.

L'impétigo peut se localiser, pendant tout son cours, à une partie très-limitée du corps; on dit alors qu'il est *figurata*. Dans d'autres cas, il se propage avec rapidité et disperse ses éléments sur des surfaces d'une étendue parfois considérable : c'est l'*impetigo sparsa*. La première variété a pour siége de prédilection la face et les joues; elle est le plus souvent de nature scrofuleuse. La seconde au contraire affecte surtout les membres, et se rattache presque toujours à la diathèse herpétique.

Période de dessiccation. — La durée de la deuxième période se prolonge souvent pendant des mois et même des années. Enfin arrive un moment où l'exhalation, après avoir diminué peu à peu, finit par se tarir; les croûtes deviennent, dans leurs formations successives, de moins en moins épaisses, de moins en moins adhérentes; puis elles tombent pour ne plus renaître, laissant à leur place des taches rougeâtres ou maculatures qui disparaissent à leur tour sans laisser aucun vestige cicatriciel.

La chute des croûtes ne s'opère pas toujours d'une manière uniforme dans toute l'étendue des surfaces malades. Assez souvent la résolution commence par la périphérie des plaques, mais quelquefois c'est l'ordre inverse que l'on observe : le centre se dégage en premier lieu, en sorte qu'il reste à la circonférence un bourrelet crustacé qui va se rétrécissant de jour en jour. Cette marche nous rappelle ce qui se passe dans certains cas de psoriasis qui deviennent circinés au moment de leur terminaison.

Il n'est pas rare de voir réapparaître, pendant le cours de cette troisième période, tous les phénomènes qui caractérisent la deuxième ; des pustules se reproduisent, de nouvelles croûtes se forment, et la guérison qui semblait prochaine se trouve indéfiniment ajournée. Ces recrudescences peuvent même se répéter un assez grand nombre de fois, sous l'influence des causes les plus légères. Lorsque l'impétigo s'est ainsi perpétué pendant très-longtemps, l'inflammation s'étend parfois aux couches profondes, où elle se traduit par l'induration avec épaississement du derme et l'engorgement œdémateux du tissu cellulaire sous-cutané.

Dans une forme beaucoup plus grave (*impetigo rodens*), au-dessous des croûtes se creusent des ulcérations rebelles toujours suivies de cicatrices indélébiles. Il s'agit alors d'une affection spéciale, de nature scrofuleuse ou syphilitique.

Marche, durée, terminaison. — L'impétigo se montre à l'état aigu ou à l'état chronique. Sa durée, dans le premier cas, est de deux à quatre septénaires, tandis qu'elle se prolonge dans le deuxième pendant des mois et même des années.

On voit fréquemment l'impétigo coïncider ou alterner avec l'eczéma ; celui-ci peut même commencer la série des manifestations cutanées. Cette considération a conduit M. Hardy à réunir l'impétigo à l'eczéma, dont il ne serait plus dès lors qu'une simple variété. Nous verrons tout à l'heure, à l'article diagnostic, ce qu'il faut penser de cette manière de voir.

Les récidives ne sont pas rares dans l'affection qui nous occupe : la malpropreté, les excès, les fatigues, un mauvais régime, les émotions morales, telles en sont les causes déterminantes les plus habituelles. Elles surviennent parfois avec une sorte de périodicité qui a pu en imposer à certains auteurs pour une véritable intermittence. Or, rien de semblable n'existe dans l'impétigo, et les faits dont il s'agit trouvent une facile explication dans le retour des causes qui ont déterminé la première invasion, et particulièrement dans l'influence plus ou moins périodique des saisons sur les organismes prédisposés.

L'impétigo se termine habituellement par la guérison. Lorsque la mort survient pendant son cours, il est presque toujours possible de l'attribuer, soit à une maladie intercurrente, soit à une complication. Toutefois, nous devons ajouter que l'impétigo chronique, lorsqu'il s'étend à de larges surfaces, peut entraîner un épuisement considérable, et devenir ainsi une cause très-réelle de la terminaison funeste.

Anatomie pathologique. — Quel est, dans l'affection qui nous occupe, l'élément cutané plus spécialement en cause ? Cette question n'a point encore reçu de solution satisfaisante. Nous ferons seulement remarquer que la pustule d'impétigo s'observe de préférence sur les régions où abondent les glandes sébacées, et bien qu'elle diffère à beaucoup d'égards de la pustule acnéique, nous ne serions pas éloigné d'en placer le siége anatomique à l'extrémité des glandes annexes des follicules pileux. Ce n'est là, du reste, il faut le dire, qu'une hypothèse que l'examen microscopique n'est pas encore venu confirmer.

Diagnostic. — Avant de tracer les caractères qui différentient le genre impétigo des autres affections cutanées génériques, un premier point, essentiel, demande à être discuté et élucidé : l'impétigo existe-t-il comme individualité distincte et à part, ou bien n'est-il qu'une simple variété ou un état différent de l'eczéma, comme l'a prétendu M. Hardy ? Cette question vous paraît étrange, sans doute, après la description qui précède ; mais on ne saurait trop, à mon sens, se prémunir contre l'erreur, surtout lorsqu'elle se présente à l'abri d'un nom qui fait autorité.

Assurément, l'impétigo offre avec l'eczéma plus d'une analogie : il coïncide fréquemment ou alterne avec lui ; il peut se développer sous l'influence des mêmes causes et réclamer le même traitement ; enfin, on retrouve, de part et d'autre, la même succession de phénomènes, des taches congestives au début, puis des boutons, et en dernier lieu des croûtes qui disparaissent sans laisser de cicatrices. En conclurons-nous que ces deux affections sont identiques, sans tenir compte ni de la forme particulière de l'élément primitif, ni des différences présentées par les croûtes ?

Mais n'est-ce pas précisément sur ces considérations que sont fondés les genres en pathologie cutanée ? Il ne s'agit, dit M. Hardy, que d'une différence d'intensité dans le degré de l'inflammation, qui est plus grande dans l'impétigo que dans l'eczéma ordinaire, et cette inflammation plus intense fait développer des pustules au lieu de vésicules. Ceci d'abord est une affirmation basée sur une pure hypothèse. Nous voyons là tout autre chose qu'un degré dans l'intensité, mais une différence dans la modalité pathogénique et dans le siège de la lésion. Est-ce par la seule quantité du stimulus que l'on expliquera les formes si diverses des affections cutanées, le pemphigus, l'herpès, le zona, les dermites provoquées par les agents externes, etc.? Personne, à coup sûr, n'oserait soutenir une semblable proposition. Ainsi en est-il de l'impétigo dans ses rapports avec l'eczéma; et, si disposé que nous soyons à faire bon marché de la lésion primitive, nous pensons qu'il faut admettre qu'une vésicule n'est pas une pustule, et qu'entre ces deux éléments il y a plus qu'une différence dans l'intensité de la cause.

En résumé, le genre impétigo se distingue de l'eczéma :

1° Par son élément initial, qui est une vésico-pustule d'emblée purulente, tandis que l'eczéma débute par des vésicules remplies d'une sérosité transparente;

2° Par ses croûtes, qui sont épaisses, jaunâtres, rugueuses, inégales, tandis que l'eczéma, même dans sa forme impétiginode, ne donne lieu qu'à des squames minces, molles, plus larges que saillantes;

3° Par son étendue, généralement moins considérable, et par sa marche plus rapide et sa durée plus courte;

4° Enfin, par son pronostic, qui est généralement moins sérieux; il récidive moins fréquemment que l'eczéma, et les cas de répercussion sont encore à démontrer.

D'où nous concluons, contrairement à M. Hardy, que l'impétigo se sépare de l'eczéma par sa forme, par ses symptômes, par sa marche, par son pronostic, etc., en un mot, par l'ensemble de tous ses caractères.

J'arrive maintenant au diagnostic proprement dit.

L'impétigo revêt, pendant le cours de ses trois périodes, des aspects variés qui le rapprochent successivement d'un grand nombre d'altérations de la peau. Nous allons donc chercher les moyens de le reconnaître à tous les moments de son existence, c'est-à-dire : 1° à l'état de simple tache congestive; 2° à l'état de bouton pustuleux; 3° à l'état d'exfoliation croûteuse.

1° Est-il possible de reconnaître l'impétigo à sa première période, et lorsqu'il n'est encore qu'une simple tache? Cette tache est d'une teinte rouge uniforme ; elle s'accompagne d'un sentiment de prurit et de chaleur cuisante; rien d'ailleurs de significatif. Le diagnostic ne peut alors s'établir avec quelque certitude que sur les données fournies par les antécédents et la constitution. Le malade a-t-il présenté antérieurement des manifestations analogues? Quels ont été les caractères et la marche de ces manifestations? Le doute ne serait guère permis si vous veniez à découvrir une ou plusieurs plaques d'impétigo sur un autre point du corps.

2° Lorsque les vésico-pustules se sont formées, l'impétigo peut être confondu, soit avec l'eczéma, l'herpès, l'hydroa, la miliaire, affections essentiellement vésiculeuses, soit avec l'acné pustuleuse, l'ecthyma, la mentagre, la variole, etc., affections essentiellement pustuleuses.

Je viens d'établir son diagnostic différentiel avec l'eczéma. Quant à l'herpès, il s'en distingue facilement par ses vésicules globuleuses, transparentes, rapprochées par groupes sur des surfaces peu étendues, et dont le volume s'accroît pendant plusieurs jours.

Dans l'hydroa, chaque vésicule repose sur une petite tache violacée et parfaitement distincte. Cette vésicule se dessèche rapidement au centre qui est occupé par une petite croûte noirâtre, tandis que le liquide est résorbé à la circonférence. De là, pour cette affection, une physionomie toute spéciale et qui laisse peu de prise à l'erreur.

Les vésicules de la miliaire sont petites, disséminées, rouges à leur début, et plus tard remplies d'une sérosité lactescente. Les écailles qui leur succèdent ne rappellent en rien les croûtes de l'impétigo. Ajoutons que la miliaire s'accompagne fréquemment d'une sudation abondante et de phénomènes généraux d'une certaine acuité.

Les pustules de l'ecthyma sont phlyzaciées, beaucoup plus volumineuses que celles de l'impétigo, discrètes, ordinairement isolées et parfaitement distinctes les unes des autres. Jamais on ne les voit se réunir de manière à constituer de larges plaques continues. Leur base est dure, fortement enflammée, entourée d'une vive auréole. Elles donnent lieu, par leur rupture, à une croûte épaisse, brunâtre, très-adhérente et comme enchâssée dans la peau.

L'acné pustuleuse repose sur une base indurée qui n'existe jamais dans l'impétigo. Les éléments ont une durée beaucoup plus longue; ils sont distincts les uns des autres, et conservent jusqu'à la fin leur indépendance.

La mentagre pustuleuse a un siège de prédilection, la face. Les pustules sont plus grandes, plus élevées que celles de l'impétigo; un poil les traverse à leur partie centrale. L'exhalation est peu abondante et persiste beaucoup moins longtemps. Enfin on trouve habituellement quelques-uns de ces tubercules ou noyaux d'induration profonde qui caractérisent si bien le sycosis.

L'impetigo sparsa, lorsqu'il s'étend à de vastes surfaces, pourrait faire penser à la variole; mais une telle erreur serait sans excuse. En effet, et sans parler des phénomènes généraux si différents dans l'un et l'autre cas, l'éruption variolique sera toujours reconnue à sa généralisation, à l'isolement et à la forme ombiliquée de ses pustules, à leur volume, à leur évolution régulière, etc., etc.

Cependant, à une certaine période, les pustules varioliques donnent lieu parfois, dans les points où elles confluent, à une exsudation croûteuse qui simule parfaitement l'impétigo, et le diagnostic réduit à ce seul élément pourrait offrir quelques difficultés. Mais il suffit d'examiner les autres parties du corps, pour qu'aussitôt disparaisse toute incertitude.

3° Les croûtes impétigineuses peuvent être confondues avec un assez grand nombre d'affections cutanées. Telle est tout particulièrement la teigne faveuse. Dans ce cas, les signes différentiels se tirent, vous le savez, de trois sources principales : 1° des caractères des croûtes ; 2° de l'état des cheveux ; 3° de l'examen microscopique.

Dans le favus, les croûtes sont sèches, ternes, adhérentes, d'une couleur jaune soufrée, d'une odeur *sui generis*, d'une cassure pulvérulente ; elles sont souvent figurées en forme de godets, et traversées par un poil à leur partie centrale. Au-dessous de ces croûtes, on trouve une surface légèrement déprimée et revêtue d'une mince lamelle épithéliale, tandis que les croûtes de l'impétigo recouvrent constamment une ulcération du derme.

Jamais, dans l'impétigo, les poils n'éprouvent ces altérations de forme et de couleur dont vous connaissez toute l'importance dans le diagnostic du favus. Ils résistent à la traction de la pince ; ils sont collés et agglutinés les uns aux autres, mais ils ont conservé intactes toutes leurs propriétés physiques.

Enfin, dans les cas obscurs, l'examen au microscope viendrait aussitôt lever tous les doutes.

Puisqu'il est question du favus, je tiens à vous signaler un fait sur lequel, tout récemment encore, j'appelais votre attention au lit du malade. Lorsque la matière cryptogamique tend à se porter au dehors, elle détermine souvent autour d'elle une irritation qui se traduit par la production de véritables pustules d'impétigo; quelquefois même, le godet favique se trouve à sa naissance enfermé dans un cercle purulent complet. Cette éruption pustuleuse s'observe fréquemment aussi sur les têtes nouvellement épilées, où elle paraît survenir sous l'influence de causes tout accidentelles, telles que le grattage, l'action des topiques irritants, etc. Ainsi s'explique, du moins en partie, comment certains auteurs ont pu considérer la teigne faveuse comme une affection essentiellement pustuleuse à son début; car il n'est pas d'erreur si grossière qui n'ait quelque part sa raison d'être dans un fait mal compris ou mal interprété.

On peut à bon droit s'étonner que M. Gibert, après avoir pleinement adopté notre manière de voir sur la nature et le mode de début du favus, l'ait pourtant conservé comme genre dans l'ordre des pustules. D'où vient, de la part d'un homme aussi judicieux, une aussi grave inconséquence? C'est que M. Gibert a voulu concilier à tout prix des choses incompatibles, la vérité et l'erreur, les idées nouvelles avec le système vieilli des classifications anciennes; c'est qu'il n'a pas eu la force de rompre complétement avec le passé, et de refaire à nouveau, et sur des bases plus solides, l'édifice chancelant de la dermatologie. Mais du moins sachons lui gré de n'avoir point, comme tant d'autres, fermé obstinément les yeux à la lumière, et d'avoir mis la vérité au-dessus d'une vaine question d'amour-propre ou de personnalité.

Revenons au diagnostic de l'impétigo.

Jusqu'ici nous l'avons considéré à l'état de lésion simple, et dégagé de toute complication. Or, vous rencontrerez fréquemment dans la pratique des cas complexes dans lesquels vous aurez affaire, par exemple, à une réunion de vésicules et de pustules entremêlées : tel est l'eczema impetiginodes, affection qui participe en même temps, et à un degré à peu près égal, aux caractères de l'impétigo et à ceux de l'eczéma.

Vous pourrez même trouver réunis à la fois, sur une seule tête, l'eczéma, l'eczéma impétigineux, l'impétigo et l'achore. Dans ce cas, d'ailleurs assez fréquent, le diagnostic du genre perd une grande partie de son importance; il y a bien quatre lésions génériques distinctes, mais elles se confondent, pour ainsi dire, en une seule et même affection spéciale, la scrofulide bénigne exsudative.

Il n'en serait plus ainsi, ne l'oubliez pas, s'il s'agissait d'affections symptomatiques de maladies différentes; le diagnostic de l'eczéma et de l'impétigo reprend alors tous ses droits. J'espère vous avoir démontré plus haut, contrairement à M. Hardy, la légitimité, et je dirai même la nécessité de cette distinction; je vous ai fait voir que ces affections possèdent, à toutes les périodes de leur existence, des signes différentiels d'une indiscutable valeur. Il est donc inutile de revenir sur ce point du diagnostic.

Pronostic. — D'une manière générale, l'impétigo n'est pas une affection grave, du moins en tant que menace apportée à la vie. Son pronostic varie d'ailleurs, suivant un certain nombre de circonstances que nous allons chercher à apprécier.

Il est à peine besoin de dire que l'impétigo à marche franchement aiguë, et dont la résolution s'opère en moyenne au bout de trois à quatre septénaires, entraîne un pronostic beaucoup moins fâcheux que la forme chronique, si rebelle à tous les moyens, et dont la durée se mesure par des mois et des années.

Le siége doit être pris en sérieuse considération. L'expérience a montré que l'impétigo des membres inférieurs est, toutes choses égales, beaucoup plus tenace que celui des autres régions.

Vous tiendrez grand compte avant tout de la question de nature. S'agit-il d'une affection de cause externe ou d'une affection de cause interne, et, dans ce dernier cas, quelle est la maladie qui lui a donné naissance? Toutes ces notions sont indispensables à connaître. Vous ne porterez pas sur l'impétigo scrofuleux, par exemple, le même jugement que sur la mélitagre herpétique, car l'un guérit assez vite et souvent d'une manière définitive, tandis que l'autre prolonge indéfiniment sa durée et souvent récidive avec une facilité désespérante.

Enfin, la forme de la lésion cutanée constitue un élément pronostique qu'il ne faut pas négliger. Aucune comparaison ne saurait être établie, assurément, au point de vue de la gravité, entre l'impétigo ordinaire et la forme maligne désignée par Bateman sous le nom expressif d'*impetigo rodens,* forme qui s'accompagne d'ulcérations profondes avec destruction des tissus, et qui laisse à sa suite des cicatrices indélébiles et des difformités incurables.

Traitement. — Le traitement de l'impétigo comprend deux ordres d'indications :

1° Des indications fournies par l'affection générique ;
2° Des indications fournies par l'affection spéciale.

Les *indications fournies par l'affection générique*, les seules qui doivent nous occuper en ce moment, se tirent principalement de sa marche, de son siége, de sa forme, de sa période, de l'état de sécheresse ou d'humidité des surfaces, etc. Les moyens thérapeutiques qui en découlent s'adressent à peu près exclusivement à la lésion locale, considérée en elle-même et indépendamment de sa cause.

Au début, et lorsque prédominent les phénomènes inflammatoires, il faut recourir à la médication antiphlogistique. Si le sujet est jeune, pléthorique, si la réaction est vive, il sera bon d'ouvrir la veine ou même de faire appliquer quelques sangsues au voisinage de la région malade. On prescrira les cataplasmes de fécule de pomme de terre, les lotions émollientes avec l'eau de guimauve, l'eau de son, l'eau de sureau, avec la décoction de têtes de pavot, etc., pour calmer l'irritation locale et favoriser la chute des croûtes ; puis, les surfaces ainsi mises à nu seront immédiatement recouvertes de poudres adoucissantes et résolutives (poudre d'amidon, de fécule). Les bains seront également utiles, à cette période, en diminuant l'éréthisme général. Enfin, je ne saurais trop vous recommander l'emploi répété et à petites doses de purgatifs doux, tels que l'eau de Sedlitz, l'eau de Pullna, les sulfates de soude et de magnésie, le calomel, l'huile de ricin, etc., qui agissent en exerçant sur l'intestin une dérivation salutaire. En même temps, le malade prendra des boissons rafraichissantes et sera soumis à une hygiène sévère.

Les moyens qui précèdent suffisent habituellement pour mener à guérison l'impétigo franchement aigu ; mais ils deviennent impuissants, et je dirai même nuisibles, lorsque l'affection tend à s'établir à l'état chronique, c'est-à-dire lorsque les croûtes se reproduisent incessamment ou augmentent d'épaisseur, en l'absence de toute inflammation locale bien manifeste.

Les préparations sulfureuses, administrées *intùs et extrà*, ont été particulièrement vantées contre l'impétigo chronique. La vérité est qu'elles présentent parfois de grands avantages; mais leur utilité a été admise sur une base beaucoup trop étendue, et nous pensons qu'elles doivent être réservées d'une manière à peu près exclusive pour les impétigos de nature scrofuleuse. On les donne principalement sous forme d'eaux minérales, parmi lesquelles se placent en première ligne les eaux de Baréges, de Bonnes, Cauterets, Enghien, Bagnères-de-Luchon, etc.

Les mêmes réflexions peuvent s'appliquer aux bains de mer ; ils conviennent surtout chez les individus scrofuleux ou débilités, alors qu'il faut à tout prix réveiller la réaction. Dans les conditions opposées, ils ne feraient qu'aggraver le mal en le ramenant à l'état aigu.

En ce qui concerne les bains, je dois vous prémunir contre l'abus qu'on est trop souvent tenté d'en faire; il y a là un écueil qu'il est bien important d'éviter. Sous leur influence, les croûtes se détachent brusquement, laissant à nu des surfaces excoriées, douloureuses au contact de l'air; or, s'il est quelquefois utile d'obtenir ce résultat, il ne faut pas oublier que la croûte constitue pour la peau malade le meilleur topique, et que par conséquent les bains deviennent dangereux par leur répétition fréquente, en entravant la dessiccation des produits sécrétés.

A une certaine période, et lorsque l'affection tend à se perpétuer comme une sorte d'habitude morbide, on doit songer à modifier la vitalité de la peau par des topiques astringents et résolutifs. On emploiera dans ce but les lotions faites avec des décoctions émollientes animées par l'addition d'alun, de sublimé, de sous-carbonate de soude ou de potasse, de sulfate de zinc, etc. C'est également dans ces cas que certaines pommades trouvent leur application : telles sont les pommades au calomel, à l'oxyde de zinc, au tannin, à l'huile de cade, au goudron, etc., graduées suivant l'état de la partie affectée. Quelquefois aussi, on retirera de bons effets de l'usage de poudres plus ou moins irritantes : poudre de soufre sublimé, d'alun, de charbon, d'oxyde de zinc, de calomel, etc., employées pures ou plus souvent mélangées à des poudres absorbantes en diverses proportions.

Est-il besoin d'ajouter que tous ces moyens demandent à être maniés avec prudence et mesure ? Leur usage intempestif peut déterminer ou entretenir une irritation fâcheuse de la peau, et l'affection s'éternise ainsi par le fait même des agents destinés à la combattre.

Mais il arrive aussi que, malgré le traitement le mieux dirigé, l'impétigo résiste à tous les moyens précédemment mentionnés. Il faut alors modifier énergiquement les surfaces malades, soit avec l'huile de cade pure, soit à l'aide de cautérisations légères avec une solution de nitrate d'argent, avec des acides minéraux étendus (acide nitrique, chlorhydrique, nitrate acide de mercure, etc.). C'est alors aussi que l'on a conseillé l'application de vésicatoires sur le siége même du mal, lorsque celui-ci est borné à un petit espace ; pratique à laquelle nous n'accordons qu'une efficacité pour le moins très-douteuse, tandis qu'elle peut avoir de sérieux inconvénients.

Je dois enfin vous parler des douches de vapeur, simples ou médicamenteuses. Elles trouvent leur indication dans les cas rebelles, et lorsqu'il s'agit de provoquer une réaction dans les tissus affectés ; les douches sulfureuses ou sulfo-alcalines en arrosoir sont alors particulièrement utiles.

Je vous ai dit en commençant qu'il y avait des indications tirées du siége. Lorsque l'impétigo occupe le cuir chevelu ou le menton, il est nécessaire en premier lieu de couper les cheveux ou les poils de la barbe le plus près possible des croûtes, afin de rendre l'action des topiques plus directe, et partant plus efficace. — Dans l'impetigo *scabida* avec œdème des membres inférieurs, la compression combinée à la position peut rendre de véritables services. — Enfin, si l'impétigo a son siège dans des points où la peau s'adosse à elle-même, derrière les oreilles, au-dessous des seins, dans les espaces interdigitaux, etc., le premier soin du médecin sera d'isoler les surfaces malades.

Certaines formes d'impétigo exigent un traitement topique qui leur est propre. Tel est l'impetigo rodens. Dans ce cas, lorsqu'il faut agir localement, il est nécessaire de recourir à des modificateurs d'une grande puissance, à la teinture d'iode, à la pierre infernale, aux caustiques de Vienne ou de Canquoin, etc. — Si les ulcérations qui succèdent à l'impétigo malin ont un caractère gangréneux ou phagédénique, vous retirerez de grands avantages des lotions chlorurées ou toniques, des pansements avec le vin aromatique et surtout avec le coaltar saponiné, qui arrête et modifie d'une manière si prompte et si heureuse les suppurations de mauvaise nature.

Tels sont les moyens locaux que l'on peut mettre successivement en œuvre dans le cours de l'impétigo. Le nombre en est considérable, comme on le voit, et cependant nous sommes loin de les avoir énumérés tous. Quelques-uns seulement sont doués d'une efficacité bien réelle, d'autres n'ont qu'une action douteuse ou du moins fort contestable ; tous demandent à être maniés avec prudence et sagacité.

En somme, messieurs, et malgré cette richesse apparente, bien pauvre serait à coup sûr la thérapeutique de l'impétigo, si nous n'avions en réserve d'autres ressources plus assurées contre une affection aussi rebelle. Ces ressources, nous les trouverons plus loin, dans les *indications fournies par la nature* ou la cause, lorsque nous ferons l'histoire des espèces comprises dans le genre impétigo.

CHAPITRE II.

CLASSEMENT DE L'IMPÉTIGO.

Nous devons maintenant nous demander quelle sera la place du genre impétigo dans une classification dermatologique.

Examinons d'abord quel est, à cet égard, l'état actuel de la science.

1° École willanique. — Bateman a rangé l'impétigo dans son ordre V des pustules, entre le pompholyx, affection bulleuse, et le porrigo qui occupe le deuxième rang du même ordre. Les autres genres sont l'ecthyma, la variole et la scabies.

Voici donc l'impétigo à côté du pemphigus, cette affection si grave, à côté de la teigne et de la gale, affections parasitaires, à côté de la variole! Il eût été fort difficile, à coup sûr, de réunir des objets plus disparates.

Du reste, la même confusion se reproduit, à des degrés variables, dans toutes les classifications sorties de l'école anatomique de Willan.

M. Cazenave place l'impétigo entre l'ecthyma et l'acné. Les autres genres du même ordre sont la variole, la vaccine, l'équinia, le porrigo.

La même affection est décrite par M. Gibert entre l'acné et les teignes.

Elle figure entre le sycosis et le favus, parmi les inflammations pustuleuses, dans l'ouvrage de M. Rayer.

Enfin, M. Devergie croit devoir la classer entre le pemphigus et l'ecthyma, dans son groupe des affections pustuleuses.

2° École d'Alibert. — Alibert a dispersé l'impétigo dans deux familles de dermatoses, les teignes et les dartres.

Vous savez que le mot *teigne*, dans la pensée d'Alibert, était inséparable de l'idée de siége, et qu'il s'appliquait indifféremment à toute affection cutanée du cuir chevelu. Or, parmi les éléments si divers qui composent cette étrange famille, nous retrouvons l'impétigo : 1° sous le nom d'*achore muqueux*, espèce du genre achore qui doit être rapportée à notre scrofulide bénigne exsudative; 2° sous le nom de *porrigine granulée*, qui forme une espèce du genre porrigo, entre la porrigine tonsurante et la porrigine amiantacée.

Parmi les dermatoses dartreuses, l'impétigo constitue le troisième genre sous le nom de *mélitagre*, entre le varus (deuxième genre) et l'esthiomène (quatrième genre).

Joseph Frank et M. Hardy ont considéré l'impétigo comme une simple variété ou une manière d'être de l'eczéma. Je me suis expliqué plus haut sur les raisons qui me font rejeter cette manière de voir.

M. Gintrac divise l'impétigo en aigu et chronique ; il en fait une dépendance de l'herpétisme, de la scrofule ou de la syphilis. Mais on cherche en vain, dans cet auteur, l'affection générique, le genre impétigo.

En présence de tant d'opinions contraires, que pourrionsnous conclure, sinon l'impuissance radicale des deux écoles ? De part et d'autre, nous n'avons rencontré que confusion, embarras, incertitudes, rapprochements étranges, analogies méconnues, contradictions sans nombre, etc. C'est donc en dehors de ces doctrines qu'il nous faut chercher la vérité.

3° *Classement de l'auteur*. — Considéré comme affection générique, l'impétigo trouve sa place dans l'ordre des pustules, entre la miliaire blanche et l'acné pustuleuse.

Considéré suivant sa nature, c'est-à-dire comme *espèce*, il peut appartenir à deux grandes classes d'affections cutanées :

1° Tantôt il est artificiel ou de cause externe (impétigo artificiel, impétigo parasitaire);

2° Tantôt il est constitutionnel ou de cause interne (impétigo scrofuleux, impétigo dartreux ou mélitagre, impétigo syphilitique).

CHAPITRE III.

ÉNUMÉRATION ET DESCRIPTION DES ESPÈCES ET VARIÉTÉS D'IMPÉTIGO.

A. ÉCOLE DE WILLAN. — Bateman a admis cinq variétés d'impétigo : 1° *figurata*; 2° *sparsa* ou *disseminata*; 3° *scabida*; 4° *erysipelatodes*; 5° *rodens*.

1° L'impetigo *figurata* ou *conferta* est caractérisé par des plaques pustuleuses arrondies ou ovalaires. Il occupe plus particulièrement la face et les joues. On le voit aussi former de larges surfaces croûteuses sur les membres supérieurs. Aucune région du corps n'en est d'ailleurs préservée. Il se rencontre surtout chez les individus lymphatiques ou scrofuleux.

C'est la scrofulide bénigne exsudative.

2° *Impetigo sparsa* ou *disseminata*. — Ici, les pustules sont disséminées, éparses; l'éruption n'a pas de forme déterminée, régulière. Cette variété envahit de préférence les membres inférieurs, où elle est souvent très-opiniâtre chez les individus avancés en âge; mais on peut également l'observer sur toutes les parties du corps. Elle est plus tenace que la variété *figurata*, et s'accompagne généralement d'un prurit beaucoup plus intense.

L'impetigo *sparsa* correspond à notre mélitagre dartreuse.

3° Dans l'impetigo *scabida* (impétigo rugueux), les croûtes sont épaisses, brunâtres ou noirâtres, fendillées, inégales, assez analogues à l'écorce de certains arbres. Les membres inférieurs constituent son siége de prédilection. On l'observe surtout chez les individus débilités, avancés en âge. Il se complique fréquemment d'œdème, et parfois des ulcérations sont cachées sous les croûtes.

L'impetigo *scabida* n'est à nos yeux qu'une simple variété de forme de l'impetigo *sparsa* ou mélitagre.

4° L'impetigo *erysipelatodes* s'accompagne d'une rougeur intense et comme érysipélateuse, avec gonflement et sensation de chaleur brûlante. L'éruption est souvent précédée d'un mouvement fébrile plus ou moins prononcé. Sa marche est aiguë, et il s'étend parfois, d'après Bateman, à toute l'enveloppe cutanée.

A ces caractères, vous avez reconnu sans doute notre eczéma rubrum pseudo-exanthématique.

5° Vient enfin l'impétigo *malin* ou *rodens*. — Bateman a fort improprement décrit sous ce titre des lésions cancéreuses de la peau et du tissu cellulaire. La même dénomination fut ensuite appliquée par Biett à une affection cutanée qui se rattache manifestement au genre impétigo par son élément primitif, bien qu'elle en diffère complétement par sa marche ultérieure. Cette affection débute en effet par de petites pustules groupées qui se déchirent presque aussitôt pour donner lieu à des croûtes d'un jaune brunâtre, plus ou moins épaisses : jusque-là, comme on le voit, rien qui ne puisse à la rigueur se rapporter à l'impétigo vulgaire. Mais si l'on enlève ces croûtes, on découvre une ulcération du derme, et cette ulcération va s'étendre par la destruction lente et progressive des tissus qui l'environnent.

L'impétigo malin occupe ordinairement le lobule du nez. Sa marche est lente, et il laisse à sa suite des cicatrices indélébiles, et, dans certains cas, de véritables difformités.

Nous admettons deux espèces bien distinctes d'impetigo *rodens*: 1° l'un de nature scrofuleuse, répond à notre scrofulide maligne crustacée ulcéreuse ; 2° l'autre est une syphilide pustulo-crustacée simple ou serpigineuse.

Aux cinq variétés décrites par l'auteur anglais, MM. Gibert et Cazenave ont ajouté le *porrigo larvalis* de Willan, qu'ils proposent de désigner sous le nom d'*impetigo larvalis*, et l'impétigo chronique du cuir chevelu des enfants, ou *impetigo granulata*.

L'impetigo *larvalis* (de *larva*, masque) se montre surtout au menton, sur les joues, derrière les oreilles, au front des enfants; il peut aussi s'étendre sur le tronc et les membres. Les groupes pustuleux sont quelquefois discrets et isolés ; dans d'autres cas, ils se rapprochent de manière à recouvrir comme d'un masque le visage tout entier. Tantôt l'éruption est aiguë, fébrile, avec retentissement ganglionnaire ; tantôt sa marche est lente, chronique, et sa durée très-longue.

Cette forme s'accompagne très-fréquemment de blépharites rebelles et de croûtes impétigineuses dans les fosses nasales. De même que la variété *figurata*, elle fait partie de notre scrofulide bénigne exsudative.

L'impetigo *granulata* (teigne granulée d'Alibert, galons) se caractérise, dit M. Cazenave, « par la présence au milieu des cheveux, de petites croûtes éparses, grisâtres, d'une forme très-irrégulière et très-inégale ». Ces croûtes succèdent à de petites pustules nées à la base des poils ; elles ressemblent assez exactement à de petits grains de sable ou de mortier. Une partie de ces grains reste en contact avec les téguments du crâne ; l'autre en est séparée par les ongles du malade et glisse sur les cheveux, qui en sont tout hérissés. Cette affection siége de préférence à la partie postérieure de la tête ; elle s'accompagne presque toujours d'une odeur infecte, et dans ce cas des poux pullulent en grand nombre au milieu des croûtes.

Cette variété n'offre, à vrai dire, rien de bien spécial, si ce n'est peut-être son aspect ; encore pourrait-on le regarder comme purement accidentel, de l'aveu même de M. Cazenave.

Pour nous l'impetigo *granulata* est tantôt une affection provoquée par des parasites animaux; tantôt et le plus souvent une manifestation scrofuleuse modifiée par la présence de parasites.

M. Rayer admet deux formes principales d'impétigo, l'impetigo *figurata* et l'impetigo *sparsa*. Chacune de ces formes est aiguë ou chronique, suivant qu'elle consiste en une ou plusieurs éruptions successives de pustules.

La variété *sparsa* comprend elle-même quatre subdivisions :

1° L'impetigo *scabida* (Willan), qui se voit surtout aux jambes des vieillards ou des individus profondément débilités ;

2° L'impetigo *granulata*, ou teigne granulée d'Alibert, dont le siége spécial est au cuir chevelu;

3° L'eczéma *impetiginodes* (eczéma impétigineux), dans lequel l'éruption est composée de pustules d'impétigo et de vésicules d'eczéma : c'est notre scrofulide bénigne exsudative ;

4° L'impetigo *erysipelatodes*, qui se présente avec un caractère inflammatoire très-prononcé. A la circonférence des groupes, la peau est rouge comme dans l'érysipèle, et cet état est souvent accompagné de fièvre.

Vous savez ce qu'il faut penser de cette forme d'impétigo.

Pour M. Devergie, l'impétigo est simple ou composé, aigu ou chronique. Voici le tableau des variétés nombreuses admises par ce dermatologiste :

A. IMPETIGO SIMPLEX.
  1° *Aigu.*
    Figurata ou conferta.
    Sparsa.
    Larvalis.
    Granulata.
    Erysipelatodes.
    Pilaris.
    Purifluens.

  2° *Chronique.*
    Figurata.
    Sparsa.
    Rodens.

B. IMPETIGO COMPOSITA.
    Eczémateux.
    Ecthymatiforme.
    Sycosiforme.
    Rupiforme ou scabida.

Contrairement à tous les auteurs qui ont écrit sur la matière, M. Devergie croit très-sérieusement au caractère contagieux de l'impétigo. Les faits, d'ailleurs assez curieux, qu'il apporte à l'appui de sa manière de voir, ne sont pour moi que de simples coïncidences ou des erreurs de diagnostic. C'est donc sans la moindre hésitation que je me rallie sur ce point à l'opinion générale.

Quelques mots maintenant sur deux variétés nouvelles d'impétigo créées par M. Devergie, l'impetigo *pilaris* et l'impetigo *sycosiforme*.

« L'*impetigo pilaris*, dit l'auteur, se montre d'abord
» par des pustules qui, contrairement à celles de l'impétigo
» ordinaire, sont généralement *discrètes, nettement isolées*
» et tout aussi petites d'ailleurs que les pustules dites psy-
» draciées de l'impétigo. Chacune d'elles est traversée à
» son centre par un poil, de sorte que cette maladie ne se
» rencontre que là où le système pileux est prononcé. C'est
» aux jambes qu'on l'observe le plus souvent. On la voit
» aussi sur la *peau du sternum*. Elle est principalement
» propre à l'homme. Je ne l'ai jamais observée à la tête.
» Les pustules *viennent plus lentement*, elles mettent *plus
» de temps* à parcourir leurs périodes...... »

En vérité, messieurs, une telle affection ne ressemble à rien moins qu'à l'impétigo, et vous trouverez sans doute avec moi que M. Devergie pousse un peu loin l'amour de l'analogie. Des pustules discrètes, nettement isolées, à marche lente, traversées par un poil, ayant pour siége les régions velues, et notamment la peau du sternum... En voilà certes plus qu'il ne faut pour caractériser aussi nettement que possible une affection que vous avez déjà nommée sans doute, l'acne pilaris de nature arthritique.

Quant à l'impétigo purifluens, au sujet duquel M. Devergie réclame encore la priorité, il n'est pas autre chose évidemment qu'un impétigo de nature scrofuleuse. Il me suffira, pour le démontrer, de résumer les traits principaux de sa description : « Cette variété a pour siége une peau
» organisée d'une manière toute particulière, blafarde, opa-
» line, épaisse, huileuse. A la figure, à la partie interne et
» supérieure des bras, près des aisselles se montre une érup-

» tion pustuleuse dont les vésicules purulentes se crèvent
» toutes pour donner écoulement à une sorte de muco-pus
» d'un blanc jaunâtre pâle ; l'épiderme se détache entière-
» ment, et il ne reste plus qu'une surface sécrétante pour-
» vue d'aspérités d'un rouge vif, et qui fournit du pus en
» telle abondance que le malade est obligé à cinq ou six
» pansements dans les vingt-quatre heures..... Cette sécré-
» tion purulente se prolonge des mois entiers.

M. Devergie insiste avec une sorte de complaisance sur l'impetigo rodens, dont les auteurs ont fort mal traité, dit-il, et sur lequel son attention s'est tout spécialement portée depuis sept ou huit ans. — D'après ses observations, l'impetigo rodens pourrait se présenter sous trois formes principales : forme diffuse, forme ramassée mais excentrique, forme ulcéreuse. Les idées de l'auteur, en cet endroit, n'ont pas toujours, il faut le dire, toute la clarté désirable, malgré les détails minutieux dans lesquels il croit devoir entrer. Quant à nous, nous ne connaissons qu'une seule forme d'impetigo rodens, la forme ulcérative. — J'ajouterai que M. Devergie me paraît avoir souvent confondu le cancroïde avec l'impetigo rodens; du moins ne s'est-il nullement disculpé de ce reproche, bien qu'il l'ait en quelque sorte pressenti.

Parmi les formes composées figure l'impétigo sycosiforme. Or, si on lit attentivement la description que nous en donne M. Devergie, on arrive à conclure qu'il a compris sous ce titre des affections très-différentes, à savoir : 1° des scrofulides impétigineuses ; 2° des sycosis parasitaires ; 3° des sycosis arthritiques.

Nous devons ajouter pourtant que notre collègue reconnaît, du moins pour un certain nombre de cas, la nature scrofuleuse de son impétigo sycosiforme.

B. — ÉCOLE D'ALIBERT. — Il me serait fort difficile de vous dire au juste ce que Lorry comprenait sous le nom d'impétigo, car rien n'est plus vague et plus confus que l'article qu'il consacre à cette affection ; mais en revanche cet auteur me semble avoir fort bien indiqué notre scrofulide bénigne impétigineuse à propos des affections croûteuses qui surviennent chez les jeunes enfants :

« In primis scilicet morbi exordiis pustulæ nascuntur
» agglomeratæ, serò repletæ, mox muco crasso coopertæ ;
» hæ citò in crustas abeunt, sub quibus transsudat ichor
» puriformis, sed lentus atque mucosus. Deest scilicet vis
» phlogistica naturam concitans et vellicatione actuosam
» reddens. Intereà vicinæ partes similibus pustulis scatent
» eamdem induentibus formam, ità ut sæpe tota cutis hunc
» in modum deturpitur, et malum sæpè per plures menses
» eadem in forma perstet, imò et ad annos extendatur. »

Lorry recommande d'examiner avec le plus grand soin, dans ces cas, toutes les glandes et les articulations : « An glandulæ in partem mali veniant, an doleant, aut tumescant articuli ? Quod malum huic ætati non adeò ignotum est, et sæpè felici omine ad cutim ex articulis fertur. »

Il ajoute que ces affections croûteuses n'occupent habituellement que la partie la plus superficielle de la peau, qu'elles n'offrent aucune gravité par elles-mêmes et ne laissent aucune trace de leur passage.

Mais d'autres fois, dit-il, le mal serpente de cellule en cellule, les croûtes s'enfoncent profondément, s'étendent au loin, et il convient alors, pour établir son jugement, de tenir grand compte de la couleur des croûtes, de leur odeur, de l'état des parties voisines : « Color flavus, sordide viridescens, consistentia crustarum atque puris inde spissior, hinc vero mucosa et flocculenta, pessumdatam omnino humoris naturam demonstrant... » — Ce dernier passage se rapporte très-probablement à notre scrofulide maligne crustacée ulcéreuse. (Lorry, *Tractatus de morb. cutan.*, p. 272 et suiv.)

Comme je l'ai dit plus haut, l'impétigo a été dispersé par Alibert dans deux groupes de dermatoses, les teignes et les dartres.

Parmi les teignes, il se trouve décrit sous le nom d'achore muqueux, espèce du genre achore, et sous celui de porrigine granulée, espèce du genre *porrigo*. Je me suis expliqué déjà au sujet de ces deux dermatoses, dont l'une correspond à notre scrofulide bénigne exsudative, et l'autre à l'impetigo granulata de MM. Gibert et Cazenave.

Le genre *porrigo* du même auteur comprend en outre les trois espèces suivantes : 1° la porrigine furfuracée, qui semble consister dans l'inflammation chronique du corps papillaire du cuir chevelu ; les croûtes sont sèches, farineuses, écailleuses, blanchâtres, et formées surtout de lamelles épidermiques ; — 2° la porrigine amiantacée, dans laquelle les cheveux sont agglutinés et forment de petits faisceaux enveloppés d'une gaîne chatoyante et brillante que l'on a comparée à l'amiante ; dans ce cas, l'inflammation paraît attaquer spécialement les parois des follicules pileux ; — 3° la porrigine tonsurante, caractérisée par des tonsures d'aspect bleuâtre, et semées d'aspérités. — Or, les deux premières espèces font partie, de même que l'impétigo, de notre scrofulide bénigne exsudative, tandis que la dernière n'est autre chose qu'une affection de nature parasitaire, la teigne tonsurante.

L'impétigo forme en outre, sous le nom de mélitagre, le troisième genre des dermatoses dartreuses.

Alibert distingue deux formes de mélitagre : l'une aiguë ou flavescente, qui occupe surtout le visage, et dont la durée est de deux ou trois septénaires; l'autre chronique ou nigricante, dont le siége le plus familier est dans les extrémités supérieures et inférieures, et qui se fait remarquer par son caractère mobile, par son extrême opiniâtreté, et par la nature et la violence du prurit qu'elle excite.

Ces deux formes, la dernière surtout, constituent notre impétigo dartreux, pour lequel nous réservons également le nom de mélitagre.

M. Hardy n'a pas consacré de chapitre spécial à l'impétigo, puisqu'il en fait une simple variété de l'eczéma ; il faut donc l'aller chercher dans le tableau qu'il trace de cette dernière affection. L'*impetigo figurata* des auteurs devient pour lui un *eczema figuratum*, l'*impetigo sparsa* un *eczema diffusum*, et ainsi du reste.

Mais en revanche et comme par compensation, M. Hardy a cru devoir admettre deux variétés nouvelles d'eczéma, l'impétigo sycosiforme et l'impétigo acniforme, variétés que notre collègue nous reproche bien à tort d'avoir considérées comme des dépendances de l'herpès parasitaire.

Singulières variétés d'eczéma, en vérité, et bien suspectes dans leur allure ! Mais il fallait que M. Hardy pût les annexer à la dartre, et dans ce but, il devait leur donner tout d'abord un nom et des caractères en rapport avec cette destination. — Pour nous, messieurs, qui ne sommes pas dans cette nécessité, nous considérons l'impétigo sycosiforme comme un sycosis survenu chez un sujet arthritique ou scrofuleux, soit primitivement, soit consécutivement à une affection parasitaire. De même aussi, l'impétigo acniforme n'est à nos yeux qu'une acné arthritique ou scrofuleuse primitive ou consécutive.

M. Gintrac reconnaît pour l'impétigo trois origines différentes : l'herpétisme, la syphilis et la scrofule.

Pour cet auteur, et nous partageons complétement sa manière de voir à cet égard, la plupart des divisions établies par les dermatologistes ne constituent pas des espèces, elles établissent à peine des variétés ou des formes dépendant de circonstances parfois peu importantes.

M. Gintrac s'étend assez longuement sur l'impétigo herpétique, qu'il semble choisir comme type, et qu'il place au nombre des herpétides pustuleuses, à la suite de l'eczéma. Quant aux deux autres espèces, il ne fait guère que les mentionner en quelques mots, l'une dans le chapitre des syphilides, entre l'acné et l'ecthyma syphilitiques, et l'autre dans le chapitre des scrofulides, entre l'eczéma et l'ecthyma de même nature. Il admet en outre, pour cette dernière espèce, une forme maligne qui n'est autre que l'*impetigo rodens* de Bateman, ou notre scrofulide maligne crustacée ulcéreuse à forme d'impétigo.

Telles sont les espèces et variétés d'impétigo admises par les auteurs.

Pour les willanistes, l'impétigo constitue une maladie, une essentialité morbide à forme pustuleuse. Ils ont établi leurs espèces sur des considérations secondaires de siége, de forme, d'étendue, de durée, d'intensité, etc. (*impetigo figurata, sparsa, erysipelatodes, scabida, larvalis*, aigu, chronique, bénin, malin, etc.).

Pour les disciples d'Alibert, l'impétigo est la traduction sur le tégument d'un vice interne ou disposition morbide fort mal définie pour les uns, et qui pour d'autres semble se préciser davantage.

Alibert ne voit partout que des émonctoires pour les humeurs viciées de l'économie.

M. Hardy ressuscite le vice dartreux, en le décorant du nom de diathèse.

M. Gintrac, enfin, place l'impétigo sous la dépendance de trois maladies constitutionnelles, la scrofule, la dartre et la syphilis.

Encore un pas, messieurs, dans cette marche si lente vers la vérité, et, si je ne me trompe, nous allons bientôt pouvoir la contempler tout entière.

CHAPITRE IV.

ESPÈCES ET VARIÉTÉS D'IMPÉTIGO ADMISES PAR M. BAZIN.

Il existe pour moi deux grandes classes d'impétigo, des impétigos de cause externe et des impétigos de cause interne.

L'impétigo de cause externe est dû, soit à l'action de substances irritantes, soit à la présence de parasites végétaux ou animaux, d'où les deux espèces suivantes : impétigo artificiel, impétigo parasitaire.

L'impétigo de cause interne peut être symptomatique de

trois maladies constitutionnelles : la scrofule, la dartre et la syphilis.

Impétigo de cause externe.	Artificiel........	Malpropreté, agents irritants, professions, etc.
	Parasitaire.........	Teigne faveuse, tonsurante, gale, *pediculi*.
Impétigo de cause interne.	Impétigo dartreux ou mélitagre.	
	Impétigo scrofuleux.	bénin. / malin ou *rodens*.
	Impétigo syphilitique..	bénin. / malin.

Avant de commencer la description particulière de chacune de ces espèces, je vous rappellerai que toute affection spéciale présente à considérer deux ordres de phénomènes parfaitement distincts :

1° Des phénomènes communs, *génériques*;

2° Des phénomènes propres ou exclusifs, c'est-à-dire résultant de sa nature même.

Nous avons décrit plus haut les caractères communs du genre impétigo ; nous allons maintenant l'étudier au point de vue des modifications que lui imprime la maladie.

ARTICLE PREMIER.

IMPÉTIGO DE CAUSE EXTERNE.

L'impétigo est une forme assez rare de la dermite provoquée. On l'observe particulièrement chez les individus malpropres, chez ceux qui se trouvent exposés, par le fait de leur profession, au contact de substances plus ou moins irritantes : tels sont les épiciers, les maçons, les criniers, les fileurs de laine, les fileuses de cocons de vers à soie (*mal de ver* ou *de bassine*), les ouvriers qui travaillent la canne de Provence, ceux qui manient les verts arsenicaux, etc.

Dans toutes ces conditions, il est vrai, l'élément impétigineux n'a pas toujours le premier rôle ; souvent même il n'est qu'accessoire et temporaire ; mais il peut aussi, dans certains cas, devenir le phénomène prédominant de l'éruption artificielle.

L'impétigo survient comme complication fréquente des affections parasitaires. C'est en effet par des pustules que souvent s'annonce à son début la germination de l'achorion, et ces pustules se montrent sur les points précis où les godets paraîtront. Quelquefois même, elles ne sont pas tout à fait disparues quand le cryptogame est déjà visible à la surface de la peau. A une période plus avancée, nous retrouvons encore l'impétigo venant mêler ses croûtes humides et jaunâtres aux incrustations sèches de la teigne faveuse. Il est alors déterminé le plus habituellement, soit par le grattage, soit par des applications topiques intempestives. D'autres fois enfin, ce sont des animaux parasites qui pullulent sous les croûtes faveuses, et provoquent le développement de l'impétigo parasitaire.

La teigne tonsurante peut également revêtir à son début la forme impétigineuse. Les pustules affectent dans ce cas une disposition spéciale qui trahit facilement leur origine : tantôt, elles se réunissent en groupes plus ou moins circulaires, tels qu'on en observe à la partie médiane de la lèvre supérieure ; tantôt, ce sont de véritables cercles à la circonférence desquels se produit une éruption pustuleuse miliaire.

C'est à des conditions extérieures et purement accidentelles, à la malpropreté, à la présence de *pediculi* sous les croûtes, que doit être attribué, du moins en grande partie, l'aspect tout spécial présenté par l'*impetigo granulata*. Cette variété n'est donc, en définitive, qu'un impétigo artificiel ou parasitaire, soit primitif, soit consécutif.

L'impétigo fait enfin partie, comme vous savez, des éruptions symptomatiques de la gale, au même titre que l'ecthyma, le prurigo, le lichen, etc. (*gale purulente* de Bateman, *forme humide* de Sennert).

Quelle que soit d'ailleurs sa variété, l'impétigo de cause externe se présente à nous avec tous les attributs que nous avons assignés aux éruptions artificielles : siége de prédilection sur les parties découvertes, irrégularités de forme et de disposition, cause facile à saisir, marche rapide, durée courte, guérison rapide et radicale.

Le traitement est toujours des plus simples. La première indication consiste à supprimer la cause. S'il s'agit d'une éruption professionnelle, on conseillera le repos et quelques topiques émollients et résolutifs. La psore sera combattue par la friction générale avec la pommade d'Helmerich. Dans la teigne granulée, on aura soin tout d'abord d'enlever les croûtes, de couper les cheveux au niveau des surfaces malades, et si tout cela ne suffit pas, on se hâtera de détruire la vermine au moyen d'onctions faites avec l'onguent napolitain, ou de lotions avec un solutum de sublimé ou tout autre insecticide.

ARTICLE II.

IMPÉTIGO DE CAUSE INTERNE.

§ 1er. — **Impétigo dartreux ou mélitagre (impetigo sparsa et scabida des auteurs).**

Indépendamment des caractères communs ou génériques que je vous ai fait connaître, l'impétigo dartreux possède une physionomie d'ensemble et des caractères spéciaux qui n'appartiennent qu'à lui. Ces caractères n'avaient point échappé complétement aux willanistes eux-mêmes, comme le témoigne la multiplicité des formes qu'ils ont admises ; mais ils se sont bornés à la description pure du fait clinique sans remonter à sa cause, et n'ont pas su voir le rapport intime qui existe entre la variété de l'affection et la source d'où elle émane.

Quelques symptômes prodromiques annoncent parfois le développement de l'impétigo dartreux. Puis se manifestent des taches rouges, prurigineuses, irrégulières, disséminées sur diverses régions. Ces taches se couvrent de petits groupes pustuleux qui se transforment rapidement en croûtes rugueuses et jaunâtres que l'on a comparées à de petites masses de miel desséché. La sécrétion continue pendant quelque temps au-dessous des croûtes, qui augmentent en épaisseur et en largeur, et arrivent à se toucher par leurs bords. Sur la limite de la surface malade, on voit encore quelques pustules qui rappellent l'élément primitif. Les croûtes sont répandues le plus habituellement sur plusieurs régions à la fois (*impetigo sparsa*); d'autres fois, l'éruption semble concentrer ses éléments pour donner naissance à de larges plaques crustacées qui peuvent s'étendre à la totalité d'un membre : c'est l'impetigo scabida de Bateman ou la mélitagre nigricante d'Alibert.

L'impétigo dartreux a des lieux de prédilection.

Il se montre de préférence sur les membres, et particulièrement aux creux poplités, aux plis des bras, à la partie interne des cuisses et des bras. On le rencontre également sur la partie antérieure de la poitrine, sur les épaules, sur les joues, mais, chose remarquable! il est aussi rare au cuir chevelu que l'impétigo scrofuleux y est fréquent.

L'éruption présente, en général, une disposition symétrique des mieux accusées ; on la voit, par exemple, distribuer ses groupes pustuleux sur les deux bras, sur les deux jambes, sur les deux joues, etc., et souvent dans des points parfaitement identiques.

Le prurit est un phénomène constant, tandis qu'il est nul ou peu marqué dans la scrofulide impétigineuse. Il existe à toutes les périodes de l'affection, et offre parfois un tel degré d'intensité qu'il devient pour les malades un véritable tourment.

La mélitagre coïncide fréquemment avec des migraines, des gastralgies, des dyspepsies ou autres symptômes de l'herpétisme. Sa brusque disparition peut donner lieu à de graves accidents métastatiques, mais les faits de ce genre sont ici beaucoup moins à redouter que dans le cours de l'eczéma dartreux.

La *durée* de l'affection qui nous occupe est très-variable ; elle peut ne pas dépasser quelques septénaires, ou se prolonger pendant des mois et des années. Souvent aussi, la guérison n'est qu'illusoire et temporaire, car il est peu d'affections qui récidivent avec autant de facilité, et sous l'influence des causes les plus légères.

Le *pronostic* n'est pas grave dans les cas ordinaires. Toutefois, dans la mélitagre ancienne et étendue à de vastes surfaces, l'abondance de la sécrétion, la vivacité du prurit et les insomnies répétées peuvent amener un épuisement considérable et contribuer, dans une certaine mesure, à hâter la terminaison funeste. Le plus souvent, la mort est causée par des complications diverses telles que des catarrhes pulmonaires, des dyspepsies et des diarrhées rebelles, des épanchements séreux dans les grandes cavités splanchniques.

Le *diagnostic* de la mélitagre considérée comme affection spéciale n'offre habituellement aucune difficulté. Seule, la scrofulide bénigne impétigineuse pourrait donner lieu à l'erreur ; or, nous verrons dans un instant qu'elle en diffère par l'ensemble de tous ses caractères.

Traitement. — Je vous ai dit que la nature de l'impétigo constituait une source précieuse d'indications thérapeutiques : c'est ici le lieu de justifier cette importante proposition.

Lorsque la mélitagre a passé l'état aigu, et que les divers topiques émollients ou résolutifs n'ont produit aucun résultat, il convient de recourir, sans plus tarder, aux préparations arsenicales. On peut alors s'adresser, soit à la liqueur de Fowler, soit à celle de Pearson, soit aux solutions d'acide arsénieux, d'arséniate de soude, d'arséniate d'ammoniaque ou de fer ; c'est à ces trois derniers composés que nous donnons en général la préférence. Nous réservons plus spécialement l'arséniate de fer pour les sujets débilités, anémiques ; le malade prend, chaque jour, deux pilules contenant chacune 5 milligrammes d'arséniate de fer pour 5 centigrammes d'extrait de douce amère, et la dose est augmentée progressivement jusqu'à 25 et 30 pilules par jour.

Notre solution d'arséniate d'ammoniaque se compose de 5 centigrammes du sel pour 300 grammes de véhicule ; on commence par une cuillerée à bouche matin et soir pour arriver à quatre et cinq par jour.

En même temps, les moyens locaux ne seront pas négligés, car ils viennent puissamment en aide au traitement général.

L'usage de l'arsenic doit être continué environ deux à trois mois après la guérison, pour la rendre plus durable et éloigner les récidives.

§ 2. — Impétigo scrofuleux.

L'impétigo scrofuleux peut affecter deux formes très-différentes :

1° Il y a un impétigo bénin, ou scrofulide bénigne impétigineuse ;

2° Il y a un impétigo malin, ou *rodens*, ou scrofulide maligne crustacée ulcéreuse.

Chacune de ces deux formes mérite une description particulière.

A. — Impétigo scrofuleux bénin.

Cette espèce comprend l'*impetigo figurata* de Bateman, et les variétés *larvalis* et *granulata* de MM. Gibert et Cazenave. — D'un autre côté, elle fait partie de l'affection complexe que j'ai désignée, dans mon TRAITÉ DE LA SCROFULE (1), sous le nom de scrofulide bénigne sécrétante ou exsudative.

L'impétigo scrofuleux débute le plus souvent dans la plus

---

(1) J'ai largement puisé dans cet ouvrage, pour la rédaction de cet article, et même reproduit sur plus d'un point le texte de l'auteur.

(GUÉRARD.)

tendre enfance, et disparaît vers l'âge de trois ou quatre ans; mais il peut aussi se continuer, avec des intermissions plus ou moins complètes, pendant la jeunesse et jusque dans l'âge adulte. De même que le lupus, il constitue parfois une forme fixe primitive de la scrofule, et dans ce cas, d'ailleurs exceptionnel, il finit presque toujours par dégénérer *in situ* en une scrofulide maligne.

Localisée dans les premiers temps sur le cuir chevelu, la gourme impétigineuse se répand ensuite sur les oreilles, le cou, la face, et peut même s'étendre assez rapidement à toute la surface de la peau. Dans d'autres cas, de beaucoup plus rares, elle apparaît primitivement sur une région quelconque du corps.

La face est sans contredit, après le cuir chevelu, son siége le plus ordinaire : vous trouverez souvent cette affection sur les ouvertures nasales, sur la pituitaire et la peau qui recouvre les ailes du nez, souvent aussi sur le bord libre des paupières, sur les commissures labiales, les joues, les oreilles, etc., quelquefois même enfin sur tous ces points à la fois.

L'impétigo scrofuleux se montre, en général, sous forme de plaques arrondies ou ovalaires, plus ou moins exactement circonscrites (*impetigo figurata*). Il peut se limiter pendant fort longtemps à la partie médiane d'une joue, au front, aux paupières, où il s'accompagne fréquemment de blépharite ciliaire, au pourtour du nez et à l'entrée des narines, où il donne lieu à ces concrétions allongées comparées par Alibert aux stalactites qui se produisent dans certaines grottes. Dans ce dernier cas, l'affection de la peau se complique habituellement d'un coryza chronique avec écoulement mucoso-purulent par les fosses nasales.

D'autres fois, les groupes pustuleux se multiplient au point de recouvrir une région tout entière, la face par exemple, d'une enveloppe crustacée plus ou moins épaisse (*impetigo larvalis*); les traits disparaissent sous une sorte de masque hideux et difforme, comme il arrive dans les cas de variole confluente. Ces croûtes exhalent une odeur fétide et nauséabonde; elles sont jaunâtres, quelquefois brunes ou noires, irrégulières, rugueuses, fissurées de distance en distance par le fait des mouvements alternatifs dont la face est le siége.

Au-dessous des croûtes sont des surfaces rouges, ulcérées par petites places, granuleuses et quelquefois comme fongueuses et végétantes dans certains points. Au cuir chevelu, les follicules pileux sont érigés, turgescents, et les glandes pilifères sécrètent abondamment et versent le produit visqueux de leur sécrétion à la surface des cheveux qui se collent et s'agglutinent entre eux, pour former des faisceaux sur lesquels viennent se déposer de nouveaux produits de sécrétion, d'où résultent de nouvelles croûtes jaunâtres ou brunes, parfois rougeâtres et striées de sang.

Les saillies plus ou moins irrégulières et anfractueuses auxquelles ces croûtes donnent lieu par leur réunion, présentent souvent, à s'y méprendre, le même aspect que la vraie teigne.

Souvent aussi, l'inflammation se propage au-dessous des couches profondes de la peau, au tissu cellulaire sous-cutané; il se forme des indurations profondes qui restent stationnaires ou suppurent, et se convertissent en petits abcès ou en furoncles, qui se crèvent à la surface des parties malades. Cette propagation de l'inflammation aux tissus sous-jacents et aux ganglions lymphatiques du voisinage, constituent l'un des caractères les plus remarquables des inflammations scrofuleuses.

La scrofulide impétigineuse n'est jamais accompagnée ni de fortes douleurs, quand elle se complique de furoncles, d'abcès et de ganglites, ni des violentes démangeaisons inséparables de l'impétigo de nature herpétique.

Lorsque l'affection occupe depuis fort longtemps le cuir chevelu, elle s'offre sous la forme de la pseudo-teigne granulée ; il y aura alors un nombre plus ou moins considérable de petites croûtes épaisses rugueuses, jaunâtres ou brunâtres (galons), traversées par un bouquet de cheveux, encore adhérentes aux téguments crâniens ou séparées par les ongles du malade, et ne tenant plus que par les cheveux. C'est cette affection qui a été désignée sous le nom d'*impetigo granulata*. Elle siége de préférence à la partie postérieure de la tête, et s'accompagne presque toujours de nombreux *pediculi*. Quand les galons, dans la scrofulide impétigineuse, ont été détachés de la base ou du point d'insertion des cheveux, on remarque, au pourtour de ceux-ci, sur le cuir chevelu, une petite ulcération circulaire qui n'existe pas dans l'impétigo purement parasitaire.

Après une durée variable, mais ordinairement longue, après bien des rémissions et des exacerbations, la gourme impétigineuse disparaît d'une manière définitive. Mais souvent elle a laissé des traces sur le cuir chevelu, qui çà et là présente des places dégarnies de cheveux.

Dans d'autres circonstances, la scrofulide sécrétante ne disparaît qu'incomplétement ; il reste de l'*acne sebacea* sur le cuir chevelu ou sur d'autres régions velues, un enduit qui, par sa dessiccation, forme sur la tête une sorte de crasse membraneuse. (Bazin, *Traité de la scrofule*.)

Diagnostic. — Un seul point, mais capital, doit ici nous arrêter, je veux parler de la distinction à établir entre la gourme impétigineuse et l'impétigo de nature herpétique.

L'impétigo scrofuleux occupe de préférence le cuir chevelu, la face, tandis que c'est aux membres, à la poitrine que se montre surtout la mélitagre.

Le premier se manifeste par plaques arrondies ou ovalaires (*impetigo figurata*), la deuxième par groupes pustuleux ou croûteux disséminés sur différentes régions (*impetigo sparsa*).

La mélitagre affecte une sorte de symétrie dans son développement; ses croûtes sont jaunâtres, flavescentes, entourées d'une auréole rosée; de vives démangeaisons l'accompagnent. Absence de symétrie dans l'éruption, croûtes brunes ou verdâtres, sécrétion purulente, coloration violacée des surfaces, prurit nul ou très-modéré, tels sont les caractères de l'impétigo scrofuleux.

Les engorgements ganglionnaires sont rares et purement sympathiques dans l'affection dartreuse; ils sont à peu près constants dans l'affection scrofuleuse.

La mélitagre s'observe surtout dans l'âge adulte ou la vieillesse tandis que la gourme impétigineuse est presque spéciale à l'enfance.

Enfin, si tous ces caractères ne vous suffisaient pas, la constitution du malade, ses antécédents, les affections concomitantes, etc., pourraient encore fournir des données précieuses au diagnostic de la nature.

Pronostic. — Moins sérieux que celui de la mélitagre, il varie suivant l'étendue du mal, son siége, l'âge et la constitution du sujet, etc. Si la gourme impétigineuse occupe une région pourvue de poils, elle est toujours plus longue et plus difficile à guérir. Elle peut gêner l'exercice d'importantes fonctions, se propager aux muqueuses, ou sur les organes des sens, lorsqu'elle est située au voisinage des orifices naturels.

Lorsque l'éruption est circonscrite, qu'elle n'occupe que la joue, par exemple, que tout se borne à quelques petites plaques, à de petits groupes de pustules sur le tronc ou les membres, l'état du malade inspire moins d'inquiétude que quand l'affection est répandue sur de vastes surfaces.

Enfin, l'âge du sujet n'est pas sans importance au point de vue du pronostic, et l'on peut dire, d'une manière générale, que l'impétigo scrofuleux offre d'autant plus de gravité que le sujet qui le porte est plus avancé en âge.

Traitement. — Indépendamment des moyens locaux qui s'adressent à l'affection générique, l'impétigo scrofuleux réclame une médication spéciale, en rapport avec sa nature. C'est à ce titre que je vous recommande tout particulièrement l'iode et le fer, administrés surtout sous forme de sirop, à la dose de 15 à 60 grammes par jour, suivant l'âge. J'emploie le plus habituellement le sirop de protoiodure de fer préparé d'après le procédé Dupasquier, et c'est véritablement merveille, dans certains cas, de voir disparaître sous l'influence de cet agent des scrofulides impétigineuses qui avaient résisté à tout autre moyen thérapeutique. Le sirop antiscorbutique, le sirop de raifort iodé de Dorvaut, la solution minérale iodo-phosphatée du docteur Uzac, l'hydrochlorate de baryte nous ont aussi rendu de véritables services dans le traitement de l'impétigo scrofuleux.

Comme adjuvants des préparations ferrugineuses et iodurées, vous donnerez pour boissons à vos malades, des tisanes amères, celles de houblon, de gentiane, de fumeterre, de pensée sauvage, etc. Il sera bon aussi de recourir, tous les cinq ou six jours, à l'administration d'un léger laxatif, pour débarrasser les premières voies, et stimuler les fonctions digestives.

La connaissance de la nature vous fournira en outre quelques indications relatives à l'état local.

Dès que les symptômes inflammatoires sont tombés, le moment est venu de badigeonner les parties affectées avec l'huile de cade, que je regarde comme le modificateur par excellence de toutes les dartres scrofuleuses. Puis, quand toute sécrétion aura cessé, vous remplacerez les applications d'huile de cade par les onctions avec les pommades de calomel, de calamine ou d'oxyde de zinc. C'est alors aussi que conviennent plus particulièrement les bains gélatino-sulfureux, les bains d'eaux sulfureuses naturelles ou artificielles, pures ou mitigées, suivant les cas.

B. — De l'impétigo scrofuleux malin (*impetigo rodens*, scrofulide maligne impétigineuse).

J'ai admis, dans mon *Traité de la scrofule*, deux variétés très-différentes de scrofulide ulcéreuse :

1° Une scrofulide ulcéreuse fibro-plastique, dont la lésion primitive est le tubercule fibro-plastique ;

2° Une scrofulide ulcéreuse inflammatoire, qui peut débuter par un des éléments qui suivent :

a. Par une vésicule (forme eczémateuse);

b. Par une pustule (forme impétigineuse) ;

c. Par une papulo-pustule ;

d. Par une bulle de rupia ;

e. Par un groupe de pustules ecthymatiques ou de petites bulles ;

f. Par le tubercule cutané simple ou inflammatoire.

L'impétigo scrofuleux malin n'est donc, à proprement parler, qu'une des formes initiales de la scrofulide ulcéreuse inflammatoire, et comme tel, ne saurait être détaché de son histoire. En effet, toutes ces formes élémentaires, qu'il est souvent fort difficile de reconnaître, aboutissent, en définitive, à un résultat toujours le même, la formation d'une croûte plus ou moins épaisse au-dessous de laquelle se cache une ulcération du derme ; et dès lors, ce n'est plus un impétigo malin, un rupia, une lésion tuberculeuse que vous avez sous les yeux, mais tout simplement une scrofulide crustacée ulcéreuse.

L'exfoliation croûteuse et l'ulcère, tels sont en effet les deux caractères dominants de la scrofulide crustacée ulcéreuse, et j'ajouterai, les seuls qui ne manquent jamais. La croûte est épaisse, brunâtre, enchâssée dans la peau, formée d'un plus ou moins grand nombre de couches superposées assez souvent concentriques. Lorsqu'elle vient à se détacher, on voit des surfaces ulcérées, formant des excavations irrégulières et anfractueuses, ou bien, ces surfaces paraissent saillantes, comme boursouflées et granuleuses, rouges ou d'un blanc rougeâtre, imbibées d'une liqueur ichoreuse, sanieuse, plus ou moins fétide.

Mais je n'ai point ici à vous décrire la scrofulide crustacée ulcéreuse, et je dois me borner à emprunter à son histoire les particularités qui se rattachent plus spécialement à l'impétigo scrofuleux malin, en vous renvoyant pour plus de détails à mon ouvrage sur la scrofule, où ces questions se trouvent traitées avec tous les développements qu'elles comportent.

L'impétigo malin peut se montrer sur toutes les parties du corps, mais c'est à la face que surtout on le rencontre. Le nez semble constituer son véritable siége de prédilection. Le plus souvent, il débute par l'intérieur des narines ; le nez est rouge, gonflé, légèrement sensible à la pression ; une petite croûte survient qui laisse voir, en tombant, une ulcération couverte d'une sanie ichoreuse. D'autres fois, le travail morbide commence par l'enveloppe cutanée : une ou plusieurs pustules apparaissent sur le bout du nez ou sur les ouvertures nasales; ces pustules sont légèrement déprimées, peu saillantes, entourées d'une rougeur pâle et bientôt suivies d'une croûte noirâtre, rugueuse, très-adhérente, au-dessous de laquelle est un ulcère qui entame plus ou moins profondément les tissus.

Il est assez rare que l'impetigo rodens s'étende à une grande profondeur. Les os constituent pour lui une barrière le plus souvent infranchissable, tandis qu'ils sont attaqués eux-mêmes et quelquefois détruits par la scrofulide ulcéreuse fibro-plastique.

Sa marche est lente et sa durée toujours longue. Il laisse à sa suite des cicatrices bridées, rougeâtres et plus ou moins difformes, mais jamais de ces horribles mutilations qui sont la conséquence du véritable lupus.

Avec l'impetigo rodens coexistent habituellement d'autres affections de même nature, des ophthalmies, des ganglites, la carie, la nécrose. Enfin, c'est à la forme maligne que nous étudions en ce moment qu'appartiennent surtout ces faits de transformation *in situ* de scrofulides superficielles en scrofulides profondes.

Diagnostic. — Le diagnostic de la scrofulide maligne impétigineuse, considéré au point de vue de la détermination de l'élément primitif, offre parfois de grandes difficultés. Vous êtes en présence d'une croûte, et il s'agit de décider, d'après les caractères, la forme, l'aspect, la disposition de cette croûte, quelle est la lésion anatomo-pathologique qui lui a donné naissance. Cependant, s'il est des cas où la certitude est à peu près impossible à acquérir, il en est d'autres qui ne sauraient permettre un seul instant l'hésitation. C'est ainsi qu'une croûte jaunâtre, saillante, détachée du fond de l'ulcère, caractérise l'impétigo, et indique la préexistence de la pustule, de même que l'écaille d'huître démontrerait que l'affection a débuté par la bulle du rupia ou la pustule de l'ecthyma. Le doute n'aurait plus de raison d'être si l'on venait à constater, autour de la croûte, des traces plus ou moins accusées de l'élément primitif.

La nature de l'impetigo rodens n'est pas toujours facile à déterminer. Est-il scrofuleux ou syphilitique ? tel est le problème important qui se présente à chaque instant dans la pratique. Les difficultés semblent s'accroître encore, lorsque l'affection occupe le nez qui constitue, comme je vous l'ai dit, son siége de prédilection. La couleur des croûtes peut induire en erreur ; j'en dirai autant de la forme et de l'aspect des ulcérations. Mais il existe pour ces cas obscurs deux signes qui, pour n'être pas infaillibles, n'en méritent pas moins toute notre attention. Le premier se tire de la marche et du mode d'évolution de l'affection qui, dans la syphilis, débute ordinairement par la muqueuse pituitaire, et par la peau dans la scrofule. Le deuxième signe est relatif à la perforation de la cloison nasale, non qu'elle ne puisse avoir lieu dans un cas comme dans l'autre, mais l'expérience a démontré qu'elle est à la fois plus complète et plus hâtive dans la syphilis que dans la scrofule. Or, si vous ajoutez à ces signes les données fournies par les affections concomitantes et la filiation avec les accidents antérieurs, vous arrivez à une somme de probabilités qui équivaut presque à la certitude.

Pronostic. — L'impétigo scrofuleux malin est assurément l'une des formes les moins graves de la scrofulide crustacée ulcéreuse. Le pronostic varie d'ailleurs suivant le siége de l'affection, son étendue, sa marche, l'importance fonctionnelle des organes atteints, etc.

Relativement au siége, la scrofulide ulcérative est d'autant plus fâcheuse qu'elle siége plus près des ouvertures naturelles : c'est ainsi qu'aux joues, elle est très-souvent suivie d'ectropion, du renversement des paupières, et, comme conséquence, d'ophthalmies rebelles par défaut de protection des globes oculaires.

Traitement. — L'impetigo rodens réclame l'emploi des moyens thérapeutiques indiqués par la deuxième période de la scrofule. Il faut donc recourir à l'usage de l'huile de foie de morue, que l'on donne à doses graduellement croissantes. J'ai pour habitude d'associer ce médicament au sirop de protoiodure de fer, d'abord en proportions égales, et si le malade tolère l'huile, je ne crains pas d'en porter la dose jusqu'à 200 et 300 grammes par jour. En même temps je fais prendre, matin et soir, une tasse de tisane de gentiane ou de houblon, édulcorée avec du sirop antiscorbutique. Il est utile aussi de réveiller de temps à autre l'activité digestive par l'administration de légers purgatifs.

Bien que la médication interne puisse suffire, à la rigueur, pour mener les choses à bonne fin, il est souvent nécessaire de lui venir en aide au moyen de topiques appropriés; le caustique que j'emploie de préférence ici, c'est la teinture caustique d'iode, préparée d'après la formule de Lugol (iode, 1 p.; iodure de potassium, 1 p.; eau distillée, 2 p.). Ce solutum est appliqué sur l'ulcère, dont on a fait au préalable tomber la croûte, et l'on répète cette application tous les quatre ou cinq jours, jusqu'à parfaite cicatrisation.

Si la teinture saturée d'iode amenait une inflammation trop grande des parties affectées, si son application était suivie d'une douleur trop vive, on pourrait la rendre moitié moins forte, en doublant la quantité proportionnelle d'eau distillée, celle de l'iode et de l'iodure de potassium restant la même.

§ 3. — De l'impétigo syphilitique.

De même que pour la scrofule, l'impétigo apparaît à deux phases très-différentes de la syphilis constitutionnelle, et nous aurons également à étudier :

1° Un impétigo syphilitique bénin, qui appartient au groupe des syphilides résolutives ;

2° Un impétigo syphilitique malin, ou syphilide pustulo-crustacée ulcéreuse à forme d'impétigo, qui appartient au groupe des syphilides ulcéreuses.

A. — Impétigo syphilitique bénin.

L'impétigo syphilitique bénin peut se présenter sous deux formes que nous allons décrire aussi succinctement que possible.

1° La première forme (que j'ai désignée sous le nom de *syphilide pustuleuse miliaire*) est caractérisée par la dissémination de ses éléments éruptifs, qui se répandent par groupes pustuleux sur les diverses régions du corps. Elle a été précédée, dans le plus grand nombre des cas, de symptômes généraux, tels que malaise, faiblesse, langueur, fatigue, céphalalgie diurne et nocturne, douleurs ostéocopes, etc. Enfin, elle coïncide presque toujours avec l'engorgement des ganglions et des vaisseaux lymphatiques. — Il s'agit donc là, bien évidemment, d'une syphilide exanthématique : nous sommes au début de la syphilis.

L'éruption se produit, en général, par poussées successives. Chaque groupe pustuleux, considéré en lui-même, n'offre rien de caractéristique, et les croûtes qui lui succèdent ne diffèrent pas sensiblement, par leur aspect et leur coloration, de celles de l'impétigo vulgaire. Aussi le diagnostic ne peut-il s'établir, à cette période, que d'après la physionomie d'ensemble de l'éruption et les phénomènes qui l'accompagnent.

Cependant, le doute ne saurait longtemps subsister, et bientôt vont apparaître des signes non équivoques de spécificité. C'est, en effet, ce qui a lieu au moment de la chute des croûtes; sur les points qu'elles occupaient se découvrent des surfaces d'un rouge obscur ou cuivré, assez régulièrement arrondies, et présentant déjà à leur partie centrale une dépression cicatricielle plus ou moins décolorée. Dès lors cesse toute incertitude, car ce caractère appartient en propre à l'impétigo de nature syphilitique.

2° La deuxième forme d'impétigo bénin fait partie du groupe des syphilides circonscrites (*syphilide pustulo-crustacée circonscrite*) et appartient par conséquent à une période d'évolution plus avancée que la syphilide pustuleuse miliaire. Nous ne trouvons plus ici, comme précédemment, ni phénomènes généraux précurseurs, ni douleurs ostéocopes et rhumatoïdes, ni engorgements des ganglions et des vaisseaux lymphatiques. Une sorte d'accoutumance ou de consensus semble déjà s'être établie, par une longue possession, entre l'organisme atteint de vérole et cette maladie constitutionnelle.

La syphilide impétigineuse circonscrite a pour siége de prédilection la face; on l'observe fréquemment aussi sur le cuir chevelu et le scrotum; puis viennent, par ordre de fréquence, le tronc et les membres.

Elle peut être limitée à une région unique, ou envahir un certain nombre de régions par poussées successives.

A la face, c'est sur la ligne d'implantation des cheveux, dans les sourcils, dans la barbe, autour des ailes du nez, au niveau des commissures labiales que surtout on la rencontre. Elle débute par de larges taches rouges sur lesquelles se développent rapidement des pustules groupées d'impétigo. Ces pustules affectent le plus souvent une régularité remarquable dans leur disposition, et figurent des lignes courbes, des cercles, des ellipses, des fers à cheval. Elles donnent lieu, par leur rupture, à des croûtes d'un jaune brunâtre ou verdâtre, d'aspect comme granulé, exactement limitées à leurs bords qu'entoure une auréole violacée ou d'un jaune cuivré. Ces croûtes ne reposent jamais sur un fond humide, comme il arrive pour les syphilides ulcéreuses. Elles laissent à leur suite des maculatures rougeâtres qui se décolorent lentement du centre à la circonférence.

Le diagnostic n'offre aucune difficulté, dans la grande majorité des cas. La forme particulière des plaques pustulo-croûteuses, l'auréole qui les entoure, les cicatrices qui leur succèdent, les antécédents du malade et les phénomènes concomitants, en voilà plus qu'il ne faut pour rendre toute méprise impossible.

L'impétigo circonscrit est plus sérieux que la syphilide pustuleuse miliaire; il altère plus profondément les tissus et semble indiquer, chez les malades qui en sont atteints, une sorte de prédisposition à des manifestations plus graves.

Traitement. — Il ne diffère pas sensiblement pour les deux formes d'impétigo dont je viens d'esquisser les principaux traits. Il a pour base essentielle l'emploi interne du mercure. Le protoiodure de mercure, la liqueur de Van Swieten, les pilules de Dupuytren, les pilules bleues, les pilules de Sédillot, etc., telles sont les préparations les plus usitées en pareils cas. Quelquefois pourtant, dans l'impétigo circonscrit, il devient nécessaire de recourir à l'usage du sirop de biiodure ioduré, dont vous connaissez toute la puissance dans le traitement des syphilides tardives.

B. — De l'impétigo syphilitique malin.

L'impétigo syphilitique malin (*syphilide pustulo-crustacée ulcéreuse à forme d'impétigo*) se montre pendant la dernière phase d'évolution de la vérole secondaire.

La pustule initiale n'a qu'une durée très-courte, et échappe le plus souvent à l'observation ; à peine est-elle constituée que déjà le liquide qu'elle contient s'est fait jour au dehors pour donner naissance à une croûte recouvrant une ulcération du derme.

Cette ulcération, d'abord superficielle, ne tarde pas à s'étendre dans tous les sens. Son fond est grisâtre, sanieux, inégal, ses bords taillés à pic et nettement découpés, entourés par une aréole d'un rouge obscur. Elle sécrète un pus jaunâtre, très-abondant, qui se concrète aussitôt en croûtes épaisses, d'un jaune verdâtre ou noires, dures, rugueuses, enchâssées dans la peau, parfois étendues en forme de bandes sur de larges surfaces.

La durée de cette affection est souvent fort longue ; les croûtes tombent et se renouvellent un certain nombre de fois ; puis elles deviennent, dans leurs formations successives, de plus en plus minces et finissent par être remplacées par des squames.

Dans certains cas, l'ulcère s'avance par une sorte de rampement sinueux vers les parties voisines, guérissant d'un côté, envahissant de l'autre, et peut ainsi labourer profondément des régions entières (*syphilide pustulo-*

crustacée serpigineuse). Mais cette forme grave est ici beaucoup plus rare que pour le lupus syphilitique proprement dit.

Lorsque la guérison survient, les croûtes laissent à nu, en se détachant, une cicatrice profonde, déprimée, d'un rouge sombre, au milieu de laquelle se voit déjà un point blanchâtre caractéristique.

L'impétigo syphilitique malin peut être surtout confondu avec la scrofulide pustulo-crustacée ulcéreuse. Mais on évitera facilement l'erreur si l'on fait attention aux caractères des croûtes, à l'aspect grisâtre des ulcérations spécifiques, à la forme circulaire de leurs bords taillés à pic, à l'auréole cuivrée qui les entoure, aux cicatrices blanches et déprimées qui en sont la conséquence, etc.

Le pronostic est sérieux, car l'impétigo ulcératif décèle une atteinte profonde portée à l'économie par la maladie syphilitique.

Le traitement consiste dans l'administration du mercure associé à l'iodure de potassium. C'est dans ces cas surtout qu'on emploie avec grand avantage le sirop de biiodure ioduré préparé suivant la formule de M. Gibert : biiodure de mercure, $0^{gr},20$; iodure de potassium, 10 grammes ; sirop de saponaire, 500 grammes. On commence par deux cuillerées de ce sirop par jour, et l'on arrive progressivement à quatre.

Il est aussi parfois quelques indications fournies par l'état local. Si les croûtes sont très-épaisses, profondément enchâssées dans la peau, si la pression fait sourdre du pus à leur circonférence, il faut en provoquer la chute au moyen de cataplasmes émollients, et panser les surfaces mises à nu au moyen de tamponnets de charpie imbibés de coaltar saponiné, de liqueur de Labarraque étendue, de vin aromatique, du solutum de tartrate ferrico-potassique, etc. Si les ulcères sont fongueux, blafards, les lotions excitantes, les cautérisations au nitrate d'argent, etc., seront au contraire tout particulièrement utiles.

SEPTIÈME LEÇON.

DU PEMPHIGUS.

MESSIEURS,

Qu'on l'envisage comme genre ou comme espèce, comme simple affection bulleuse, ou au point de vue du rôle qu'il joue dans les maladies, le pemphigus mérite de fixer toute notre attention. Il offre en outre ceci de curieux à noter que, par sa marche, par les divisions que comporte son étude, par les circonstances étiologiques et pathologiques qui président à son développement, il se rapproche autant que possible d'une autre affection d'ailleurs fort différente à certains égards, je veux parler de l'urticaire. Nous aurons lieu, chemin faisant, de revenir sur ce rapport d'analogie qui n'a, que je sache, été signalé par aucun observateur.

Le pemphigus paraît avoir été connu des plus anciens auteurs. Tout porte à croire qu'Hippocrate l'a désigné sous les noms de πέμφιξ, πυρετός πεμφιγώδις, qui signifient bulles, élevures remplies d'une humeur séreuse. Le passage suivant, cité par M. Gintrac, ne laisse aucun doute à cet égard : « A Cranon, pendant les chaleurs, il y eut des pluies
» abondantes et continues, surtout par le vent du midi; il
» se formait dans la peau des humeurs qui, renfermées,
» s'échauffaient et causaient du prurit; puis s'élevaient des
» phlyctènes semblables aux bulles produites par le feu, et

» les malades éprouvaient une sensation de brûlure sous
» la peau. » (II⁰ livre des Épidémies, *OEuvres d'Hippocrate*,
trad. de Littré, t. V, p. 13.)

Galien, Aetius d'Amide, ont indiqué les caractères principaux du pemphigus d'une manière assez exacte, bien qu'encore fort incomplète. Fernel parle de phlyctènes se formant rapidement sous forme de bulles transparentes et analogues à celles que produit l'eau bouillante. Mais il faut arriver jusqu'à Sauvages pour trouver au pemphigus la dénomination que nous lui voyons aujourd'hui ; il en établit cinq espèces, qui toutes ne se rapportent certainement pas à l'affection qui nous occupe.

Willan a décrit sous le nom de pompholyx le pemphigus chronique, qui pour lui est le seul que l'on doive admettre, et qu'il définit « une éruption de bulles sans inflammation environnante et sans fièvre » : erreur grave que Bateman paraît avoir complétement adoptée.

Tel était l'état des esprits sur ce point de la science lorsque parut, vers le commencement de ce siècle, la monographie de Stanislas Gilibert sur le pemphigus. Dans ce travail, sans contredit l'un des plus complets qui aient été publiés sur la matière, l'auteur démontre, contrairement à l'assertion de Willan et de Bateman, l'existence d'une affection bulleuse à marche aiguë, c'est-à-dire s'accompagnant de fièvre et de rougeur inflammatoire. Depuis cette époque, la division du pemphigus en aigu et chronique est devenue presque classique, et vous la trouverez reproduite, en termes plus ou moins exprès, dans la plupart des traités de dermatologie.

Le genre pemphigus occupe une large place dans la

pathologie de la peau. Ses espèces se retrouvent dans presque toutes les classes d'affections cutanées que nous avons admises. Il y a le pemphigus artificiel, qui fait partie des affections de cause externe; il y a le pemphigus idiopathique, ou fièvre bulleuse, qui appartient au groupe des pseudo-exanthèmes fébriles; il y a le pemphigus lépreux ou léproïde bulleuse, que nous avons décrit dans l'histoire de la lèpre; enfin, le pemphigus se montre encore, comme affection spéciale, dans le cours de trois maladies constitutionnelles, la syphilis, l'arthritis et la dartre.

CHAPITRE PREMIER.

DU GENRE PEMPHIGUS.

Définition. — On entend par le mot pemphigus une affection caractérisée dans sa période d'état par des bulles d'une étendue variable, ordinairement très-volumineuses, distendues par un liquide séreux, et plus tard par la formation de croûtes foliacées qui laissent, en se détachant, des excoriations superficielles ou de simples macules non suivies de cicatrices.

Son évolution générique se partage en trois périodes bien distinctes, qui sont : 1° l'éruption; 2° la vésiculation; 3° la dessiccation.

1° *Période d'éruption.* — Les prodromes diffèrent suivant que le pemphigus doit présenter une marche aiguë ou une marche chronique.

Dans la forme aiguë, les phénomènes précurseurs sont ceux qui marquent le début des fièvres éruptives; plus ou moins intenses, suivant les cas, ils précèdent l'éruption de vingt-quatre à quarante-huit heures, et consistent surtout dans un état de malaise avec frissons, chaleur à la peau, céphalalgie, inappétence, agitation, insomnie, anxiété précordiale, douleurs vagues dans les membres, accélération du pouls, etc. C'est à cette forme que l'on a donné plus spécialement les noms de *pemhigus pyrétique, fièvre vésiculeuse, bulleuse, pemphigoïde, fièvre synoque avec vésicules*.

Les prodromes, lorsqu'il en existe, ont un tout autre caractère dans le pemphigus chronique. Ici, rien d'aigu, rien de violent, si l'on peut ainsi dire, dans la marche des phénomènes ; le pouls n'est pas accéléré, la fièvre fait complétement défaut. Mais le malade est triste, abattu ; il est sujet à des migraines, à des lassitudes sans cause ; il y a de la dyspepsie, de la diarrhée, de l'amaigrissement, des frissons erratiques, etc. ; et tous ces troubles morbides, dont le point de départ peut quelquefois remonter fort loin, se sont établis peu à peu, ont augmenté graduellement et d'une manière presque insensible, jusqu'au jour où l'éruption, par sa présence, vient tout à coup leur donner une signification.

Quelques phénomènes locaux précèdent la formation des bulles. La peau devient le siége d'une ardeur très-pénible, avec prurit plus ou moins intense ; ou bien la douleur prend la forme de picotements et d'élancements ; elle est quelquefois assez vive pour empêcher complétement le sommeil. A peu près en même temps commencent à se manifester des taches rouges, arrondies ou ovalaires, d'abord petites, mais dont l'étendue s'accroît avec rapidité. D'un rouge clair à leur début, ces taches prennent ensuite une coloration obscure et violacée qui résiste à la pression du doigt; elles sont dures, légèrement proéminentes, éparses ou groupées, limitées à un petit nombre de régions ou répandues sur toute la surface du corps, ordinairement isolées et bien distinctes les unes des autres, quelquefois pourtant réunies entre elles de manière à figurer de larges surfaces irrégulières et comme érysipélateuses.

Les taches n'ont, en général, qu'une durée éphémère; elles ne constituent qu'un état transitoire qu'il faut, pour ainsi dire, saisir au passage. Il est même des cas où leur apparition semble coïncider de telle sorte avec le développement des bulles, qu'il devient très-difficile de constater la succession de ces deux phénomènes : ce qui explique comment certains auteurs ont pu croire que les bulles n'étaient précédées ni accompagnées de rougeur, et de là conclure à la non-existence du pemphigus aigu.

2° *Période de vésiculation.* — Au niveau de chacune des taches précédemment décrites s'opère une exhalation séreuse qui décolle et soulève régulièrement l'épiderme : là se passe quelque chose de tout point comparable à la vésication produite par l'eau bouillante ou les emplâtres vésicants. Le soulèvement de l'épiderme peut envahir d'emblée toute la surface enflammée; il peut aussi n'occuper que sa partie centrale, dans une certaine étendue, et la collection séreuse se trouve alors entourée d'une aréole rouge plus ou moins large.

Les bulles varient dans leur volume depuis les dimensions d'un pois ou d'une noisette jusqu'à celles d'une noix, d'un œuf de poule ou même d'un œuf d'autruche; mais cette dernière limite est rarement dépassée, et nous doutons fort qu'elles puissent atteindre la grosseur d'une tête d'enfant, ainsi que l'a avancé M. Hardy.

Le nombre des bulles n'est pas toujours en rapport avec celui des taches qui les ont précédées. Une seule tache peut, en effet, donner naissance à plusieurs bulles qui, dans ce cas, présentent habituellement une inégalité de volume fort remarquable; d'autres fois, au contraire, la bulle semble avorter, et tout se borne au simple décollement de la lame épidermique.

Chaque bulle repose, à la manière d'un verre de montre, sur la plaque érythémateuse qui lui a donné naissance. A son début et pendant sa période d'augment, elle forme une saillie convexe, hémisphérique, rénitente sous le doigt qui la presse; sa surface est lisse, brillante, le liquide qu'elle renferme limpide et transparent. Au bout d'un temps qui varie de quelques heures à deux et trois jours, elle commence à se flétrir, et déjà elle a pris une certaine opacité et un aspect lactescent; puis on la voit se troubler de plus en plus, s'aplatir, se rider et, enfin, s'affaisser vers les régions déclives en forme de poche pendante où s'accumule le fluide en partie résorbé.

Le liquide contenu dans les bulles n'a pas toujours le même aspect et la même composition. Tantôt, et le plus souvent, c'est une sérosité citrine, un peu jaunâtre, semblable à celle qui s'écoule d'un vésicatoire; cette sérosité peut elle-même conserver sa transparence jusqu'à la rupture spontanée des bulles, ou la perdre assez rapidement pour prendre les caractères du pus. D'autres fois, c'est une humeur légèrement épaisse et visqueuse, dans laquelle on voit flotter des flocons d'albumine. Ailleurs enfin, une exhalation sanguine s'est produite dans l'intérieur des bulles et leur donne une couleur rougeâtre et sanguinolente.

Ce liquide contient une grande quantité d'albumine. Il se coagule par la chaleur et précipite par les acides minéraux et l'alcool.

La durée individuelle des bulles varie de plusieurs heures à deux et trois jours au plus. Quelques-unes s'ouvrent spontanément, et par le seul fait de la distension qu'elles éprouvent; d'autres sont déchirées prématurément par les ongles du malade ou les frottements des linges; d'autres enfin s'affaissent lentement et se flétrissent sans déchirure de leur enveloppe.

3° *Période d'exfoliation.* — Les bulles, après leur rupture, ne sont plus représentées que par des surfaces rouges, excoriées, douloureuses, qui peuvent exhaler pendant quelque temps encore une certaine quantité de sérosité, mais qui perdent rapidement leur caractère humide pour se recouvrir d'une exfoliation mince, large, foliacée, peu adhérente, en grande partie formée de débris épidermiques. Ces squames, d'un gris jaunâtre ou verdâtre, comme demi-transparentes, se produisent quelquefois avec une abondance extraordinaire. Dans certains cas, lorsque l'inflammation a été très-violente, les plaques dénudées se couvrent de gouttelettes de pus, et donnent lieu à des croûtes épaisses, brunâtres, plus ou moins rugueuses, qu'on pourrait confondre au premier aspect avec celles de l'impétigo.

Lorsque les croûtes se détachent, on remarque des maculatures d'un rouge obscur au niveau desquelles l'épiderme continue à s'exfolier pendant quelques jours encore; puis tout rentre dans l'ordre, la tache elle-même disparaît, et bientôt il ne reste plus trace de la lésion cutanée.

Ainsi que l'a fait observer Gilibert, c'est donc par le phénomène rougeur que commence et se termine la bulle du pemphigus : « Développé un des premiers, ce phénomène se ». manifeste en plaques rouges avant les vésicules, en aréoles » pendant leur durée, en excoriations très-vives et très-» rouges après leur rupture, et en taches d'une couleur » obscure après la chute des croûtes. »

En résumé, l'évolution complète de la bulle pemphigoïde se partage en trois périodes ou phases bien distinctes :

1° Celle de l'*invasion*, caractérisée par les phénomènes généraux et l'érythème initial précurseur des bulles. La durée moyenne de cette première période est de vingt-quatre à quarante-huit heures.

2° Celle de la *vésiculation*, caractérisée par l'exhalation séreuse et le soulèvement de l'épiderme; sa durée est de quelques heures à deux ou trois jours.

3° Celle de la *dessiccation*, caractérisée par la formation des croûtes et la disparition graduelle de tous les symptômes cutanés.

Siége et rapports des éléments éruptifs. — Le pemphigus peut se montrer sur toutes les régions du corps, mais toutes n'y sont pas également exposées. On le rencontre principalement sur les membres abdominaux, et en particulier sur les jambes, quelquefois sur les membres thoraciques, le tronc et le visage, plus rarement à la plante des pieds et à la paume des mains, sur le cuir chevelu et les parties génitales.

Dans des cas assez rares, on le voit se limiter à un seul

point sous la forme d'une bulle unique et ordinairement très-volumineuse : c'est le *pompholyx solitarius* décrit par Willan. Dans d'autres cas, également exceptionnels, il se généralise à toute l'étendue de la surface de la peau. Entre ces deux extrêmes se placent tous les intermédiaires.

L'éruption cutanée s'étend quelquefois sur les muqueuses extérieures, où elle se manifeste également par l'apparition de bulles translucides reposant sur des taches rouges, douloureuses et légèrement saillantes. Tout récemment encore, vous avez pu voir dans nos salles un fort bel exemple de ce mode de propagation sur un malade atteint depuis plusieurs années d'un pompholyx des plus rebelles, et chez lequel les lèvres et la face interne des joues s'étaient couvertes de bulles.

La plupart des auteurs ont relaté, et nous avons observé nous-même la production de phlyctènes pemphigoïdes sur la conjonctive, sur la muqueuse buccale et la langue, sur le voile du palais, dans le pharynx, sur la muqueuse vaginale et le col de l'utérus. Aucun doute ne saurait donc être élevé à cet égard. Mais en est-il de même du pemphigus des muqueuses profondes? Des bulles peuvent-elles se développer à la face interne des bronches, de l'estomac, des intestins, ainsi que l'admettait Alibert? Nous ne trouvons, à l'appui de cette manière de voir, que des hypothèses ou des affirmations sans preuves. Quant à moi, je ne conçois pas la bulle sans épiderme, et je me demande comment l'épithélium qui revêt les bronches et la muqueuse digestive pourrait un seul instant servir d'enveloppe à une collection liquide. Cependant, à défaut de bulles proprement dites, aurait-on du moins constaté la présence des rougeurs circonscrites indiquant l'existence d'un travail phlegmasique jusqu'à un certain point comparable à l'inflammation vésiculeuse de la peau? Eh bien! sans vouloir me prononcer d'une manière absolue sur la possibilité du fait, je dois dire que mon expérience personnelle ne me porte nullement à l'admettre, car j'ai maintes fois cherché ces rougeurs sur le cadavre, et n'en ai jamais aperçu le moindre vestige.

En général, les bulles sont d'autant plus nombreuses que l'éruption est elle-même plus étendue; quelquefois cependant les bulles sont rares et en fort petit nombre, bien que répandues sur l'universalité des téguments, tandis que dans d'autres cas elles se groupent et se multiplient sur une région plus ou moins circonscrite.

L'éruption bulleuse a lieu d'une manière simultanée ou successive. Dans le premier mode, toutes les bulles se développent en même temps et en une seule poussée, et la durée totale de l'affection se mesure à celle d'un seul élément pris en particulier. Dans le deuxième, le pemphigus s'entretient et se prolonge par des poussées successives, en sorte que l'on peut voir à la fois, sur un même individu, toutes les phases d'évolution du mal, depuis l'érythème précurseur des bulles jusqu'à la maculature violacée qui en constitue le dernier terme.

Les poussées bulleuses se renouvellent à des intervalles de temps variables, quelquefois tous les jours, d'autres fois tous les huit ou quinze jours. Elles constituent autant d'éruptions nouvelles, et s'accompagnent fréquemment, dans la forme aiguë, d'accès paroxystiques suivis de sueurs copieuses. Le *pompholyx diutinus* peut lui-même présenter, de loin en loin, de ces retours fébriles qui, plus tard, deviennent peu à peu continus et finissent par dégénérer en fièvre cachectique. Chaque poussée bulleuse se compose de dix, vingt, cinquante, et même soixante et quatre-vingts bulles, tantôt éparses et disséminées, tantôt confluentes et sur certains points confondues les unes dans les autres,

On dit généralement qu'il y a pemphigus en récidive, lorsque l'éruption se reproduit cinq ou six septénaires après la disparition complète des phénomènes cutanés. Mais est-ce bien là véritablement ce qu'il faut appeler une récidive? La réponse peut être fort différente, suivant la manière dont on envisage les faits et l'interprétation qu'on leur donne. Pour nous, d'ailleurs, qui ne voyons dans le genre pemphigus qu'un symptôme et rien de plus, une semblable question ne saurait avoir à beaucoup près le même degré d'importance qu'aux yeux des willanistes, qui en ont fait une maladie, une entité morbide de la peau.

Je n'aurais pas donné du pemphigus une idée suffisamment exacte et complète, si je n'ajoutais quelques mots sur un certain nombre de phénomènes que la description générale a presque forcément laissés dans l'ombre.

Nous avons noté la douleur parmi les premiers symptômes de l'éruption; elle l'accompagne habituellement pendant tout son cours. Quelquefois à peu près nulle, le plus souvent très-modérée, elle acquiert dans d'autres cas une vivacité extrême : c'est une sensation de brûlure et de prurit que la moindre cause exaspère, et qui peut devenir intolérable lorsque le pemphigus s'étend à toute la surface du corps. Cette douleur prend la forme de cuissons et d'élancements lorsque le derme enflammé se trouve mis à nu lors de la rupture des bulles ; elle s'apaise et s'éteint peu à peu à mesure que la dessiccation s'opère.

Du reste, le pemphigus imprime à la sensibilité de la peau des modifications en rapport avec sa nature spéciale ; c'est une douleur surtout lancinante et brûlante dans l'arthritis, prurigineuse dans la dartre, tandis que nous verrons l'anesthésie des surfaces atteintes constituer l'un des meilleurs caractères de la léproïde bulleuse.

A la douleur peuvent se joindre des désordres du côté de la locomotion. Quelquefois, les croûtes forment une sorte de test général qui donne à tout l'ensemble une rigidité particulière. Lorsque les poussées bulleuses se produisent sur les mains et les doigts, elles entravent plus ou moins complétement le jeu de ces organes. Si les paupières sont envahies, elles se gonflent, se déforment, s'éraillent, se renversent ; la conjonctive s'enflamme et l'irritation se propage au globe oculaire. Les narines sont obstruées par des croûtes. Enfin, la déglutition devient pénible, douloureuse, lorsque la muqueuse pharyngée participe à l'altération de la peau.

Les ganglions lymphatiques peuvent s'affecter. Ce fait, d'ailleurs assez rare, a été surtout observé pour les ganglions axillaires, dans des cas de pemphigus confluent du membre thoracique.

Les diverses sécrétions éprouvent des troubles plus ou moins marqués, dans le cours du pemphigus. Au début et pendant l'invasion, la peau est sèche, brûlante ; elle devient ensuite halitueuse, et se couvre de sueurs. Le pemphigus chronique (*pompholyx* de Willan) s'accompagne fréquemment d'une diarrhée rebelle qui, vers la fin, se transforme en lienterie. Les urines, d'abord claires et limpides, sont troubles, sédimenteuses, parfois chargées d'albumine à une période plus avancée.

Phénomènes généraux. — De même que les prodromes, dont ils ne sont, en définitive, que la continuation ou le développement, les phénomènes généraux diffèrent suivant que le pemphigus est aigu ou chronique.

Dans la forme *aiguë* ou *subaiguë*, la fièvre, la céphalalgie, l'agitation, l'insomnie, etc., que nous avons notées parmi les phénomènes d'invasion, décroissent ou disparaissent plus ou moins complétement lorsque l'éruption se montre; il ne reste alors qu'un peu d'inappétence et parfois quelques troubles du côté des voies digestives.

Dans les cas graves, on a vu parfois survenir des vomissements, des soubresauts des tendons, des phénomènes d'adynamie et d'ataxie, de la prostration des forces, de l'insomnie et même du délire.

Lorsque le mode est successif, les mouvements fébriles peuvent se renouveler aussi souvent que l'éruption elle-même.

Dans le pemphigus *chronique*, la fièvre manque le plus habituellement; toutefois, elle peut apparaître par intervalles, comme signe avant-coureur des progrès de l'éruption.

Les symptômes généraux sont d'autant plus intenses que l'affection est plus ancienne et étendue à de plus vastes surfaces. Lorsque toute la peau est envahie, le malade est contraint à garder le lit. Les douleurs incessantes qu'il éprouve, la sécrétion séreuse, qui a lieu presque partout, les sueurs continuelles l'affaiblissent et l'épuisent. La diarrhée, d'abord passagère, devient ensuite permanente; les selles sont séreuses, très-répétées, parfois mêlées de sang; dans d'autres cas, le malade est pris de vomissements incoercibles. C'est pour expliquer ces derniers phénomènes que l'on a eu recours à l'hypothèse d'une production bulleuse sur la membrane interne des voies digestives.

A sa période ultime, le pompholyx s'accompagne fréquemment de suffusions séreuses, soit dans le tissu cellulaire, soit dans les cavités splanchniques. C'est alors aussi que souvent se déclarent des maladies intercurrentes qui viennent précipiter la terminaison funeste.

Il arrive parfois, dans le *pompholyx diutinus*, que l'éruption cutanée se supprime tout à coup, sans cause appréciable; et l'observation a montré que des phénomènes plus ou moins graves, et même la mort, pouvaient être la conséquence de cette sorte de rétrocession.

Tel est le tableau symptomatique du pemphigus, considéré comme affection générique de la peau. Dans ce tableau figurent :

1° Une éruption cutanée bulleuse;

2° Une éruption de même forme ayant pour siége les muqueuses extérieures;

3° Des phénomènes généraux et sympathiques, parmi lesquels nous avons noté la fièvre et divers troubles des sécrétions.

Voici donc représentés les quatre éléments que Gilibert considérait comme les parties intégrantes, ou, pour nous servir de son expression, comme les principes immédiats du pemphigus, à savoir :

1° Une affection cutanée;

2° Une affection des muqueuses ;

3° Une affection fébrile ;

4° Une altération des sécrétions.

Imbu d'idées iatro-physiques, mécaniques et chimiques, Gilibert ne vit dans le pemphigus qu'une sorte de composé quaternaire résultant de la combinaison, en diverses proportions, de ses quatre principes immédiats ; au lieu de décrire les phénomènes dans l'ordre naturel de leur évolution, il les groupa suivant certains rapports d'affinité qu'ils lui avaient paru présenter, et s'égarant à la recherche des causes prochaines, il perdit de vue le véritable lien et l'enchaînement des affections. Voulez-vous savoir, en effet, quelle est, aux yeux de Gilibert, la *première cause prochaine* du pemphigus? elle se trouve dans une altération humorale, dans une prédominance de la matière albumineuse, qui est un des matériaux du sang. Voulez-vous connaître le but que s'est proposé la nature en déployant tout ce luxe de phénomènes? C'est tout simplement d'éliminer cette matière albumineuse en excès dans l'économie.

Cependant, la monographie de Gilibert n'est certes pas à dédaigner. Elle renferme un certain nombre d'observations des plus curieuses, parmi lesquelles nous citerons particulièrement celle de madame Bernard, où l'auteur a décrit de main de maître, et avec une précision fort remarquable, notre pompholyx de nature arthritique. Un autre fait intéressant est celui d'un pemphigus artificiel survenu aux jambes d'un chasseur qui s'était à plusieurs reprises enfoncé dans l'eau jusqu'aux genoux, étant excédé de fatigue et couvert de sueur. Cette dernière observation a été rapportée tout au long dans l'ouvrage de M. Gibert, comme type du pemphigus aigu et accidentel.

Marche, durée, terminaisons du pemphigus. — En vous parlant de l'urticaire, messieurs, je me suis attaché à vous montrer combien cette affection générique diffère d'elle-même, suivant qu'elle revêt la forme aiguë ou la forme chronique, et pour mieux consacrer, en quelque sorte, cette distinction fondamentale, j'ai proposé de donner à la première forme le nom d'*urticaire*, et à la deuxième celui de *cnidosis*. Or, cette division n'est ici ni moins importante, ni moins radicale qu'elle ne l'était à l'égard de l'urticaire. Que de différences, en effet, le pemphigus n'offre-t-il pas, selon qu'il est aigu ou chronique, au point de vue de sa marche, de ses symptômes, de sa durée, de son pronostic, des moyens à employer pour le combattre! Assurément le cadre nosologique ne renferme pas deux espèces morbides plus profondément distinctes. Il me paraît donc rationnel et utile, pour éviter toute confusion, de restreindre la signification du mot *pemphigus* à l'affection bulleuse aiguë, et d'adopter pour la forme chronique la dénomination de *pompholyx*, en conservant à ce terme le sens que lui avait donné Willan.

Le pemphigus aigu, lorsqu'il est simple, est une affection toujours bénigne; il va progressant pendant sept à huit jours, puis il commence à décroître, les bulles se rompent, les croûtes se forment, et si de nouvelles bulles ne viennent pas prolonger l'éruption, la guérison peut être complète vers la fin du troisième ou du quatrième septénaire.

Il est, je pense, inutile d'insister sur l'analogie qui existe entre cette forme de pemphigus et l'urticaire aiguë ou fièvre ortiée. Mais que de rapports aussi à établir entre le pompholyx et le cnidosis, tous deux si graves, si rebelles à tous les moyens thérapeutiques, composés tous deux de cette longue série d'éruptions qui se succèdent, sans trêve ni repos, pendant des années entières, etc.

Dans le pemphigus chronique ou pompholyx, les poussées éruptives n'ont lieu d'abord qu'à des intervalles assez longs, par exemple tous les huit ou quinze jours ; puis elles se rapprochent de plus en plus, à mesure que l'affection s'étend et se généralise, en sorte que les intermissions deviennent à la fin si fugitives, que le mal est véritablement continu.

Quelquefois, après avoir longtemps persisté, le pompholyx disparaît, la peau se débarrasse de ses squames, et reprend son intégrité normale. Mais ce n'est là le plus souvent qu'une simple suspension qu'il ne faudrait pas se hâter de considérer comme une guérison définitive ; bientôt reparaissent de nouvelles bulles, et avec elles recommence toute la série des phénomènes.

Le pemphigus peut être suivi d'ulcérations rebelles ou même se terminer par gangrène. Dans un cas, dont le souvenir n'est jamais sorti de ma mémoire, toutes les bulles avaient été frappées de gangrène, et comme le nombre en était fort grand, le corps se trouvait comme parsemé d'eschares gangréneuses dans toute son étendue ; néanmoins, la guérison survint à peu près dans le temps ordinaire. Cette variété de pemphigus a été décrite par la plupart des auteurs sous le nom de *rupia escharotica*.

La terminaison par gangrène serait surtout fréquente dans le pemphigus d'Irlande, qui se montre le plus souvent derrière les oreilles, aux mains, aux pieds, aux parties sexuelles, au pli des cuisses, aux parois thoraciques ou abdominales. Des bulles apparaissent, qui laissent échapper un fluide d'une odeur fétide; et la surface dénudée s'ulcère aussitôt et se creuse. Cette forme s'accompagne de symptômes généraux souvent graves, et la mort peut survenir en dix ou quinze jours.

Quant au pompholyx (pemphigus chronique), il doit être compté au nombre des affections cutanées les plus redoutables; sa terminaison la plus ordinaire est la mort. Celle-ci peut être le résultat plus ou moins direct, soit de l'affection elle-même et de l'épuisement qu'elle entraîne, soit de complications ou de maladies intercurrentes.

Complications. — Nous distinguerons : 1° celles qui se montrent pendant le cours du pemphigus ; 2° celles qui apparaissent à sa période ultime.

Pendant son cours, le pemphigus peut coexister avec une foule d'affections différentes, notamment avec l'érysipèle, l'eczéma, le lichen, l'herpès, le prurigo, etc. Souvent aussi, au milieu des groupes de bulles surviennent des éruptions ecthymatiques et furonculaires, des abcès dermiques, et même de véritables angioleucites qui retentissent sur les ganglions lymphatiques des régions voisines.

On a vu le pemphigus compliquer la diphthérite, la dysenterie, la pneumonie, les fièvres graves, etc.

Parmi les complications ultimes, se placent les suffusions séreuses (ascite, pleurésie avec épanchement, infiltration sous-arachnoïdienne), les phlegmasies gastro-intestinales et génito-urinaires, la cirrhose, les eschares du sacrum, etc. Signalons enfin la bronchite aiguë et la pneumonie, qui prennent alors une gravité toute exceptionnelle.

Anatomie pathologique du pemphigus. — La bulle du pemphigus ne paraît pas différer sensiblement, au point de vue de sa constitution anatomique, de celle qui se produit sous l'influence de l'eau bouillante ou des emplâtres vésicants; d'où l'on peut inférer que l'altération de la peau est à peu près la même dans l'un et l'autre cas.

« Le pemphigus, dit avec juste raison M. Gintrac, présente moins une phlegmasie qu'un flux : du moins l'intensité de celle-là n'est pas en rapport avec l'abondance de celui-ci. Souvent la rougeur de la peau existe à peine, et néanmoins la bulle est volumineuse, et si elle se rompt, l'écoulement séreux est considérable. »

Dans le pompholyx, on rencontre des lésions variables et de forme et de siége. La muqueuse gastro-intestinale a été trouvée parfois injectée, ramollie, ulcérée; le plus souvent, cette membrane était pâle et comme amincie. Dans certains cas, les poumons renfermaient des tubercules à divers degrés de développement. Chez un grand nombre de malades, le foie était volumineux, friable, parsemé de granulations jaunes ou rouges, ou petit, sans consistance, et atteint de cette altération particulière que l'on a désignée sous le nom d'*état graisseux du foie*.

Rien de plus vague, comme on voit, ni de plus incomplet que l'anatomie pathologique du pemphigus.

Diagnostic. — Le diagnostic du pemphigus doit être établi à deux époques de son évolution : 1° à l'état bulleux ; 2° à l'état croûteux.

1° *A l'état bulleux*, il peut être surtout confondu avec le rupia, l'ecthyma, l'herpès, la varicelle et l'érysipèle.

Suivant les auteurs, le *rupia* se distingue du pemphigus

en ce que ses bulles sont plus rares, plus petites, remplies à leur début d'un liquide louche et sanieux, et suivies de croûtes épaisses et de véritables ulcérations. Ces caractères différentiels sont à nos yeux complétement insuffisants ; en effet, les bulles du pemphigus ne sont pas toujours et nécessairement nombreuses (*pemphigus solitarius*), et le liquide qu'elles contiennent peut se troubler de bonne heure et donner lieu à la formation de croûtes fort épaisses et saillantes. Quel sera donc notre criterium ? Nous le trouvons dans la forme élémentaire et toute spéciale du rupia, qui consiste primitivement dans une pustule phlyzaciée entourée de bulles circonférentielles.

La *pustule ecthymatique* prend quelquefois les apparences d'une véritable bulle, lorsque l'épiderme a été décollé dans une certaine étendue ; mais ce fait n'a lieu que sur un point isolé, et d'ailleurs, la nature du liquide, l'inflammation qui existe à la base de la pustule, la croûte dure et plus ou moins proéminente qui lui succède, seraient toujours des signes suffisants pour éviter l'erreur.

Les vésicules de l'*herpès* se réunissent parfois de manière à constituer de petites bulles ou ampoules qui simulent assez bien celles du pemphigus. Mais ces bulles rudimentaires présentent généralement une forme inégale et comme multilobée qui trahit aussitôt leur origine ; elles sont groupées sur des surfaces rouges, au milieu d'éléments herpétiques facilement reconnaissables, tandis que les bulles pemphigoïdes sont éparses, bien distinctes, entourées seulement d'une auréole rosée qui parfois même fait complétement défaut. — Dans d'autres cas, au contraire, c'est le pemphigus qui tend à simuler l'herpès par le rapprochement d'un certain nombre de bulles sur une même surface érythémateuse, mais ces groupes ne ressemblent que de loin à ceux de l'herpès, et l'on trouve d'ailleurs sur d'autres régions des bulles isolées avec tous les caractères qui les distinguent.

La *varicelle*, affection presque spéciale à l'enfance, diffère du pemphigus aigu par la petitesse et l'uniformité de ses vésicules, l'auréole vive qui les entoure, leur dessiccation sans rupture, etc.

L'*érysipèle* pourrait en imposer peut-être pour le pemphigus, lorsque des bulles se produisent accidentellement à sa surface. Il s'en distingue par la vive rougeur dont il est le siége, par les caractères de la tuméfaction, qui s'étend au delà et dans les intervalles des bulles, à des distances souvent considérables, etc. C'est donc bien à tort que Gilibert a voulu considérer comme identiques ces deux ordres d'altérations.

L'*urticaire* paraît avoir été confondue parfois avec le pemphigus ; le fait suivant, rapporté par Alibert, nous offre un exemple assez singulier de cette erreur de diagnostic :

« On cite l'histoire d'une femme atteinte d'un pemphyx
» nocturne (*pemphyx nocturnus*) ; chez elle, la menstrua-
» tion était pénible et presque toujours irrégulière. Cette
» affection débutait par une violente céphalalgie, par des
» douleurs à la région épigastrique, un état de constriction
» à la gorge et des serrements de poitrine, comme dans les
» paroxysmes de l'hystérie. A minuit, il s'élevait sur toute
» la périphérie de la peau des bulles, sans limbe rouge dans
» leur pourtour ; leur apparition était précédée par une
» vive démangeaison et par une sensation brûlante : la

» malade dormait, quoique agitée par des rêves effrayants;
» son pouls était spasmodique; mais ce qu'il y avait de
» surprenant dans cette maladie, c'est que ces bulles,
» pour ainsi dire improvisées, se dissipaient vers le matin
» aussi vite que des bulles de savon; la sérosité rentrait
» dans le système absorbant; on ne voyait plus à leur place
» que des taches rougeâtres qui, à leur tour, finissaient
» aussi par s'évanouir. » Que penser d'une semblable observation, sinon que ce prétendu pemphyx nocturne n'était autre chose qu'une urticaire ou une épinyctide! Il faut avouer pourtant qu'une erreur de ce genre suppose autant d'inexpérience chez celui qui l'a commise que de crédulité de la part d'Alibert, qui n'a pas craint de lui prêter l'appui de son autorité.

2° *A l'état croûteux*, le pemphigus offre quelquefois quelque ressemblance avec l'eczéma, l'impétigo et le pityriasis rubra aigu généralisé.

On arrive facilement à le distinguer de l'*eczéma* en tenant compte des caractères de la sécrétion, de l'étendue de l'éruption et de l'aspect des croûtes. Le pemphigus s'accompagne d'une sécrétion séreuse, sans viscosité, bien différente par conséquent du liquide plastique de l'eczéma; il peut recouvrir toute la surface du corps, ce qui n'arrive jamais pour cette dernière affection; enfin ses squames minces, larges, sèches, foliacées, peu adhérentes, ne ressemblent en aucune façon aux croûtes humides et jaunâtres de l'eczéma. Cependant, ces différences ne sont pas toujours tellement tranchées, qu'il soit possible d'arriver aussitôt au diagnostic; il faut alors interroger les malades sur la manière dont a débuté l'exanthème, ou attendre que de nouvelles poussées bulleuses soient venues dissiper toute incertitude à cet égard.

L'*impétigo* se sépare également du pemphigus par sa limitation à une surface relativement peu étendue, et par les caractères de son exfoliation, qui est croûteuse, épaisse, chagrinée, irrégulière, adhérente.

Le pemphigus foliacé a été souvent confondu avec le *pityriasis rubra aigu généralisé*, affection qui se caractérise par une abondante exfoliation d'épiderme, par des squames larges et foliacées, et par une éruption étendue à la presque totalité du corps. Mais, sans parler des renseignements que peut fournir le malade sur la marche antérieure et le mode de début de son affection, on observe de temps en temps, dans le pemphigus, l'apparition de quelques bulles qui mettent aussitôt sur la voie du diagnostic.

M. Hardy admet un pemphigus foliacé d'emblée, c'est-à-dire n'ayant été précédé d'aucune formation bulleuse. Or, la description qu'il donne de cette étrange variété nous fait assez connaître que les cas dont il parle doivent être rapportés tout simplement au pityriasis rubra aigu généralisé.

Pronostic. — Il varie suivant la marche de l'affection, le mode de terminaison des bulles, leur nombre, le rapprochement des poussées, etc.

Il est généralement favorable pour les formes aiguë et subaiguë.

La terminaison des bulles par gangrène est une complication toujours fâcheuse, et qui doit rendre le médecin fort circonspect dans son appréciation.

Le pronostic est de la plus haute gravité pour le pemphigus chronique, quelle qu'en soit la nature. Au début, alors que l'affection est encore circonscrite et peu étendue, il est parfois possible d'enrayer, pour un temps plus ou moins long, la marche des phénomènes ; mais le mal est sans remède lorsque les bulles ont envahi de très-larges surfaces, lorsque les poussées bulleuses se rapprochent et se succèdent à de courts intervalles, lorsque des symptômes de malignité apparaissent, ou qu'une cause de débilitation quelconque vient ajouter un élément de plus à la gravité propre du pemphigus, et précipiter sa marche vers la terminaison funeste.

Traitement du pemphigus, considéré comme affection générique. — Les indications changent suivant la marche et les périodes de l'affection.

Le pemphigus aigu ne réclame que des moyens fort simples ; on prescrira une diète légère, le repos au lit, quelques boissons délayantes et diaphorétiques, l'emploi des évacuants, s'il existe des symptômes évidents d'embarras gastrique. Il sera bon, suivant le précepte d'Aetius, de piquer les bulles pour donner issue à la sérosité qu'elles contiennent : cette manœuvre a pour avantage de diminuer l'irritation de la peau, mais à la condition de laisser l'épiderme en contact avec les surfaces malades. Les bulles une fois ouvertes seront pansées comme un vésicatoire ordinaire, ou, ce qui est préférable, recouvertes de poudres émollientes ou légèrement astringentes.

Des phénomènes de pléthore, une fièvre intense, un pouls fort et accéléré peuvent autoriser parfois l'usage des émissions sanguines.

Dans le *pemphigus chronique*, les moyens topiques que

l'on emploie de préférence sont encore les poudres d'amidon, de fécule, de riz, de tan, de lycopode, de vieux bois, etc., dont on saupoudre les régions affectées. Lorsque les démangeaisons sont vives, on a recours aux lotions saturnées. Les bains sont quelquefois utiles pour détacher les croûtes; mais il convient d'en user avec la plus grande réserve, car ils augmentent l'afflux du sang vers la peau et provoquent ainsi le développement de nouvelles bulles.

A une période avancée, et si l'état des voies digestives le permet, on s'adressera aux toniques pour lutter contre l'affaiblissement progressif : une bonne alimentation, des vins généreux, les préparations de quinquina, les ferrugineux, donnent alors d'excellents résultats.

Contre la diarrhée, si fréquente à cette période, on ordonnera le sous-nitrate de bismuth, les opiacés, le diascordium, les lavements laudanisés, etc.

Si des inflammations bulleuses existent dans la bouche ou le pharynx, on pourra les modifier avantageusement au moyen de gargarismes adoucissants animés avec le borax, l'alun, le chlorate de potasse, l'acide nitrique.

Enfin, il est presque inutile d'ajouter que les diverses complications qui accompagnent si fréquemment le pompholyx réclament des moyens thérapeutiques en rapport avec leur nature, leur siége et leur intensité.

CHAPITRE II.

CLASSEMENT DU PEMPHIGUS.

1° ÉCOLE DE WILLAN. — Willan et Bateman rejettent le pemphigus aigu comme affection distincte et à part. Ils placent le pompholyx ou pemphigus chronique dans l'ordre des bulles, à côté de l'érysipèle.

C'est également dans cet ordre que le pemphigus a été rangé par M. Gibert, à côté du rupia et de la syphilide bulleuse.

Pour MM. Cazenave et Rayer, l'ordre des bulles comprend deux genres, le pemphigus et le rupia. M. Rayer ajoute un chapitre pour les inflammations bulleuses artificielles.

M. Devergie décrit le pemphigus à côté de l'herpès et du zona : c'est le dernier genre de son deuxième groupe, qui se compose de maladies à forme vésiculeuse et bulleuse. Les autres genres du groupe sont l'eczéma et le pityriasis rubra.

2° ÉCOLE D'ALIBERT. — Lorry consacre un article au pemphigus dans son chapitre des phlyctènes. Il l'attribue à un vice intérieur, mais sans toutefois le confondre avec les dartres. Il lui reconnaît une forme aiguë et une forme chronique.

Le pemphyx constitue le genre III des dermatoses eczémateuses d'Alibert, où il figure entre l'érysipèle et le zona. Dans la première édition de son ouvrage, cet auteur avait placé le pemphyx chronique dans le groupe des dermatoses dartreuses, dont il crut devoir le retrancher ensuite pour le réunir au pemphyx aigu, dans le groupe des eczèmes.

M. Hardy a fait du pemphigus le dernier groupe de sa classe des maladies cutanées accidentelles, où on le trouve à côté de l'acné. Le pemphigus chronique, cette affection si grave, à côté de l'acné, cette affection toujours bénigne et dont le principal inconvénient résulte de la difformité qu'elle entraîne! Le pemphigus rangé parmi des maladies dont notre collègue a cru pouvoir dire : « qu'elles suivent dans leur évolution une marche simple, souvent aiguë, qu'elles tendent presque toutes spontanément à la guérison, qu'elles ne laissent, après leur disparition, à l'individu qui les portait, aucune disposition à les contracter de nouveau, etc. » Certes, on en conviendra, voilà un rapprochement bien étrange, et il n'en faudrait pas plus, assurément, pour condamner sans retour cette classe singulière des maladies cutanées accidentelles.

Frank sépare le pemphigus aigu, qu'il désigne sous le nom de *bulles*, du pemphigus chronique. Il range le premier au nombre des fièvres éruptives, entre la miliaire et l'urticaire aiguë, et le second entre la gale et l'hydroa.

M. Gintrac adopte, ainsi que Frank, la séparation complète des deux formes : « Ce sont, dit-il, deux genres parfaitement distincts, malgré leur appellation commune et des apparences analogues. » Il place le pemphigus aigu dans sa classe des fièvres éruptives et des exanthèmes aigus, et le pemphigus chronique dans sa classe des maladies cutanées chroniques, parmi les herpétides à forme vésiculeuse, à côté de l'eczéma.

Pour nous, messieurs, le pemphigus considéré comme genre, doit être rapproché de l'hydroa, de l'herpès, du rupia, etc.

Comme espèce, il appartient à la fois à la classe des affections de cause externe et à celle des affections de cause interne.

CHAPITRE III.

ÉNUMÉRATION ET DESCRIPTION DES ESPÈCES ET VARIÉTÉS DE PEMPHIGUS ADMISES PAR LES AUTEURS.

1.° *École de Willan.* — Bateman a décrit trois variétés de pompholyx, savoir : 1° le pompholyx benignus ; 2° le pompholyx diutinus ; 3° le pompholyx solitarius.

1° Le *pompholyx benignus* consiste dans l'éruption sur la face, le cou, les extrémités, de bulles variables en grosseur, qui se rompent au bout de trois ou quatre jours, laissent écouler la lymphe qu'elles contiennent, et guérissent très-rapidement. Il attaque surtout les jeunes enfants pendant le travail de la dentition, les jeunes garçons pendant un temps chaud, les jeunes personnes délicates. Chez ces dernières l'ingestion de quelque substance végétale âcre ou de quelque préparation mercurielle, a paru quelquefois déterminer cette légère éruption. (Gibert, *Traité pratique des maladies de la peau*, t. I, p. 148.)

Cette première variété paraît comprendre deux de nos espèces, la fièvre bulleuse, ou pemphigus aigu pseudo-exanthématique, et le pemphigus pathogénétique.

2° Le *pompholyx diutinus* ou chronique, maladie longue et douloureuse, attaque principalement les personnes d'une constitution affaiblie ou cachectique, survient quelquefois par suite d'intempérance ou d'une nourriture mauvaise et peu abondante, de fatigues prolongées, d'affections morales tristes. L'éruption est ordinairement précédée d'un état de langueur et de lassitude, de céphalalgie, nausées, douleurs dans les membres. Les bulles, excoriées par le frottement, laissent les points qu'elles affectent très-sensibles ; les douleurs causent la nuit l'insomnie et même un paroxysme fébrile. Les bulles se reproduisent à plusieurs reprises, soit dans les points déjà malades antérieurement, soit ailleurs; elles deviennent ordinairement confluentes. Alors la peau, comme brûlée, surtout au cou, au visage, à la poitrine, offre une large surface rougie, lisse et sèche en plusieurs points, excoriée dans d'autres. Les draps du lit sont semés de lamelles épidermoïques qui se détachent de la peau enflammée et sur laquelle on ne retrouve plus que difficilement des traces de la forme bulleuse, qui est si facile à saisir dans le pemphigus bénin. Aussi le pemphigus confluent a-t-il été souvent confondu avec l'eczéma ou avec l'impétigo. Une cachexie mortelle est la triste terminaison de cette forme confluente du pemphigus chronique. (Gibert, *loc. cit.*, p. 149.)

Cette forme correspond à nos deux espèces chroniques, les pompholyx arthritique et dartreux.

3° Le *pompholyx solitarius*, variété rare que Willan considère comme particulière aux femmes, se caractérise par l'éruption d'une large bulle qui se montre habituellement, dans la nuit, sur une région du corps, qui se rompt dans l'espace de quarante-huit heures, et laisse écouler le fluide qu'elle contient, en découvrant une excoriation superficielle. Un ou deux jours après, une autre bulle s'élève près de la première, et suit la même marche; et l'affection peut ainsi se continuer pendant huit à dix jours et plus.

Le pompholyx solitarius peut être pour nous, soit artificiel, soit arthritique, soit lépreux (léproïde bulleuse).

Gilibert, dans sa monographie sur le pemphigus, range cette affection parmi les phlegmasies cutanées, et en fait un genre distinct dont il marque la place entre les exanthèmes aigus et les chroniques, et particulièrement entre la varicelle et les dartres.

Il dispose les différents cas de pemphigus sur deux grandes séries, d'après leur état de simplicité ou de complication : considération toute secondaire dont il s'est exagéré l'importance.

Son espèce simple comprend trois variétés : 1° le pemphigus aigu simultané ; 2° le pemphigus aigu successif ; 3° le pemphigus chronique.

Quant aux divisions de l'espèce compliquée, elles sont en nombre indéfini, puisque Gilibert désigne sous ce titre toute éruption bulleuse qui semble s'écarter du type habituel, soit par l'apparition de nouveaux phénomènes, soit par sa coexistence avec des états morbides qui, le plus souvent, n'ont avec elle aucun rapport de cause et de nature.

M. Gibert a ajouté aux trois variétés de Bateman, qu'il trouve insuffisantes pour comprendre tous les faits, une quatrième variété qu'il appelle *pemphigus bénin chronique*, variété qui servirait en quelque sorte d'intermédiaire entre le pemphigus bénin et tout à fait passager, et le pemphigus grave ou *diutinus*. Cette forme, dit l'auteur, s'observe chez des sujets encore jeunes ou dans la force de l'âge, mais chez lesquels des causes puissantes de trouble sont venues déranger l'équilibre des fonctions. L'éruption, qui est toujours plus étendue et plus considérable que dans le pemphigus bénin et aigu, n'envahit jamais la totalité de la surface de la peau, et ne s'accompagne d'aucune altération notable de la santé générale. Elle cesse assez facilement sous l'influence du repos et d'un régime convenable, mais elle se reproduit aussi très-aisément.

M. Gibert admet donc, en définitive, quatre variétés de pemphigus, savoir :

1° Le pemphigus bénin et aigu, soit fébrile, soit apyrétique ;

2° Le pemphigus chronique ordinaire ;

3° Le pemphigus chronique à forme confluente, qui est le plus souvent incurable et même mortel ;

4° Le pompholyx solitarius de Bateman.

Le pompholyx chronique ordinaire n'est vraisemblablement que notre pompholyx arthritique à son début.

M. Cazenave divise le pemphigus en aigu et chronique.

Le pemphigus aigu présente trois variétés, qui sont : 1° le pemphigus *simplex;* 2° le pemphigus *solitarius*, variété rare et le plus souvent chronique ; 3° le pemphigus *infantilis* ou *gangrenosus*, qui lui paraît se rapporter le plus souvent au rupia escharotica. Cependant M. Cazenave croit à l'existence du pemphigus des nouveau-nés, et le considère, avec M. Paul Dubois, comme une forme rare et grave de la syphilis congénitale.

Puis vient le pemphigus chronique, qui peut être partiel ou généralisé.

La division adoptée par M. Rayer ne diffère pas notablement de celle de M. Cazenave.

M. Devergie, enfin, a établi ses variétés du pemphigus :

1° D'après l'époque de développement : pemphigus congénital ;

2° D'après le nombre des bulles : solitaire, confluent ;

3° D'après le mode de développement : simultané, successif;

4° D'après la marche : aigu, chronique;

5° D'après la présence ou l'absence de fièvre : pyrétique, apyrétique;

6° D'après la forme simple ou composée : herpès phlycténoïde.

Il renvoie le pemphigus des nouveau-nés à l'histoire des syphilides.

2° ÉCOLE D'ALIBERT. — Lorry, comme je l'ai dit plus haut, a parlé du pemphigus dans son chapitre « *De phlyctænis* ». C'est cette affection, dit-il, que les anciens, et plus particulièrement Hippocrate, désignaient par le terme πομφοι. On l'observe de préférence chez les vieillards et les adultes, tandis qu'elle est très-rare chez les jeunes gens.

Lorry admet deux espèces de phlyctènes, les unes aiguës, et les autres chroniques. Les premières se manifestent sous l'influence d'une suppression brusque de la transpiration, lorsque, par exemple, à la suite d'un repas arrosé de copieuses libations, on vient à passer tout à coup d'une température très-élevée à l'air froid du dehors. La deuxième espèce reconnait pour cause principale une certaine âcreté des humeurs; les bulles qui la constituent sont tantôt solitaires, bien distinctes et séparées par de longs intervalles de peau saine, tantôt agglomérées et comme confondues les unes dans les autres. Elles affectent surtout les jambes, les cuisses, le voisinage des parties génitales, *omniaque loca quæ humori acre turgent, eiauc sepe fetido exitum dant, unde natura illarum plenius intelligatur*.

Cette citation montre que Lorry n'avait qu'une idée fort vague de l'affection qui nous occupe.

Alibert donne au pemphigus le nom de *pemphyx*, qu'il divise suivant sa marche, en aigu et chronique. Il décrit dans un même article le pemphyx aigu (*pemphyx acutus*) et le pemphyx chronique (*pemphyx chronicus*), qu'il avait d'abord séparés en deux classes différentes, les eczèmes et les dartres. Il cite, à propos du pemphyx aigu, une variété nocturne (*pemphyx nocturnus*), au sujet de laquelle nous avons exprimé tous nos doutes.

Frank reconnaît :

1° Des bulles idiopathiques ;

2° Des bulles symptomatiques : *a*. de l'arthritis ; — *b*. des fièvres d'accès ; — *c*. de la fièvre gastrique ; — *d*. de la fièvre urinaire ; — *e*. de la pneumonie ; — *f*. de la dysenterie ;

Et un pemphigus chronique.

Il admet l'hypothèse d'une matière âcre pour expliquer l'altération de la peau.

De même que les auteurs précédents, M. Hardy décrit à part, mais dans un même article, le pemphigus aigu et le pemphigus chronique.

Il divise la forme aiguë en deux variétés, le pemphigus des adultes et le pemphigus des nouveau-nés. Relativement à cette dernière variété, il penche à rejeter toute participation directe de la syphilis dans sa production.

La forme chronique présenterait trois variétés : le pemphigus *bulleux successif*, le pemphigus *foliacé*, le pemphigus *prurigineux*.

Je me suis expliqué au sujet du pemphigus *foliacé d'em-*

blée, qui n'est autre chose à mes yeux que le pityriasis rubra généralisé.

Quant au pemphigus *prurigineux*, je ne puis y voir que notre hydroa bulleux, affection que j'ai placée comme genre dans l'ordre des vésicules (herpès à grosses vésicules), et comme espèce dans la section des arthritides vésico-squameuses.

Pour M. Gintrac, le pemphigus aigu et le pemphigus chronique n'ont véritablement de commun que la forme et le nom, et en cela je partage complétement la manière de voir du savant professeur de Bordeaux.

Il rapporte au pemphigus aigu : 1° le pemphigus neonatorum; 2° le pemphigus infantilis; 3° le pemphigus solitarius; 4° le pemphigus épidémique non contagieux; 5° le pemphigus artificiel.

Il consacre un article spécial au pemphigus des nouveaunés. Nous reviendrons dans un instant sur ce sujet.

Le pemphigus chronique, pour M. Gintrac, est toujours de nature herpétique. Les divisions secondaires ne présentent rien de particulier à noter.

CHAPITRE IV.

ESPÈCES ET VARIÉTÉS DE PEMPHIGUS ADMISES PAR M. BAZIN.

Il existe pour nous deux grandes classes de pemphigus : les uns de cause externe, et les autres de cause interne.

Le pemphigus de cause externe reconnaît habituellement pour cause l'application directe d'un agent irritant à la surface de la peau; dans des cas plus rares, il a paru survenir consécutivement à l'absorption de certaines substances alimentaires ou médicamenteuses.

Le pemphigus de cause interne appartient comme manifestation à quatre maladies constitutionnelles : la dartre, l'arthritis, la syphilis et la lèpre.

Le tableau suivant vous donne l'énumération de toutes les espèces comprises dans ces deux classes :

1re CLASSE. — Pemphigus de cause externe.

1° Artificiel, professionnel. { Vésication, cantharides, ammoniaque, eau bouillante, etc.
Brasiliensis (résultat de la morsure du serpent); — pemphigus simulé.

2° Pathogénétique....... { Mauvais aliments, fromage, eau-de-vie de blé, arsenicaux, etc.

2e CLASSE. — Pemphigus de cause interne.

1° Pseudo-exanthématique.
2° Symptomatique ou fébrile.
3° Herpétique.......... { Subaigu.
Chronique (pompholyx).
4° Arthritique.......... { Subaigu.
Chronique (pompholyx).
5° Lépreux (léproïde bulleuse).
6° Syphilitique......... { Neo-natorum.
Des adultes.

ARTICLE PREMIER.

PEMPHIGUS DE CAUSE EXTERNE.

1° *Pemphigus artificiel (de cause directe)*. De nombreux agents sont susceptibles de provoquer à la peau le pemphigus artificiel : l'ammoniaque pure ou incorporée à l'axonge, l'eau bouillante, la poudre de cantharides et les diverses préparations dont elle est la base, l'écorce de garou, la farine de moutarde, etc. Mais la substance que l'on emploie de préférence, et à juste titre, est la poudre de cantharides (*Meloe vesicatorius*), qui doit ses propriétés spéciales à un principe immédiat, la cantharidine.

La vésication est provoquée dans deux circonstances bien différentes : dans un but thérapeutique ou dans un but de simulation.

La rapidité avec laquelle se produit le phénomène varie suivant la nature de l'agent et son degré d'activité, suivant la finesse et l'irritabilité de la peau, et suivant la constitution du sujet. L'ammoniaque pure, appliquée sur les tissus, y détermine la vésication d'une manière presque instantanée, tandis qu'il faut plusieurs heures pour obtenir le même effet avec la poudre de cantharides. L'épaisseur de l'épiderme, l'état d'atonie et le défaut de réaction de la peau, à la période ultime des maladies graves, sont des causes qui retardent ou même empêchent complétement la production du phénomène.

Le soulèvement de l'épiderme ne s'opère pas d'une façon tout à fait identique avec tous les agents de la vésication, et de là résultent des aspects variés dans la lésion cutanée. La bulle est ordinairement unique, large, régulière, volumineuse, bien développée, si l'on a recours à la poudre de cantharides; elle ne s'est pas formée d'emblée et sur tous les points à la fois, mais elle a été précédée de soulèvements partiels qui se sont peu à peu réunis pour la constituer. D'autres agents, doués d'une grande énergie et dont l'action est difficile à mesurer, sont par cela même plus irréguliers dans leurs effets; ils infligent à la peau une véritable brûlure, qui parfois n'atteint pas et qui souvent dépasse le degré de la vésication (ammoniaque, chaleur, cautère objectif, etc.). Enfin, je placerai sur la limite un assez grand nombre de substances dont les propriétés se rapprochent davantage de celles des cantharides, mais qui n'arrivent à produire, dans la majorité des cas, que des phlyctènes isolées, répandues comme au hasard sur une surface rouge érythémateuse : la dermite est tout aussi bien vésiculeuse que bulleuse (farine de moutarde, garou, quelques plantes de la famille des renonculacées, etc.).

Quel que soit d'ailleurs l'agent mis en usage, le mode de formation et la constitution des bulles ne varient pas : du derme enflammé s'exhale un liquide séro-albumineux qui décolle et soulève, d'une manière brusque ou graduelle, la lame épidermique; et le derme mis à nu se recouvre d'une couche mince de lymphe semi-coagulée, qui pourra plus tard se transformer en fausse membrane.

La douleur est généralement en rapport, dans son intensité, avec l'étendue et la marche plus ou moins rapide de la vésication; elle varie d'ailleurs suivant l'irritabilité du sujet, tantôt extrêmement vive, ce qui est assez rare, et tantôt nulle ou presque nulle, comme il arrive dans les cas d'analgésie cutanée.

Mise en contact avec la peau, la poudre de cantharides détermine un sentiment d'engourdissement qui devient bientôt de la cuisson, et se transforme ensuite en une chaleur brûlante; le moindre mouvement exaspère cette douleur à un degré parfois intolérable; mais dès que la bulle, en se développant, s'est interposée entre le corps papillaire et l'agent d'irritation, la douleur se calme peu à peu et disparaît sans retour, si vous laissez aux surfaces sensibles la lame protectrice de l'ancien épiderme.

Je vous ai dit que la vésication était quelquefois produite

dans un but de simulation au moyen de la poudre de cantharides ; et c'est ici le lieu de nous demander s'il existe des signes propres à faire reconnaître le pemphigus simulé.

Établissons d'abord que rien n'est plus difficile en pratique que la solution de ce problème. Il y a une telle analogie entre la bulle provoquée et celle qui naît sous une influence constitutionnelle, que l'œil le plus exercé peut y être trompé. L'examen de l'élément primitif, considéré en lui-même, ne saurait donc vous conduire à la connaissance de la vérité, et vous n'avez rien à attendre du commémoratif, puisque le malade a peut-être tout intérêt à feindre. Mais vous étudierez avec grand soin l'état de la constitution, le retour et le mode d'apparition des bulles. Le pemphigus de cause interne a une marche et une physionomie variables suivant sa nature, mais difficiles à reproduire ; il a des lieux d'élection, les muqueuses sont parfois envahies, et particulièrement les muqueuses buccale et pharyngienne. D'autres symptômes caractéristiques peuvent aussi apparaître. C'est par la juste appréciation de toutes ces données diagnostiques que vous arriverez à avoir sinon la certitude, du moins le soupçon de la simulation, et la vérité dès lors ne saurait longtemps se faire attendre. Enfin, il existe un signe dont la valeur est presque absolue, c'est la présence d'une certaine quantité de poudre de cantharides à la surface ou aux environs d'une bulle artificielle, et à défaut de ce signe, d'ailleurs assez rare, la simulation ne serait pas douteuse, si votre malade venait à présenter tout à coup de la dysurie ou de la rétention d'urine avec albuminurie (*cystite cantharidienne*).

La dermite bulleuse provoquée peut encore survenir sous

l'influence d'une cause d'ordre physique ou mécanique. On l'observe fréquemment chez les individus que leur profession expose à de fortes pressions ou à des contacts rudes et répétés sur des points limités du corps. Les liens qui unissent le derme à l'épiderme se rompent, de la sérosité s'épanche entre ces deux lames, et de là résulte une tumeur arrondie, transparente, que l'on désigne communément sous le nom d'*ampoule* (pemphigus professionnel).

Cette lésion se voit surtout au talon, où elle présente, en raison de l'épaisseur de l'épiderme, une marche particulière : la rupture des bulles y est en effet toujours tardive, et la sérosité qu'elles renferment se transforme en un liquide fétide et purulent. Il importe donc d'ouvrir aussitôt ces ampoules, pour prévenir la suppuration du derme et son ulcération.

La morsure de certains serpents venimeux, et particulièrement des vipères, s'accompagne de la production de phlyctènes remplies d'une sérosité roussâtre : c'est à cette lésion que l'on a donné fort improprement le nom de *pemphigus brasiliensis*. Ce fait n'offre par lui-même aucun intérêt, et ne saurait être séparé des circonstances pathologiques au milieu desquelles il se présente.

ARTICLE II.

PEMPHIGUS DE CAUSE INTERNE.

§ 1ᵉʳ. — **Pemphigus pseudo-exanthématique ou essentiel**
(*Pemphigus pyrétique, fièvre vésiculaire, bulleuse, etc.*).

Le pemphigus idiopathique est une maladie aiguë, pyrétique, caractérisée par une éruption de bulles plus ou moins volumineuses, se montrant simultanément ou successivement sur diverses régions du corps, rarement sur toute la surface de l'enveloppe cutanée.

Les phénomènes sont ceux des exanthèmes fébriles (frissons, céphalalgie, malaise général, douleurs vagues, inappétence, excitation vasculaire, etc.). Ils précèdent l'éruption de vingt-quatre à quarante-huit heures, et se dissipent habituellement d'eux-mêmes, dès que les bulles commencent à paraître.

L'éruption est le plus souvent discrète. Elle envahit de préférence les parties supérieures du corps, et s'étend parfois sur les membranes muqueuses, sur la conjonctive, dans la bouche, le pharynx, etc. Rarement localisée à une région unique, elle dissémine presque toujours ses éléments sur un grand nombre de points.

Elle peut être simultanée ou se fractionner en plusieurs actes successifs, séparés eux-mêmes par des intervalles de temps variables. Sa durée, dans le premier cas, est de cinq à neuf jours, et dans le deuxième de trois, quatre et même cinq septénaires.

Les bulles sont bien développées, rénitentes, régulièrement arrondies, d'une translucidité parfaite; une aréole assez vive les environne dans l'espace de quelques lignes. Elles s'accompagnent de tension, de prurit, d'élancements et, dans certains cas, d'une sensation de chaleur brûlante. Elles laissent à leur suite des taches rougeâtres qui s'effacent assez rapidement et d'une manière définitive.

La fièvre bulleuse s'observe surtout dans la jeunesse et l'âge adulte; elle attaque à peu près indifféremment les deux sexes. Les chaleurs de l'été, par l'excitation qu'elles produisent à la peau, ont une influence sur son développement.

Le pemphigus essentiel a paru quelquefois régner d'une manière épidémique; mais il n'est jamais contagieux, ainsi que l'ont pensé certains auteurs.

Son pronostic est sans aucune espèce de gravité, lorsque l'affection est simple; mais il faut savoir qu'elle peut se compliquer à son déclin d'un accident redoutable, la mortification des surfaces dénudées. J'ai vu, dans un cas, toutes les bulles donner lieu à des eschares gangréneuses suivies d'ulcérations douloureuses et rebelles. Tout à fait exceptionnelle dans notre climat, cette complication serait très-fréquente en Irlande.

Le traitement ne présente rien de spécial et, par conséquent, ne diffère pas de celui que nous avons indiqué plus haut pour le pemphigus aigu, dans la thérapeutique générale du genre.

§ 2. — **Pemphigus symptomatique ou fébrile.**

Le pemphigus peut se relier, d'une manière plus ou moins intime, à un certain nombre d'états pathologiques que l'on a considérés comme jouant un rôle important dans sa production.

Cette espèce correspond plus particulièrement au pemphigus compliqué de Gilibert. Elle se montre dans le cours des fièvres graves, adynamiques ou ataxiques, dans la dysenterie, la pneumonie, le rhumatisme, les fièvres intermittentes; on l'a vue survenir après la suppression brusque de la rougeole, ou suivre de près l'exanthème scarlatineux.

En général, le pemphigus symptomatique offre une signification fâcheuse en ce qu'il dénote une atteinte profonde portée aux forces de l'économie.

Dans quelques cas, au contraire, son apparition a paru coïncider avec un amendement notable de tous les symptômes, et même leur servir de voie de solution. Gilibert rapporte à ce sujet, d'après J. P. Frank, l'observation d'une religieuse « qui était tourmentée depuis plusieurs années de convulsions hystériques extrêmement violentes : elle éprouvait souvent, tantôt dans une partie, tantôt dans une autre, une douleur et une ardeur si fortes, qu'il lui semblait qu'on y appliquât le feu ; la véhémence des douleurs lui arrachait des plaintes continuelles et la rendait furieuse. La partie qui en était le siége paraissait plus chaude au toucher que les autres régions. Quelques remèdes qu'on y appliquât, l'ardeur et la douleur continuaient jusqu'à ce qu'il parût, sur la région de la peau où elles se faisaient le plus vivement sentir, des vessies grosses, les unes comme un œuf, les autres plus petites et remplies d'une sérosité limpide et jaunâtre. Dès lors la douleur disparaissait et, l'humeur étant évacuée des vésicules, la peau revenait promptement à son état normal. En même temps, la malade recouvrait la santé. »

§ 3. — Du pemphigus dans l'arthritis et la dartre.

De même que l'urticaire, le pemphigus apparaît comme symptôme de la dartre et de l'arthritis à deux périodes différentes de ces maladies constitutionnelles : 1° pendant leur première période, où il prend la forme et l'allure des *pseudo-*

exanthèmes fébriles; 2° à une période plus avancée : c'est alors le pompholyx arthritique et dartreux.

De même que pour l'urticaire aussi, nous allons étudier comparativement, dans deux articles séparés :

A. D'une part, le pemphigus aigu de nature arthritique, et la forme correspondante du pemphigus dartreux ;

B. D'autre part, les pompholyx arthritique et dartreux.

A. — Du pemphigus aigu, considéré comme manifestation arthritique et dartreuse.

Il a pour type la fièvre bulleuse idiopathique.

a. Dans l'*espèce arthritique*, les bulles se développent plus particulièrement sur les parties découvertes, sur la face, les membres, les épaules, les parties sexuelles.

Elles reposent, en général, sur des taches d'un rouge foncé et comme érysipélateuses ; sur chacune de ces taches, on rencontre ordinairement plusieurs bulles à contours irréguliers et inégales dans leur volume.

Vers le cinquième ou le sixième jour, les bulles perdent leur transparence et se flétrissent ; elles sont remplacées par de petites croûtes foliacées, brunes, appliquées sur le derme, qui a perdu la vive rougeur dont il était le siége au début de l'affection.

Le pemphigus arthritique se montre, en général, dans le sexe masculin, chez les individus doués d'un tempérament sanguin. Il reconnaît pour causes habituelles le froid humide, les variations de température et la suppression de la sueur.

Il se complique fréquemment de poussées ecthymatiques et furonculaires, ou même de petits abcès de la peau.

Enfin, la constitution du malade, ses antécédents, peuvent encore fournir de précieux renseignements.

b. Le *pemphigus dartreux pseudo-exanthématique* occupe de grandes surfaces et peut être généralisé dès le premier moment de son apparition.

Son éruption est caractérisée par des bulles volumineuses, arrondies, bien circonscrites, isolées pour la plupart, remplies d'une sérosité citrine, entourées à peine d'une légère aréole rosée. Nous ne retrouvons plus ici cette inégalité de volume, et cette irrégularité de bulles que nous avons signalées comme caractéristiques du pemphigus aigu de nature arthritique.

Il se montre surtout chez des sujets irritables, sous l'influence d'émotions morales vives, et s'accompagne d'un prurit parfois très-intense : ce dernier phénomène se trouve remplacé, dans le pemphigus arthritique, par une sensation de chaleur avec picotements et élancements au niveau des parties affectées.

Comme nous l'avons remarqué à propos de l'urticaire, les symptômes objectifs ne sont pas toujours suffisants pour nous conduire à la connaissance de la nature du pemphigus aigu : il faut alors interroger le malade sur sa santé habituelle, sur les affections qu'il a pu présenter, sur ses antécédents de famille, etc., et si, par tous ces moyens, vous ne parvenez pas à la certitude dans le diagnostic, vous pourrez, du moins, acquérir une présomption qui souvent sera vérifiée par l'apparition ultérieure de manifestations mieux caractérisées.

Le *pronostic* et le *traitement* de ces deux espèces sont les mêmes que pour la fièvre bulleuse idiopathique, avec cette différence pourtant qu'elles indiquent chez le malade l'existence d'un état morbide toujours prêt à se révéler par de nouvelles manifestations.

B. — Pompholyx arthritique et dartreux.

De même que le cnidosis, le pompholyx est constamment d'origine constitutionnelle. Il se montre dès le début à l'état chronique, et ne succède jamais au pemphigus aigu. Il comprend aussi deux espèces :

1° Le pompholyx arthritique;
2° Le pompholyx dartreux.

Les caractères communs de ces deux espèces ayant été tracés dans l'histoire du genre, il nous suffira de rappeler les particularités qui les distinguent.

1° *Pompholyx arthritique*. — Il attaque surtout les sujets forts, pleins de vie, doués de tous les attributs du tempérament sanguin.

Dans la majorité des cas, il a été précédé d'affections rhumatismales ou goutteuses, de migraines, de congestions vers la tête, de dyspepsie, etc.

Les variations de température ont une influence incontestable sur son développement; on l'observe principalement au printemps et en automne ; les veilles, les excès de tout genre, l'abus des liqueurs alcooliques, en sont fréquemment la cause déterminante.

L'érythème précurseur est toujours très-accusé; il consiste en des plaques irrégulières, d'un rouge foncé, comme érysipélateuses, quelquefois fort étendues, et qui le lendemain sont couvertes de productions bulleuses.

Les bulles sont groupées en plus ou moins grand nombre

sur les plaques érythémateuses dont nous venons de parler ; elles sont remarquables par l'inégalité de leur volume, qui rarement dépasse les dimensions d'une noisette ou d'une noix.

Ces bulles ont une enveloppe résistante. Le liquide qu'elles renferment, d'abord assez limpide, s'épaissit assez promptement, devient purulent, et se forme en croûtes jaunâtres ou brunâtres, quelquefois assez épaisses pour simuler les croûtes de l'impétigo.

Le pompholyx arthritique est le plus souvent circonscrit ; on le rencontre surtout à la face, aux membres, et particulièrement à leurs extrémités, etc. Ce n'est guère que dans les derniers temps de la vie qu'on le voit s'étendre et se généraliser.

Il s'accompagne fréquemment de diverses complications inflammatoires, telles que lymphangites, phlébites, adénites, furoncles et pustules d'ecthyma, abcès du derme, tous phénomènes qui manquent dans le pompholyx de nature dartreuse.

La durée du pompholyx arthritique est tout à fait indéterminée.

Son pronostic est très-grave. Affection primitivement et essentiellement chronique, il se termine presque constamment par la mort. Le malade est quelquefois emporté au milieu des symptômes d'ataxie qui caractérisent le rhumatisme cérébral.

2° *Pompholyx herpétique.* — Nous l'avons surtout observé chez les femmes et les vieillards, chez les sujets amaigris et débilités. Les émotions morales doivent être comptées parmi ses causes déterminantes les plus habituelles.

Les bulles sont précédées d'une tache érythémateuse qui les déborde ensuite sous forme d'aréole rosée. Quelquefois l'érythème précurseur fait complétement défaut, et le soulèvement de l'épiderme a lieu d'emblée sur une partie de la peau qui conserve sa coloration normale. Dans tous les cas, nous ne trouvons ici rien de semblable aux plaques érysipélateuses du pompholyx de nature arthritique.

Les bulles du pompholyx dartreux sont, en général, plus volumineuses que celles du pompholyx arthritique; elles sont encore plus distinctes et plus régulières, mieux isolées les unes des autres.

Leur enveloppe est très-mince : aussi disparaissent-elles avec une grande rapidité. Le liquide est séreux, clair, alcalin, transparent, sans plasticité, et il reste à peu près tel jusqu'à la fin : qualités qui le distinguent du liquide purulent ou séro-purulent que renferment les bulles du pompholyx de nature arthritique.

L'exfoliation qui succède à ces bulles est mince, foliacée, comme épidermique, parfois assez analogue aux croûtes de l'eczéma chronique (*pemphigus foliacé*).

L'éruption peut rester quelque temps localisée à certaines régions plus ou moins circonscrites, mais elle finit presque toujours par s'étendre et envahir toute la surface du corps. Je ne connais pas d'affection cutanée qui soit susceptible d'atteindre un caractère de généralisation aussi remarquable que celle qui nous occupe en ce moment.

Le *pronostic* est excessivement grave, et, à cet égard, le pompholyx dartreux ne le cède en rien au pompholyx arthritique : la mort en est la conséquence à peu près inévitable, soit qu'elle arrive lentement et par les seuls progrès du mal, soit qu'elle survienne sous l'influence des diverses complications dont je vous ai parlé dans l'histoire du genre.

Traitement du pompholyx. — Cette affection a jusqu'ici résisté à tous les moyens thérapeutiques. C'est en vain que, pour l'enrayer dans sa marche, nous nous sommes successivement adressé aux préparations alcalines et arsenicales, à la teinture de cantharides à faible dose, aux antimoniaux, etc., etc. Dans quelques cas pourtant, nous avons pu croire pendant un certain temps à la guérison ; mais le résultat est venu nous démontrer plus tard que cette guérison n'était qu'apparente ou temporaire (1). Nous en

(1) Dans le temps même où ces leçons étaient faites à l'hôpital Saint-Louis se trouvait, au pavillon Saint-Mathieu, un malade atteint depuis plusieurs années d'un pompholyx généralisé des plus graves. Pendant le long séjour que ce malade fit dans son service, M. Bazin l'avait soumis tour à tour à toutes sortes de médications : arsénicaux, alcalins, teinture de cantharides, hydrocotyle asiatique, bains à l'hydrofère, toniques, etc., etc., rien ne fut oublié. De loin en loin se produisaient des intermissions plus ou moins complètes, les bulles se faisaient plus rares, la peau se débarrassait de ses squames, mais bientôt éclataient de nouvelles poussées bulleuses qui remettaient tout en question. Aucune partie du corps ne fut épargnée, sans en excepter les muqueuses extérieures, sur lesquelles nous aperçûmes à diverses reprises des bulles remplies d'une humeur claire ou séro-sanguinolente. — Cependant le malade, bien que très-amaigri, opposait à son mal une résistance véritablement désespérée ; l'appétit restait assez bon, les fonctions digestives assez régulières ; les forces, momentanément abattues pendant les paroxysmes, se ranimaient aussitôt dans leurs intervalles. Cet état de choses persistait depuis plus de trois ans sans grande modification, lorsque survint, il y a environ six à huit mois, une amélioration considérable. Les poussées éruptives qui, dans le principe, se composaient de vingt, trente et même soixante bulles, se réduisirent peu à peu à quelques soulèvements isolés et peu nombreux ; et le malade qui, jusque-là, avait été contraint à garder presque constamment le lit, put se lever et marcher sans difficulté. M. Bazin l'engagea alors à quitter l'hôpital, et à quelque temps de là, le

sommes donc à peu de chose près réduits, en présence du pompholyx, à une thérapeutique basée sur les symptômes et les indications locales fournies par l'affection générique. (Voyez, page 233, traitement du genre.)

§ 4. — Pemphigus lépreux, léproïde bulleuse.

Cette affection a été très-bien décrite par MM. Daniellsen et Boeck, dans leur traité de la *Spedalsked* ou *lèpre de Norvége*. Elle appartient en propre à la lèpre anesthétique, dont elle constitue un symptôme initial de la plus grande valeur.

Aucune région n'est, à proprement parler, à l'abri de la léproïde bulleuse ; mais c'est aux extrémités qu'on l'observe surtout, et spécialement à la paume des mains, à la plante des pieds et au voisinage des articulations.

Le nombre des bulles n'est jamais considérable ; souvent il n'en existe qu'une seule dans une région palmaire ou plantaire, ou bien deux ou trois se développent autour d'une articulation. Elles apparaissent d'une manière successive, et parfois à l'endroit même des cicatrices laissées par une éruption antérieure.

---

mieux se continuant, il l'envoyait passer une saison aux eaux de Saint-Christau.

Or, ce malade, que j'ai eu tout récemment l'occasion de revoir, est aujourd'hui dans un état des plus satisfaisants ; il a repris de l'embonpoint, des forces, et présente dans toute son habitude extérieure je ne sais quel air de santé qui le rend tout à fait méconnaissable.

Et cependant, hâtons-nous de le dire, le pompholyx n'a point cessé d'exister, et le malade porte encore sur différentes régions des traces non équivoques de son affection cutanée.

Qui l'emportera définitivement, de la maladie ou du malade ? c'est à l'avenir seul qu'il appartient de répondre.

Les bulles se montrent brusquement et sans être annoncées par aucune sensation locale. Leur volume, variable du reste, atteint fréquemment les dimensions d'un œuf de poule. Un liquide visqueux, jaune verdâtre, les gonfle. Leur durée est très-éphémère, et elles laissent, en se rompant, une surface ulcérée rouge et très-superficielle; cette surface continue à sécréter une humeur visqueuse qui se concrète sous forme de croûtes brunâtres. Après un temps qui peut être de plusieurs mois, les ulcères sont remplacés par des cicatrices d'une blancheur éclatante, un peu déprimées dans la peau, et plus ou moins *insensibles*.

Le pemphigus lépreux sera facilement reconnu à la rareté et au siége spécial de ses bulles, à l'ulcère atonique qui leur succède, et enfin, à la cicatrice blanche et anesthétique qui en constitue le dernier terme. D'ailleurs, l'apparition des macules viendrait bientôt dissiper tous les doutes.

La valeur diagnostique de cette éruption est considérable : « où se montre le pemphigus lépreux, dit M. Boeck, on peut être convaincu que la forme anesthétique de la *Spedalsked* se développera à une époque plus ou moins rapprochée. »

§ 5. — Pemphigus syphilitique.

Je l'examinerai à deux époques de la vie : au moment de la naissance (*pemphigus neo-natorum*); dans l'âge adulte (*pemphigus syphilitique des adultes*).

Pemphigus neo-natorum.

Cette affection est de connaissance toute moderne. Je veux seulement ici vous résumer en quelques mots les traits les plus saillants de son histoire, me réservant de l'étudier d'une manière approfondie dans mes leçons sur les syphilides.

Vous n'ignorez pas combien l'on a disputé sur sa nature. Voici quel est encore, à cet égard, l'état actuel de la science :

1° Pour les uns, le pemphigus des nouveau-nés n'aurait de véritablement spécial que son époque d'apparition dans le premier temps de la vie (Valleix, Gibert, Cazeaux, etc.).

2° Pour d'autres, il serait l'indice à peu près certain, et en quelque sorte le signe pathognomonique de la syphilis congénitale (Paul Dubois, Depaul, Bouchut, Dugès, Lebert, Cazenave, Trousseau, Huguier, Vidal (de Cassis), Maisonneuve et Montanier, etc.).

3° MM. Ricord et Diday, adoptant une opinion mixte ou *de conciliation*, le regardent comme l'expression d'une cachexie particulière survenue chez le fœtus sous l'influence de la syphilis de la mère. Ils assimilent le pemphigus des nouveau-nés à la chloro-anémie, à l'alopécie, qui, chez l'adulte, sans être des signes de la vérole, en dépendent néanmoins de la façon la plus évidente. Cette éruption, dit M. Diday, annonce plutôt le degré de l'infection qu'elle ne révèle sa nature. Elle ne porte point le cachet de la syphilis : elle naît d'elle spécialement et non spécifiquement.

4° D'autres auteurs enfin, parmi lesquels il faut surtout citer MM. Stoltz, Gubler et Gintrac (de Bordeaux), ont admis deux espèces au moins de pemphigus des nouveau-nés : 1° l'une manifestement de nature spécifique ; 2° l'autre complétement étrangère à la syphilis et pouvant être rattachée à un état constitutionnel encore mal déterminé.

Cette dernière opinion nous paraît réunir en sa faveur

la plus grande somme de probabilités ; du moins est-elle la seule qui permette d'expliquer tous les faits. L'observatio démontre en effet, et la plupart des auteurs ont implicitement reconnu (sans en excepter même les partisans les plus déclarés de l'origine syphilitique) :

1° Que le pemphigus des nouveau-nés ne se présente pas toujours dans des conditions identiques ;

2° Que son époque d'apparition, sa marche, ses caractères sont sujets à varier suivant les cas ;

3° Que tantôt très-grave et fatalement mortel, il ne constitue, dans d'autres circonstances, qu'une affection des plus légères, dont la guérison survient spontanément dans l'espace de quelques jours.

Or, de telles différences ne sauraient tenir qu'à la nature de la cause, et nous sommes ainsi conduits à admettre deux espèces bien distinctes de pemphigus des nouveau-nés, quelle que soit d'ailleurs la nature de ces espèces. Pour ne rien préjuger sur la question, nous décrirons l'une sous le nom de *pemphigus malin* ou *grave*, et l'autre sous celui de *pemphigus bénin*.

1° *Pemphigus malin*. — Cette espèce est de beaucoup la plus fréquente. Ses caractères ont été tracés avec une grande précision par M. Paul Dubois qui la considère comme d'origine toujours syphilitique.

Elle a le plus souvent son début pendant la vie intra-utérine : c'est alors le pemphigus congénital. D'autres fois, son apparition a lieu quelques heures ou même quelques jours après la naissance.

Son siège de prédilection est aux extrémités, et particulièrement aux régions palmaires et plantaires.

Elle peut également se répandre sur d'autres parties du corps.

Les bulles sont volumineuses et rapprochées, quelquefois presque confondues entre elles, surtout aux pieds et aux mains. Elles reposent sur des surfaces violacées, bleuâtres, et sont remplies d'un pus d'une couleur jaune très-prononcée. Leur rupture laisse apercevoir le derme rouge, excorié, et dans certains cas, une véritable perte de substance à bords arrondis et nettement limités.

Cette éruption coexiste presque toujours avec des manifestations de nature évidemment syphilitique, telles que des roséoles, des plaques muqueuses, des ulcérations du voile du palais et du pharynx, etc.

Dans la plupart des cas, on a pu constater, chez les parents, des traces non équivoques de syphilis récente ou ancienne.

La marche de cette affection est extraordinairement rapide. Parfois, les enfants meurent avant de naître, s'il est permis de s'exprimer ainsi; d'autres naissent dans un tel état de débilité, qu'ils ne font, en quelque sorte, qu'apparaître et mourir; d'autres enfin, doués en apparence de tous les attributs d'une bonne constitution, s'étiolent aussitôt, maigrissent, prennent cet aspect ridé et flétri qui les a fait comparer à de petits vieillards, et ne tardent pas à succomber avec les signes d'une cachexie profonde.

Certes, après un ensemble de caractères aussi bien accusés, il nous paraît fort difficile de révoquer en doute l'existence d'un pemphigus syphilitique chez les enfants nouveau-nés. Je vous ferai d'ailleurs remarquer que la plupart des raisons alléguées par les adversaires de la spécificité reposent à peu près uniquement sur la confusion que l'on a faite de cette forme grave du pemphigus avec celle qu'il nous reste à décrire.

2° *Forme bénigne.* — Cette espèce n'est jamais congénitale. Elle se montre quelques jours après la naissance; on l'a vue se développer du deuxième au troisième jour, et beaucoup plus tardivement encore.

De même que la forme grave, elle affecte surtout les pieds et les mains; mais ses éléments sont, en général, disséminés sur un plus grand nombre de points, sur le cou, les épaules, la poitrine, les aines, etc.

Les bulles sont plus petites et contiennent un fluide limpide, incolore, ou légèrement grisâtre. Elles sont entourées d'une auréole rosée, qui parfois même fait complétement défaut. Elles s'ouvrent assez promptement et donnent lieu à des croûtes minces, foliacées, qui laissent à leur chute de petites taches rouges ou violacées.

La durée de cette éruption est de un à deux septénaires au plus. Tout se réduit le plus ordinairement à une seule poussée. Elle ne s'accompagne d'aucun trouble fonctionnel notable, si ce n'est parfois au moment de l'invasion, et se termine à peu près constamment par le retour complet à la santé dans l'espace de quelques jours.

Rien d'ailleurs, ni dans l'aspect de l'enfant, ni dans les antécédents de sa famille, qui permette de rapporter à une cause spécifique ce léger exanthème.

Mais quelle est sa nature? Sans vouloir trancher la question d'une manière absolue, nous dirons cependant que, dans plusieurs cas soumis à notre observation, cette espèce s'est présentée à nous avec tous les caractères de siége, de forme, de marche, d'hérédité, etc., que nous avons attribués à notre pemphigus pseudo-exanthématique de nature arthritique.

Pemphigus syphilitique des adultes.

Existe-t-il un pemphigus syphilitique des adultes? La plupart des auteurs modernes répondent négativement, et moi-même j'en avais contesté l'existence dans mes *Leçons sur les syphilides* publiées en 1859. Or, cette manière de voir me paraît aujourd'hui beaucoup trop exclusive, et je pense que la syphilis acquise, de même que la syphilis congénitale, peut également se traduire à la peau sous la forme bulleuse du pemphigus. Il faut avouer pourtant que rien n'est plus rare chez l'adulte que cette variété de syphilide, et que des faits nouveaux et bien observés seraient nécessaires pour fixer définitivement son histoire.

Les caractères ne paraissent pas d'ailleurs différer sensiblement de ceux que nous avons trouvés au pemphigus congénital : prédilection pour les extrémités des membres (paume des mains, plante des pieds), bulles purulentes, auréole violacée ou cuivrée, tendance à l'ulcération, cicatrice syphilitique, concomitance avec d'autres accidents d'origine spécifique, et, comme dernier trait, influence exercée sur sa marche par l'action du mercure.

Traitement du pemphigus syphilitique. — Lorsque le pemphigus des nouveau-nés laisse au médecin le temps d'intervenir, ce qui est malheureusement très-rare, il convient de recourir aussitôt à l'emploi du mercure, que l'on administre à la nourrice sous forme de solution ou en pilules (liqueur de Van Swieten, pilules de Dupuytren, etc.).

Des topiques appropriés seront appliqués sur les bulles, où plutôt sur les ulcérations qui leur succèdent. Le petit malade sera tenu dans un état de propreté minutieuse et sévère.

Le pemphigus des adultes réclame les moyens utiles contre les accidents de la syphilis secondaire.

HUITIÈME LEÇON.

DE L'ECTHYMA.

CHAPITRE PREMIER.

HISTOIRE DU GENRE.

Messieurs,

Le mot *ecthyma*, de εχθυειν, εχθυμα, *erumpere*, éruption, était appliqué par les anciens à toutes sortes d'affections cutanées. Aujourd'hui, grâce aux travaux de Willan et de Bateman, ce terme a pris une signification plus précise et en même temps beaucoup plus restreinte. Ces auteurs ont en effet défini l'ecthyma : une affection de la peau caractérisée par des pustules phlyzaciées, larges, arrondies, ordinairement discrètes, à base dure et enflammée, et donnant lieu à la formation de croûtes brunâtres, plus ou moins épaisses, qui laissent à leur suite des maculatures rougeâtres ou de véritables cicatrices.

Symptomatologie. — La pustule d'ecthyma débute par une tache rouge, dure, arrondie ou ovalaire, plus ou moins large, douloureuse à la pression. Dans l'espace de quelques heures, cette tache s'est élevée sensiblement au-dessus du niveau de la peau, et déjà se dessine à son centre un point vésiculeux formé par la sécrétion d'un liquide au-dessous de l'épiderme. Cette vésicule s'accroît avec rapidité, et en même temps le liquide qu'elle renferme devient complétement opaque et purulent; elle forme une saillie légèrement convexe, parfois un peu déprimée au centre, ce qui lui donne l'apparence d'une pustule variolique. Autour d'elle se dessine une auréole érythémateuse d'une teinte très-animée.

Parvenue à sa période de maturation, la pustule ecthymatique n'a plus en quelque sorte de raison d'être. La vésicule s'affaisse ou se déchire; une partie du pus se concrète, l'autre s'épanche, et bientôt l'on ne trouve plus qu'une exsudation croûteuse plus ou moins épaisse, jaune, brune ou noirâtre, adhérente et comme enchâssée dans le tissu de la peau. En même temps pâlit ou s'efface l'auréole circonférentielle dont nous avons parlé.

La suppuration des pustules est plus ou moins hâtive, suivant les cas. Elle est quelquefois si rapide que l'épiderme est comme soulevé en masse dans toute l'étendue de la surface enflammée; d'autres fois, elle ne s'établit que lentement et graduellement, dans l'espace de plusieurs jours.

La croûte recouvre une exulcération du derme; quelquefois, c'est un véritable ulcère que l'on observe, et la suppuration qui s'en écoule ne tarde pas à reproduire de nouvelles croûtes. Cet ulcère peut s'étendre et persister longtemps chez les individus débiles ou avancés en âge (*ecthyma cachecticum*).

Lorsque la terminaison est proche, l'exfoliation croûteuse semble s'amoindrir; puis elle se détache par fractions ou en totalité, laissant à nu des maculatures rougeâtres, inégales, un peu déprimées au centre, et dans certains cas, des cicatrices indélébiles.

L'ecthyma peut se manifester sur toutes les régions du corps, mais toutes n'y sont pas également exposées. On le rencontre surtout aux épaules, au cou, sur les membres, principalement à leurs extrémités, sur les fesses, la poitrine, tandis qu'il est rare et presque exceptionnel à la face et sur le cuir chevelu. Le plus souvent partiel et limité à une seule région, il peut aussi se présenter avec un caractère de généralisation fort remarquable : c'est ce qui a lieu pour l'ecthyma des enfants, *ecthyma infantile* de Bateman.

Les pustules sont ordinairement discrètes, peu nombreuses, bien distinctes et séparées les unes des autres. D'autres fois pourtant, elles se réunissent en forme de groupes irréguliers, mais il est toujours facile de reconnaître à la configuration de ces groupes, à leurs bords sinueux et largement festonnés, la lésion primitive qui leur a donné naissance.

Le volume des pustules est sujet à varier depuis les dimensions d'une lentille jusqu'à celles d'une pièce de un franc et au delà. Une même éruption peut être composée de pustules toutes parfaitement semblables, ou en présenter de diamètres très-différents : l'ecthyma infantile, et en général toutes les variétés de cause externe nous offrent, à cet égard, de singuliers contrastes.

Quelques phénomènes locaux accompagnent le développement de l'ecthyma. La douleur est tensive, avec sentiment de chaleur et de cuisson dans la partie affectée ; elle est parfois lancinante et pulsatile au moment de la période de maturation des pustules ; puis les sensations morbides s'affaiblissent et s'éteignent peu à peu après la formation des croûtes.

Lorsque les éléments pustuleux se rassemblent en certain nombre sur une même région, la douleur est fort vive et les phénomènes de réaction locale souvent très-prononcés. L'inflammation peut s'étendre au tissu cellulaire sous-cutané ou retentir sympathiquement sur les vaisseaux lymphatiques et les ganglions qui leur correspondent.

La santé générale ne subit le plus souvent aucune atteinte. Tout au plus observe-t-on parfois, dans les cas de brusque invasion, un peu de courbature, d'anorexie et de fièvre. Quant aux symptômes généraux qui précèdent ou accompagnent l'*ecthyma cachecticum* de Bateman, leur existence nous paraît tout à fait indépendante de l'éruption elle-même, et ces deux ordres de phénomènes ne sont autre chose à nos yeux que des manifestations au même titre d'un même état morbide constitutionnel.

Marche, durée, terminaisons. — Tantôt l'ecthyma est d'une seule tenue, faisant du premier coup tous les frais de l'éruption qui se montre simultanément sur tous les points qu'elle doit envahir ; sa marche est aiguë, et sa durée se mesure à celle de l'évolution d'un seul élément. Tantôt l'éruption se compose d'un certain nombre de poussées qui se succèdent sans interruption pendant deux ou trois septénaires. Ailleurs enfin, l'ecthyma est successif et chronique, *diutinus*, pour employer l'expression des auteurs anglais, et dans ce cas, il persiste habituellement pendant des mois et des années.

Lorsque plusieurs poussées successives ont lieu à de

courts intervalles, toutes les phases d'évolution de l'ecthyma se déroulent à la fois et comme dans un seul tableau sous les yeux de l'observateur : cette tache rouge, déjà dure et légèrement saillante, c'est la pustule à son premier état ; plus loin c'est une éminence conique, large, enflammée, douloureuse ; cette éminence s'est couronnée à son sommet d'un point séro-purulent blanchâtre ; ici s'élève une pustule en pleine suppuration, et encore revêtue de son enveloppe d'épiderme ; là, ce sont des croûtes brunâtres ou d'un vert sombre, au-dessous desquelles vous trouverez un ulcère ; ailleurs enfin, ce sont des maculatures ou des cicatricules, derniers vestiges de la pustule ecthymatique.

La terminaison la plus ordinaire de l'ecthyma est la suppuration, suivie de la dessiccation des produits sécrétés ; la croûte cache une ulcération superficielle qui ne tarde pas en général à se cicatriser.

La résolution est ici très-rare : elle a lieu lorsque la pustule, ou plutôt l'engorgement qui la précède n'arrive point jusqu'à maturation ; les phénomènes inflammatoires se dissipent avant que le décollement de l'épiderme ait eu le temps de s'effectuer, la rougeur s'éteint, la douleur s'apaise, et tout rentre dans l'ordre.

Dans certains cas, la pustule d'ecthyma dégénère en une ulcération plus ou moins profonde, dont la surface sanieuse se recouvre difficilement de nouvelles croûtes. C'est ainsi que commencent bon nombre de ces interminables ulcères que l'on observe si fréquemment aux extrémités inférieures des individus débilités et avancés en âge.

Dans d'autres circonstances enfin, l'ecthyma peut se terminer par gangrène ; tous les tissus compris dans la base de la pustule se transforment en une eschare grisâtre ou noirâtre, tantôt sèche, le plus souvent humide et comme imprégnée de sanie sanguinolente. Cette eschare laisse en se détachant une perte de substance qui peut entamer profondément le derme et même le détruire dans toute son épaisseur (1).

Anatomie pathologique. — Cette question a été traitée par M. Rayer avec une telle précision que nous ne saurions mieux faire que de citer textuellement ses propres paroles :

« En examinant avec soin, dit-il, la structure des pustules d'ecthyma à leurs diverses périodes, on reconnaît : 1° que dans un premier état (*élevures rouges*), il y a seulement injection sanguine, avec tuméfaction piriforme du derme ; 2° que dans un second, il se dépose au sommet de

(1) J'ai eu tout récemment l'occasion d'observer, avec M. Bazin, un cas fort extraordinaire d'ecthyma gangréneux généralisé. Lorsque je vis le malade, homme âgé d'une quarantaine d'années, son affection datait de trois semaines environ, et dans ce court espace de temps s'étaient déjà produits d'épouvantables désordres. Presque toutes les parties de son corps étaient couvertes d'horribles plaies irrégulières, anfractueuses, exhalant une suppuration d'une fétidité extrême. Une de ces ulcérations occupait presque toute la surface de la jambe droite, du cou-de-pied jusqu'au voisinage du genou, sans aucun intervalle de peau saine, si ce n'est à la partie postérieure du membre. Une autre avait profondément labouré toute la région antérieure du thorax, et déterminé sur ce point de vastes décollements de la peau, avec dénudation des muscles et formation de clapiers vers les parties déclives. Des altérations analogues, plus ou moins profondes et étendues, se voyaient aux cuisses, sur le cou, le dos, etc., entremêlées çà et là de pustules ecthymatiques en voie d'évolution.

Cette éruption avait été précédée de malaise général, avec courbature et fièvre. Puis s'étaient manifestés, sur divers points, par poussées successives, des boutons que le malade comparait à des furoncles, et qui s'étaient convertis en eschares gangréneuses.

J'ai su depuis que l'état du malade s'était amélioré sensiblement, et que tout faisait espérer une heureuse terminaison.

ces élevures, et plus rarement sur toute leur surface et *sous l'épiderme* une certaine quantité de sérosité purulente ; 3° que dans un troisième, qui survient bientôt après, une matière comme pseudo-membraneuse est déposée au centre de l'élevure évidemment perforée ; 4° qu'après l'extraction de cette matière et l'enlèvement de l'épiderme, la pustule apparaît sous la forme d'un petit godet entouré d'un bourrelet dur et volumineux ; 5° enfin, que les jours suivants, le bourrelet s'affaisse, en même temps qu'une cicatricule se forme au-dessous d'une croûte dont le centre est enchâssé dans le point où l'on avait observé la perforation. »

Il existe donc une analogie très-réelle entre l'ecthyma et le furoncle. En effet, ces deux affections coexistent fréquemment ensemble, et se développent dans les mêmes circonstances étiologiques ; de part et d'autre, il y a suppuration du tissu cutané et production d'une pseudo-membrane. La seule différence essentielle qui les sépare est relative à leur siége anatomique : l'ecthyma consiste dans une inflammation superficielle de la peau, tandis que le furoncle a son point de départ dans les couches profondes de cette membrane.

Diagnostic. — Les larges pustules de l'ecthyma ne présentent aucune ressemblance de forme et d'aspect avec les groupes pustuleux de l'impétigo. Les croûtes ecthymatiques sont arrondies, isolées, brunâtres ou noirâtres, enchâssées dans la peau, et par conséquent bien différentes à tous égards de l'incrustation humide, jaunâtre, irrégulière et saillante qui résulte de la rupture des pustules impétigineuses.

L'acné pustuleuse se montre de préférence sur la face et

la poitrine, régions que l'ecthyma envahit rarement; ses pustules ont une évolution lente; elles sont petites, souvent nombreuses, indurées plutôt qu'enflammées à leur base, purulentes à leur sommet seulement. La pustule de l'ecthyma est au contraire remarquable par son volume, par la rapidité de sa marche, l'intensité des phénomènes inflammatoires, l'étendue du travail suppuratif, la douleur vive dont parfois elle s'accompagne, etc.

Il est pourtant une forme d'acné qui pourrait induire en erreur, c'est l'acné solitaire qui se manifeste sous la forme d'une pustule rouge, douloureuse, purulente jusque dans sa partie centrale; mais cette affection, dont la nature est arthritique, a pour siége habituel la face, et ne présente jamais ni la marche rapide, ni le mode de développement de la pustule ecthymatique.

La mentagre occupe exclusivement les parties velues et en particulier la face; ses pustules sont groupées et confluentes sur une région bien circonscrite; elles sont papuleuses à leur début et traversées par un poil à leur centre. Ajoutez, pour la mentagre parasitaire, la présence de nodosités profondes, de tubercules cutanés ou sous-cutanés, les altérations si caractéristiques des poils, etc., et il ne reste absolument rien de commun entre les deux affections que je compare.

L'éruption varioleuse, qui n'est à tout prendre qu'une variété particulière d'ecthyma symptomatique, offre cependant des caractères trop spéciaux pour qu'il soit possible de la faire rentrer dans l'histoire générale du genre. Elle se distingue de toutes les autres espèces d'ecthyma par les phénomènes généraux graves qui la précèdent et l'accompagnent, par le nombre et la dissémination de ses pustules, leur forme ombiliquée, leur structure multiloculaire, leur mode d'évolution, les propriétés contagieuses du liquide qu'elles renferment, etc.

Enfin, je vous ai déjà prémunis contre une erreur en quelque sorte devenue classique par la sanction que lui ont donnée certains auteurs, je veux parler de la confusion qui a été faite entre l'ecthyma et le rupia. Vous savez que ces deux affections se séparent dès l'origine par la forme, le mode de développement et la constitution même de leur élément primitif, par l'aspect et la configuration des croûtes, par les caractères particuliers des ulcérations, et que ces différences sont plus que suffisantes pour qu'il soit toujours possible d'en établir le diagnostic comparatif.

Pronostic. — Envisagé comme genre, l'ecthyma n'est pas une affection grave. Son pronostic varie suivant la marche aiguë ou chronique de l'éruption, suivant la multiplicité des éléments qui la composent, leur siége, la nature des lésions concomitantes, etc.

Votre jugement sera sévère si les pustules donnent lieu à des ulcérations rebelles, si les ulcères s'étendent ou se compliquent de la production d'eschares gangréneuses, si l'inflammation se propage aux vaisseaux et aux ganglions lymphatiques.

Le tempérament du sujet, sa constitution, son âge, son état général, ses antécédents morbides, seront pris en sérieuse considération.

Enfin, vous aurez à rechercher une dernière indication pronostique et la plus importante, dans la cause spéciale qui a déterminé l'affection cutanée : nous entrons ici dans le domaine des espèces.

Traitement du genre ecthyma. — Si l'ecthyma revêt une forme aiguë, s'il ne consiste que dans quelques pustules rares et disséminées, on se borne à prescrire des boissons rafraîchissantes, des bains frais, un régime doux, quelques légers révulsifs sur le tube intestinal. Lorsque les pustules sont au contraire nombreuses, très-enflammées, accompagnées de fièvre chez un sujet jeune et pléthorique, il peut être bon parfois de recourir à une émission sanguine; en même temps, les surfaces malades seront recouvertes de cataplasmes de fécule ou de riz, ou ce qui vaut mieux encore, simplement saupoudrées de poudres émollientes.

En général, dans l'ecthyma comme dans la plupart des affections croûteuses, il convient de respecter les croûtes ; elles constituent pour la peau malade le meilleur topique que l'on puisse employer. Ce précepte est surtout d'une haute importance dans les formes chroniques, caractérisées par de larges pustules à tendance ulcérative ; les bains, les cataplasmes sont alors beaucoup plus nuisibles qu'utiles, car ils ont précisément pour résultat de ramollir des tissus déjà plus ou moins atoniques par eux-mêmes, et de favoriser ainsi l'agrandissement des ulcères. Ce qu'il faut, dans ces cas, c'est modifier la vitalité de la peau, c'est déterminer dans les parties affectées une réaction salutaire, et l'on y arrive par l'usage des toniques, des astringents ou des substitutifs. Vous pourrez employer dans ce but les poudres de tan, de vieux bois, de calomel, de quinquina, la crème de tartre, le sulfate de zinc, etc. Vous agirez de même à l'égard des ulcères, s'ils ont été mis à nu par la chute spontanée ou accidentelle des croûtes, et si ces moyens ne suffisaient pas, si les surfaces restaient blafardes ou grisâtres, vous auriez recours aux topiques détersifs, tels que l'onguent styrax et l'onguent digestif, aux lotions avec l'alcool étendu, l'eau blanche ou le vin aromatique, ou même à de légères cautérisations avec le nitrate d'argent.

Telles sont les indications tirées du genre, les seules qui doivent nous occuper ici.

Restent donc les *indications* fournies par la nature.

CHAPITRES II et III.

CLASSEMENT DE L'ECTHYMA. — ESPÈCES ET VARIÉTÉS ADMISES PAR LES AUTEURS.

1° ÉCOLE DE WILLAN. — Bateman a placé l'ecthyma dans l'ordre des pustules, entre le porrigo, qui est une fausse teigne, et la variole, qui est une pyrexie exanthématique. Rien de plus irrationnel, comme on voit, qu'un semblable rapprochement!

Il reconnaît quatre variétés d'ecthyma, savoir :

a. L'ecthyma vulgare, dont la marche est aiguë, et la durée de un septénaire environ. Il se montre surtout au printemps, sous la forme de pustules peu volumineuses qui apparaissent sur quelques points des extrémités, du cou ou des épaules, et se convertissent presque aussitôt en croûtes légères et peu épaisses.

Cette affection est artificielle ou pathogénétique.

b. L'ecthyma infantile, ecthyma des enfants, qui offre une marche subaiguë, et se prolonge fréquemment par poussées successives pendant trois, quatre septénaires et même plusieurs mois. Les pustules sont assez volumineuses, quelquefois ulcératives et suivies de cicatrices indélébiles. On l'observe chez les jeunes enfants mal nourris ou qui tettent de mauvais lait, et dans ce dernier cas, il suffit habituellement de changer la nourrice pour le voir disparaître.

Cette variété est un ecthyma pathogénétique.

c. L'*ecthyma luridum*, ecthyma livide, est caractérisé par des pustules larges, proéminentes, entourées d'une auréole livide. Ces pustules donnent lieu à des croûtes épaisses et brunâtres qui se détachent lentement, et au-dessous desquelles on trouve des ulcérations sanieuses et plus ou moins profondes.

L'ecthyma luridum se manifeste parfois comme phénomène critique ou plutôt comme complication pendant la convalescence des fièvres graves, telles que la variole, la rougeole, la scarlatine, etc. Le plus souvent il est symptomatique de la syphilis ou de la scrofule.

d. L'*ecthyma cachecticum*, que quelques auteurs (MM. Devergie et Hardy) ont voulu confondre avec la variété *luridum*, en diffère notablement par sa marche, par ses caractères, et par les conditions au milieu desquelles il se présente. Il se montre surtout aux extrémités, par poussées successives accompagnées de fièvre. Les pustules ont une évolution lente et essentiellement chronique. La peau s'enflamme et se tuméfie dans une assez grande étendue ; elle est d'un rouge violacé ; puis l'épiderme est soulevé sous la forme d'une saillie noirâtre qui se rompt, et donne naissance à des croûtes épaisses, brunes, proéminentes, très-adhérentes, et dont la chute spontanée ne s'opère qu'au bout de plusieurs semaines. Au-dessous de ces croûtes sont des ulcérations de mauvais caractère.

Bateman a considéré cette forme d'ecthyma comme le reflet à la peau d'un état cachectique de l'économie, ainsi que l'indique la dénomination qu'il lui a imposée; or, substituez au mot vague de cachexie ou état cachectique celui de maladie constitutionnelle, et vous avez du même coup nos deux espèces arthritique et dartreuse.

MM. Gibert et Cazenave ont suivi sensiblement la marche adoptée par Bateman, et décrit les mêmes variétés d'ecthyma. Toutefois, M. Gibert a cru devoir consacrer une mention spéciale à une forme grave et non encore décrite, suivant lui, de l'ecthyma ulcéreux. Voici d'ailleurs comment s'exprime notre collègue au sujet de cette variété : « Indiquée seulement dans une de ses nuances par un célèbre chirurgien de Lyon, M. le docteur Bonnet, qui cherche à la distinguer de la syphilide pustuleuse, et conseille comme moyen principal de traitement un simple procédé chirurgical (l'excision des bords décollés des ulcérations), cette éruption mérite d'être étudiée avec soin : elle s'est offerte à mon observation dans un assez grand nombre de cas. Sous le rapport étiologique et thérapeutique, elle doit être distinguée en deux formes principales : l'une entretenue par une diathèse spéciale, tantôt réellement cachectique, tantôt indépendante de tout indice d'altération grave des solides et des liquides de l'économie; l'autre, qui peut se rattacher à la diathèse ou à la cachexie scrofuleuse. Dans les deux cas, nous avons vu réussir parfois le sirop de deutoiodure ioduré, que j'ai introduit avec tant de succès dans la thérapeutique des syphilides et des éruptions scrofuleuses serpigineuses ; mais il s'est rencontré aussi des sujets chez lesquels ce sirop a échoué, soit, ce qui est rare, qu'il n'eût amené aucun résultat avantageux, soit, ce qui est arrivé plus souvent, que l'amélioration qui avait d'abord suivi l'usage du remède ne se soit pas soutenue. »

Que d'embarras, que de confusion dans ces quelques mots ! Et d'abord, quelle est cette diathèse spéciale dont l'existence semble en grande partie reposer sur ce fait, que le sirop de biiodure ioduré, si puissant contre les syphilides et les éruptions scrofuleuses serpigineuses, échoue fréquemment contre elle ? Comme je crois fort peu, je l'avoue, aux succès du mercure dans le traitement des affections de la scrofule, quelles que soient ces affections, je ne puis voir dans les faits dont parle notre savant collègue que des exemples d'ecthymas se rattachant, les uns, ceux que guérit le sirop de biiodure, à la diathèse syphilitique, et les autres, ceux qui lui résistent, à la maladie scrofuleuse. Du reste, M. Gibert nous donne lui-même des arguments à l'appui de cette manière de voir, car il ajoute : « Dans ces cas (ceux dans lesquels le sirop de biiodure a échoué) nous avons insisté sur le régime tonique, les soins hygiéniques et les pansements appropriés. Tantôt nous avons eu recours à l'excision des *bords décollés des ulcères*, tantôt à la cautérisation successive avec le nitrate acide de mercure, tantôt aux lotions et aux applications chlorurées, à l'onguent styrax, etc., etc. » Or, comment conserver des doutes sur la nature scrofuleuse d'une affection qui se présente avec de tels caractères et cède à de semblables moyens ?

M. Rayer a rangé l'ecthyma parmi les inflammations pustuleuses de la peau, entre le favus et les pustules artificielles. Comme je l'ai dit plus haut, il en a décrit avec une rare perfection l'anatomie pathologique. Les seules variétés qu'il reconnaisse sont : 1.° l'ecthyma aigu ; 2° l'ecthyma chronique.

Dans le livre de M. Devergie, l'ecthyma fait partie du troisième groupe qui comprend des maladies à forme pustuleuse, à savoir : l'impétigo, l'ecthyma, le sycosis et l'acné. L'auteur regarde les variétés *luridum* et *cachecticum* comme une seule et même affection, et renvoie leur description à l'histoire des maladies qui forment son quatrième groupe, c'est-à-dire à côté du rupia, du purpura et du scorbut.

Voici d'ailleurs le tableau des variétés nombreuses d'ecthyma admises par M. Devergie :

1° Suivant la forme la plus commune : *ecthyma vulgare*.

2° Suivant l'âge : *infantile*.

3° Suivant sa marche : *aigu, chronique, diutinus* ou *successif*.

4° Suivant sa cause : *idiopathique, symptomatique*.

5° Suivant sa forme composée : *impétigo ecthymatiforme, ecthyma rupiforme, cachecticum* ou *luridum*.

2° École d'Alibert. — A l'exception de M. Gintrac, tous les disciples de cette école ont confondu l'ecthyma et le rupia en une seule affection.

Alibert en a fait, sous le nom de *phlyzacia*, le genre V de ses dermatoses eczémateuses, entre le zoster qui constitue le quatrième genre, et le cnidosis qui forme le sixième. Il reconnaît deux espèces au genre phlyzacia : 1° le phlyzacia aigu; 2° le phlyzacia chronique qui comprend le rupia de Bateman.

Frank a décrit l'ecthyma sous le nom de *psydracia*.

M. Gintrac divise l'ecthyma en aigu et chronique. Il place l'ecthyma aigu dans sa classe des fièvres éruptives et des exanthèmes aigus, à côté du furoncle, de l'anthrax, du charbon et de la pustule maligne; c'est, dit-il, une maladie légère, accidentelle, et qui ne réclame point une étude spéciale.

L'ecthyma chronique lui paraît au contraire mériter une attention plus sérieuse. Il en admet trois espèces qu'il décrit séparément : 1° un ecthyma de nature herpétique; 2° un ecthyma syphilitique; 3° un ecthyma scrofuleux.

Pour M. Hardy enfin, l'ecthyma est toujours une maladie cutanée accidentelle. Il le divise, suivant sa marche, en aigu et chronique. L'ecthyma aigu est simple ou gangréneux. L'ecthyma chronique présente également deux variétés : 1° l'ecthyma infantile; 2° l'ecthyma cachectique, qui n'est autre chose pour M. Hardy que le rupia des Willanistes.

En résumé, toutes ces divisions ne reposent que sur des considérations de forme extérieure, de marche, d'âge, de constitution, et par conséquent ne conduisent à aucune donnée rationnelle pour le pronostic et la thérapeutique. Toutefois, nous devons à la justice d'en excepter M. Gintrac qui s'est autant que possible rapproché des conditions d'une bonne classification.

CHAPITRE IV.

ESPÈCES ET VARIÉTÉS ADMISES PAR M. BAZIN.

Pour nous, le classement de l'ecthyma doit être envisagé au point de vue du genre et de l'espèce.

Comme genre, cette affection se place dans l'ordre des pustules, à côté de l'impétigo, du sycosis, de l'acné pustuleuse.

Comme espèce, elle se trouve à la fois parmi les affections de cause externe et parmi les affections de cause interne.

L'ecthyma de cause externe peut être artificiel, parasitaire ou pathogénétique. L'ecthyma de cause interne comprend :

a. L'ecthyma symptomatique ou critique ; *b.* l'ecthyma syphilitique ; *c.* l'ecthyma scrofuleux ; *d*, l'ecthyma arthritique.

Voici d'ailleurs l'énumération complète de toutes ces espèces, et des variétés qu'elles renferment.

1re CLASSE. — ECTHYMA DE CAUSE EXTERNE.

Ecthyma artificiel..........
- Malpropreté, méconium, urines, etc.
- Décubitus prolongé.
- Piqûres de sangsues, etc.
- Tartre stibié en frictions, sulfure de potasse (*ecthyma médicamenteux*).
- Épiciers, maçons, etc. (*ecthyma professionnel*).
- Gale, teigne (*ecthyma parasitaire*).

Ecthyma pathogénétique....
- Alimentation malsaine.
- Lait d'une mauvaise nourrice (*infantile*).
- Ingestion de certains médicaments (*arsénicaux*).

2ᵉ CLASSE. — Ecthyma de cause interne.

Ecthyma symptomatique ou critique............... { Variole. Scarlatine. Maladies fébriles. }

Ecthyma constitutionnel { syphilitique.. { Superficiel ou exanthématique. Profond ou ulcéreux. } scrofuleux, scrofulide maligne ecthymatiforme. arthritique et dartreux, cachectique de Bateman. }

ARTICLE PREMIER.

ECTHYMA DE CAUSE EXTERNE.

§ 1ᵉʳ. — Ecthyma artificiel.

L'ecthyma artificiel se développe dans des conditions très-diverses dont je vais vous présenter rapidement l'analyse.

On le voit naître fréquemment sous l'influence de la malpropreté, chez les enfants et les vieillards, chez les individus épuisés par les privations ou les excès de toute espèce. L'air humide et froid, les habitations mal aérées, ont été considérées comme des causes de cette affection.

Les pommades irritantes, les onguents, les emplâtres, les bains alcalins et sulfureux, peuvent déterminer le développement de véritables pustules ecthymatiques. Le même phénomène s'observe encore chez les artisans qui manient des substances âcres ou irritantes, des produits métalliques, etc., chez les épiciers, les cuisiniers, les maçons, les teinturiers, les apprêteurs de couleurs, les mégissiers, les criniers, les tanneurs, les pelletiers, les chapeliers, les fondeurs, les mineurs, les houilleurs, etc. (*ecthyma professionnel*).

Chez quelques sujets prédisposés, il suffit parfois de la

cause en apparence la plus légère, d'une simple piqûre ou écorchure, d'une morsure de sangsue, par exemple, pour donner lieu à la lésion qui nous occupe.

L'érythème par décubitus prolongé (érythème paratrime d'Alibert) se complique assez souvent de la présence de pustules d'ecthyma : sur certains points la peau s'enflamme, l'épiderme se décolle, soulevé par un liquide séro-purulent mêlé de sang, et cette ampoule une fois rompue, on découvre un ulcère de mauvais aspect et dont le fond repose sur des tissus plus ou moins atoniques ou complétement privés de vie.

Vous connaissez la fréquence de l'ecthyma, comme éruption symptomatique de la gale. Il est alors constitué par de larges pustules arrondies, entourées d'une vive auréole, et dont le siége de prédilection est aux mains, aux pieds et aux fesses (*ecthyma parasitaire*).

Le type de la pustule ecthymatique nous est en quelque sorte offert par l'éruption si remarquable que détermine à la peau le tartre stibié. Les pustules développées sous l'influence de cet agent sont très-régulièrement arrondies, de forme plate et comme discoïde, enchâssées dans le tissu de la peau, environnées d'une auréole assez vive dans l'espace de quelques lignes. Le liquide qu'elles contiennent est, dès le début, louche ou même opaque et purulent. Au bout de quelques jours, les pustules s'affaissent et perdent leur résistance et leur plénitude; elles semblent parfois se déprimer un peu à leur centre, d'où résulte une apparence d'ombilication. Enfin, la vésicule se perfore, le liquide se dessèche, et une petite croûte noirâtre se forme du centre à la circonférence.

Le tartre stibié ne se borne pas à soulever la lame épidermique, mais il attaque la propre substance du derme avec une énergie proportionnée à sa concentration et à la durée de son contact, et y détermine une véritable ulcération, et parfois même la gangrène des couches superficielles. Le travail morbide qu'il suscite peut marcher quelque temps et s'étendre en profondeur et en surface, mais dans de faibles limites, et sa tendance naturelle est la cicatrisation; il laisse après lui, comme traces de son passage, de petites taches violacées et des cicatrices indélébiles.

L'ecthyma artificiel répond surtout à l'ecthyma vulgaire des auteurs anglais. Sa marche est aiguë et sa durée de un à deux septénaires au plus. Quelques topiques émollients, le repos, la suppression de la cause, suffisent pour faire disparaître rapidement cette légère affection.

§ 2. — Ecthyma pathogénétique.

L'ecthyma pathogénétique comprend deux espèces principales, à savoir :

a. L'*ecthyma infantile* de Bateman, qui se montre chez les enfants mal nourris ou allaités par de mauvaises nourrices. Les pustules sont, en général, fort irrégulières dans leurs dimensions, ici très-petites, ailleurs au contraire très-volumineuses; elles sont remplacées par des ulcérations croûteuses qui persistent longtemps et laissent à leur suite de légères traces cicatricielles.

Lorsque les croûtes se détachent prématurément, on remarque des ulcérations grisâtres, plus ou moins exactement arrondies, et qui n'offrent aucune tendance à guérir, les conditions hygiéniques restant les mêmes. Plusieurs ulcérations peuvent se réunir pour donner lieu à une large plaie dont les bords sinueux et festonnés rappellent la forme de l'élément primitif.

L'éruption est le plus ordinairement successive ; avec elle coexistent presque toujours des phénomènes généraux plus ou moins graves survenus sous l'influence des mêmes causes : il y a de la fièvre, de l'anorexie, parfois de la diarrhée et des vomissements ; le ventre est douloureux, tuméfié ; l'enfant s'amaigrit et s'étiole, et la mort survient comme dernier terme de tous ces désordres, si l'on n'y porte un prompt remède.

Le traitement de l'ecthyma infantile se déduit des circonstances étiologiques qui président à son développement. Votre premier soin sera de modifier le régime de l'enfant en l'appropriant à son âge, de lui donner une bonne nourrice, de l'entourer en un mot de conditions hygiéniques aussi favorables que possible. Les surfaces seront saupoudrées de poudres émollientes ou légèrement astringentes. Enfin, pour relever la constitution et les forces, vous pourrez prescrire avec avantage le séjour à la campagne, quelques toniques légers, et un peu de sirop de protoiodure de fer ou de sirop antiscorbutique.

b. Une seconde variété d'ecthyma pathogénétique est celle qui survient consécutivement à l'administration interne des préparations arsénicales. Dans cette forme rare, dont nous avons observé quelques exemples, la lésion débute par de petites pustules qui peu à peu s'étendent et produisent des ulcérations profondes, à bords taillés à pic, à fond rougeâtre et humide. Cette espèce n'offre d'ailleurs aucun caractère qui lui appartienne en propre ; mais son rapport de coïncidence avec l'ingestion de l'arsénic, l'absence de toute autre cause, son état stationnaire ou sa marche progressive si l'on insiste sur le remède, sa guérison rapide et sans cicatrice, dès qu'on vient à en supprimer l'emploi, tous ces signes ne sauraient permettre longtemps l'incertitude dans le diagnostic.

ARTICLE II.

ECTHYMA DE CAUSE INTERNE.

§ 1er. — Ecthyma symptomatique ou critique.

L'ecthyma apparaît quelquefois comme phénomène symptomatique ou critique pendant le cours ou le décours de certaines maladies aiguës fébriles. On l'observe à la suite de la rougeole, de la scarlatine, et plus particulièrement pendant la convalescence de la variole ; dans ce dernier cas, il n'est pas rare de le voir coïncider avec des furoncles, des otorrhées purulentes, des abcès cutanés et sous-cutanés.

Cette affection ne se prête à aucune considération spéciale. Bien qu'elle puisse offrir tous les caractères des crises, elle nous paraît plus fâcheuse qu'utile, dans la majorité des cas, en ce qu'elle peut prolonger la convalescence, et devenir elle-même une cause nouvelle d'épuisement, chez un individu déjà affaibli par un état pathologique antérieur.

§ 2. — Ecthyma syphilitique.

Il est superficiel ou profond. Dans le premier cas, il constitue un accident précoce de la syphilis, tandis que l'ecthyma profond ou ulcéreux ne se montre qu'à une période déjà avancée de la maladie constitutionnelle.

1° *Ecthyma superficiel, syphilide pustuleuse phlyzaciée pseudo-exanthématique.* — Cette variété se caractérise par la présence de pustules coniques ou lenticulaires de moyenne dimension, souvent ombiliquées à leur centre comme celles de la variole, et entourées d'une auréole d'un rouge sombre ou cuivré. Le liquide contenu dans ces pustules se solidifie promptement, et donne lieu à la formation de croûtes rugueuses, brunes ou noirâtres, ordinairement peu épaisses, et qui laissent, à leur chute, soit une exulcération superficielle, soit une tache violacée dont la disparition est lente.

Cette syphilide est souvent généralisée. Elle peut être précédée de symptômes généraux, tels que fièvre, céphalées, malaise, courbature, douleurs rhumatoïdes, etc.; dans ce cas, l'analogie qu'elle offre avec la variole est tellement frappante que certains auteurs l'ont désignée sous le nom de variole syphilitique.

Sa marche est subaiguë. L'appareil inflammatoire dont l'éruption s'entoure parfois à son début ne tarde pas à s'éteindre, la fièvre tombe, l'auréole circonférentielle s'assombrit de plus en plus, mais les croûtes persistent, de nouvelles poussées surviennent, et la guérison se fait attendre plusieurs mois, malgré les traitements les mieux administrés.

L'ecthyma syphilitique, lorsqu'il envahit simultanément toutes les régions du corps, pourrait à la rigueur en imposer pour une variole ou une varioloïde; mais une méprise aussi grossière ne sera pas commise, si l'on tient compte des phénomènes d'invasion, si différents dans l'un et l'autre cas, de l'état général du malade, de la marche et du mode d'évolution des pustules, des signes tirés de l'aspect des croûtes, des symptômes concomitants, etc.

2° *Ecthyma syphilitique malin, ulcéreux.* — Cet ecthyma creuse profondément la peau. Ses croûtes sont très-épaisses, verdâtres, rugueuses, vernissées, saillantes, comme enchâssées dans les bords taillés à pic de l'ulcération qu'elles recouvrent. Cet ulcère tend à s'agrandir dans tous les sens ; il est grisâtre, inégal, incessamment baigné d'un pus très-consistant que la pression fait sourdre à la circonférence des croûtes.

Les choses peuvent en demeurer là pendant fort longtemps. Enfin, un moment arrive où la sécrétion purulente diminue, en changeant de nature, l'ulcère se couvre de granulations charnues, son fond s'élève, ses bords s'affaissent, et les croûtes, ne recevant plus d'éléments nouveaux, se dessèchent, s'amoindrissent et finissent par tomber. La surface ainsi mise à nu est d'un rouge sombre ou violacé, puis brunâtre ou d'un jaune cuivré ; mais déjà paraît à sa partie centrale un point lisse et blanchâtre, autour duquel s'opère une abondante exfoliation d'épiderme. La lésion à son dernier terme n'est plus représentée que par une cicatrice arrondie, déprimée, d'un blanc mat, quelquefois parcourue par de légères arborisations vasculaires.

L'ecthyma ulcéreux appartient à une période déjà avancée de la maladie constitutionnelle : aussi son apparition est-elle généralement tardive. Mais il peut également suivre de très-près le moment de la contagion, et constituer à ce titre une syphilide maligne précoce.

La syphilide pustulo-crustacée ecthymatique est une affection essentiellement chronique. Sa durée est variable, mais toujours longue. Son pronostic est assez grave, et dans tous les cas beaucoup plus sérieux que celui de la forme xanthématique.

Elle se distingue de l'ecthyma scrofuleux malin (scrofulide pustulo-crustacée ulcéreuse) par l'aspect et la couleur de ses croûtes, l'auréole cuivrée qui les entoure, les caractères de ses ulcérations, les cicatrices blanches qui leur succèdent, etc.

Traitement de l'ecthyma syphilitique. — Il varie suivant que l'ecthyma est superficiel ou profond.

S'il s'agit d'une syphilide pustuleuse pseudo-exanthématique, vous aurez recours aux préparations mercurielles, pilules de protoiodure, liqueur de Van Swieten, etc.

L'ecthyma ulcéreux réclame l'emploi du mercure associé à l'iodure de potassium ; c'est alors surtout que fait merveille le sirop de deutoiodure ioduré préconisé par M. Gibert.

En même temps, les malades seront placés dans de bonnes conditions hygiéniques; on recommandera un régime tonique, substantiel, l'exercice modéré en plein air, l'habitation à la campagne, etc.

Enfin, il sera bon parfois de faire usage de certains topiques pour modifier l'état local et venir en aide à la médication spécifique (voy. le traitement du genre).

§ 3. — **Ecthyma scrofuleux.**

L'ecthyma scrofuleux (*ecthyma luridum* de Willan et de Bateman) se confond si complétement avec la scrofulide maligne crustacée ulcéreuse, que son histoire ne saurait en être séparée. Je ne puis donc que vous renvoyer ici à mon Traité de la scrofule, 2ᵉ édition, page 220 et suivantes.

§ 4. — Ecthymas arthritique et dartreux.

Ces deux espèces correspondent plus particulièrement à l'*ecthyma cachecticum* de Willan et Bateman, dont nous avons plus haut rappelé les caractères. Elles sont dépourvues de symptômes objectifs suffisants pour nous conduire à la connaissance de leur nature spéciale. Mais nous avons vu tant de fois l'ecthyma coïncider ou alterner avec d'autres affections manifestement arthritiques ou dartreuses, se substituer à elles et disparaître sous l'influence des mêmes modificateurs thérapeutiques, qu'il nous paraît véritablement impossible de leur refuser une place dans l'ordre d'évolution de ces deux maladies constitutionnelles.

NEUVIÈME LEÇON.

DU RUPIA.

CHAPITRE PREMIER.

HISTOIRE DU GENRE.

Je définis le rupia : une affection de la peau caractérisée par une large pustule phlyzaciée, qui se convertit rapidement en une croûte épaisse et noirâtre, autour de laquelle se produisent une ou plusieurs poussées de bulles circonférentielles.

Les auteurs sont loin de s'entendre au sujet du rupia, dont la lésion primitive serait une bulle suivant les uns, et une pustule suivant les autres. Or nous verrons qu'il s'agit là bien réellement d'une lésion à la fois pustuleuse et bulleuse.

Le rupia ne saurait donc être confondu avec l'ecthyma, qui est une simple pustule; avec le pemphigus, qui est constitué par une bulle; avec la scrofulide maligne impétigineuse, dont l'élément primitif est une pustule psydraciée.

Symptomatologie. — On distingue trois périodes successives dans son développement : 1° l'éruption; 2° l'état stationnaire ou période d'incrustation; 3° la cicatrisation.

L'éruption commence par une tache arrondie, livide, légèrement saillante, au niveau de laquelle l'épiderme est bientôt soulevé par un liquide sanieux ou séro-purulent. Cette élevure, qui jusque-là ne diffère pas sensiblement de la pustule ecthymatique, se dessèche dans l'espace de trente-six à quarante-huit heures pour donner naissance à une croûte rugueuse, brunâtre, plus ou moins épaisse; mais autour de cette croûte la rougeur persiste et augmente, et cette aréole devient elle-même le point de départ d'une série de soulèvements bulleux qui, se desséchant à leur tour et dans l'ordre successif de leur apparition, produisent de nouvelles concrétions qui s'ajoutent à la première. Plusieurs générations de bulles peuvent ainsi se succéder à la circonférence de la croûte primitivement formée, qui s'accroît ainsi graduellement en surface pendant quatre à cinq jours.

La croûte varie dans son aspect et dans ses caractères physiques suivant l'étendue et l'intensité de la lésion locale, suivant la profondeur et la persistance de l'ulcération qu'elle ecouvre. Elle est aplatie, peu saillante, facile à détacher, lorsque la pustule initiale est d'un petit volume, entourée de bulles petites et peu nombreuses. Cette croûte tombe spontanément au bout de quelques jours, et l'on trouve alors, soit une maculature d'un rouge livide, soit une simple excoriation qui ne tarde pas elle-même à se cicatriser.

C'est à cette variété bénigne que les auteurs ont donné le nom de *rupia simplex*.

Dans une variété plus grave, le *rupia proeminens*, en même temps que le rupia s'élargit par le développement de bulles à sa circonférence, sa partie centrale s'épaissit et s'élève par l'adjonction d'éléments nouveaux à sa face profonde. Il en résulte une sorte d'éminence conoïde, dure, noirâtre, rugueuse, formée de couches superposées et concentriques qui vont s'étageant de la base au sommet de manière à figurer l'écaille de l'huître ou celle de ces mollusques univalves connus sous le nom de lampas ou de patelles. Cette enveloppe crustacée reste habituellement stationnaire pendant un temps fort long; parfois aussi, le liquide sécrété au-dessous d'elle la soulève partiellement et y détermine des fissures au travers desquelles on le voit se faire jour au dehors; elle peut même se trouver ainsi détachée dans sa totalité, et l'on découvre une ulcération circulaire, plus ou moins profonde, à bords tuméfiés et livides, à fond blafard, inégal et baigné d'un liquide sanieux qui reproduit aussitôt une croûte nouvelle.

Enfin, un moment arrive où la sécrétion de l'ichor s'arrête, où l'ulcère bourgeonne et se comble, et la dernière croûte une fois tombée, il reste une cicatrice tantôt plane et d'un blanc mat (*rupia syphilitique*), tantôt rougeâtre, bridée et saillante (*rupia scrofuleux*), mais toujours indélébile.

Telles sont les diverses phases par lesquelles passe un élément de rupia, dans les deux variétés de forme que nous avons admises.

Considérée dans son ensemble, l'éruption peut être locale ou disséminée sur un certain nombre de régions. Elle se manifeste de préférence aux membres inférieurs et particulièrement aux jambes; puis viennent les cuisses, les membres thoraciques, le cou, les lombes, les fesses, la poitrine et la face.

Les éléments éruptifs sont, en général, peu nombreux et séparés les uns des autres par des espaces considérables;

les exemples de rupia confluent ne sont pour nous que des faits méconnus d'impétigo.

L'éruption est quelquefois simultanée, le plus ordinairement successive. Dans ce dernier cas, le malade présente à la fois, ici des croûtes, là des ulcères, plus loin des maculatures rougeâtres ou de véritables cicatrices.

Enfin, comme les deux variétés de rupia (simple et proéminent) ne sont en définitive que deux degrés d'une même affection générique, il n'est pas rare de les trouver réunies sur un même individu, avec tous les caractères qui les distinguent.

Marche. Durée. Terminaisons. — Le rupia est une affection essentiellement chronique de sa nature. Bateman a décrit une forme aiguë, le *rupia escharotica*, qui n'est autre chose à nos yeux qu'une variété de pemphigus. Cette forme est aussi la seule qui soit précédée de phénomènes précurseurs.

La durée du rupia varie de quelques septénaires à des mois et des années.

La terminaison habituelle est la guérison, mais elle se fait parfois longtemps attendre. La mort, quand elle survient, n'est jamais la conséquence directe de l'affection cutanée, si grave et si étendue qu'on puisse la supposer.

Diagnostic. — Trois affections peuvent être surtout confondues avec le rupia : le pemphigus, l'ecthyma et les abcès dermiques.

Le pemphigus est caractérisé par une bulle remplie de sérosité transparente ou louche; ses croûtes sont minces, larges, foliacées, lamelleuses, bien différentes par conséquent des croûtes épaisses, rugueuses, saillantes, conchyliformes, que l'on trouve dans le rupia. Le pemphigus n'atteint la peau que dans sa partie la plus superficielle, et ne laisse rien après lui, tandis que le rupia l'attaque profondément et y produit des pertes de substances suivies de cicatrices ineffaçables.

On a pu prendre pour du rupia certains abcès dermiques développés sous l'influence de la scrofule; mais la croûte qui se produit à l'ouverture de ces abcès se détache avec une grande facilité, et l'on constate une ulcération à bords décollés, à surface fongueuse et saignante. Les renseignements fournis par le malade sur le mode de début et la marche de la lésion suffiraient d'ailleurs pour lever tous les doutes.

Il n'est pas toujours facile, dans la pratique, de distinguer le rupia de l'ecthyma. Ces deux éruptions coexistent fréquemment ensemble, et peuvent se développer sous l'influence des mêmes causes; leur élément primitif n'a qu'une durée très-éphémère et se trouve presque aussitôt remplacé par une ulcération croûteuse; enfin, s'il existe habituellement des caractères assez positifs pour empêcher la confusion, celle-ci devient à peu près inévitable lorsque les nuances se rapprochent, que les différences s'affaiblissent, et que des particularités plus ou moins importantes manquent d'un côté ou s'ajoutent de l'autre. Il ne faut donc pas s'étonner trop si quelques auteurs, trompés par une analogie quelquefois très-réelle, ont pu considérer le rupia et l'ecthyma comme de simples variétés d'un seul et même genre.

Cependant, pour faire justice d'une semblable erreur, il me suffira de vous rappeler que ces deux affections se séparent dès l'origine par la constitution même de leur élément primitif, et que l'ecthyma, simple pustule, ne saurait être identique au rupia, lésion à la fois pustuleuse et bulleuse : caractère capital, car il est le seul qui soit parfaitement indépendant de toute circonstance accidentelle et purement extérieure, et c'est sur lui que repose, en définitive, la détermination des genres en dermatologie.

Et qu'on ne dise pas que ce signe est trop fugitif, trop difficile à constater pour servir de base à la distinction que je cherche à établir. Un fait ne change pas de valeur par cela seul qu'il peut nous échapper souvent, et la nature ne saurait être ainsi mesurée à la faiblesse de nos moyens d'investigation. Remarquez d'ailleurs que la même objection se reproduirait à l'égard de l'eczéma, de l'impétigo, du pemphigus et de presque toutes les affections cutanées.

Du reste, une différence aussi radicale dans la forme primitive de deux éruptions entraîne nécessairement à sa suite d'autres différences. L'ecthyma repose sur une base indurée et fortement enflammée, qui n'existe jamais au même degré dans le rupia; ses croûtes sont moins larges, moins proéminentes, plutôt enchâssées dans la peau que détachées à leurs bords, et, dans tous les cas, dépourvues de cette marche extensive qui forme le trait le plus caractéristique de la croûte du rupia; enfin, les excoriations légères et superficielles qu'il présente offrent véritablement bien peu de rapports avec les ulcérations profondes et souvent rebelles que l'on observe dans cette dernière affection.

Pronostic. — Sans avoir toute la gravité que lui ont attribuée certains auteurs, le rupia ne laisse pas que d'être une affection sérieuse, en raison de sa durée souvent fort longue, des douleurs qu'il occasionne, des croûtes informes qui se produisent à la surface des ulcères, et des cicatrices qui en sont, dans bien des cas, l'inévitable conséquence.

Traitement. — Les indications se tirent : 1° de la lésion locale ; 2° de l'état général du malade ; 3° de la nature de l'affection cutanée.

1° *Indications tirées du genre.* — Elles diffèrent suivant le moment de l'éruption.

A la première période, il sera bon d'ouvrir les phlyctènes pour donner issue au liquide qu'elles renferment, et d'appliquer sur les points qu'elles occupaient un linge troué enduit de cérat et recouvert de charpie.

A la période d'incrustation, la conduite à tenir est plus difficile à tracer. Tandis, en effet, que la plupart des dermatologistes recommandent de faire tomber les croûtes, M. Devergie pose en principe qu'il faut autant que possible les conserver sur l'ulcère, quels que soient d'ailleurs leur forme et leur volume. Nous partageons à cet égard la manière de voir de M. Devergie, mais sans être pourtant aussi exclusif qu'il paraît l'être ; et nous pensons que, si la croûte doit être respectée dans la majorité des cas, il est aussi des circonstances qui commandent d'en provoquer la chute, lorsqu'elle devient, par exemple, une cause incessante d'irritation et de tiraillement pour les parties malades.

Le traitement des ulcères varie suivant leur aspect, leur degré d'ancienneté, l'état de leur surface, etc. S'ils sont enflammés, douloureux, on emploiera d'abord les émollients, les lotions à l'eau de guimauve, les pansements avec le cérat opiacé. Puis, on aura recours aux topiques légèrement astringents, aux solutions ferrugineuses, au vin miellé ou aromatique, au sulfate de zinc, à la crème de tartre préconisée par M. Rayer, etc. Il est encore un agent dont je ne saurais trop vous recommander l'usage dans les cas d'ulcères sanieux et fétides, je veux parler du coaltar saponiné étendu de trois ou quatre fois son volume d'eau : le pansement se fait alors avec de petites boulettes de charpie trempées dans ce liquide et appliquées sur l'ulcère ; il doit être répété deux à trois fois chaque jour.

Enfin, lorsque les ulcérations restent atoniques, blafardes, et ne manifestent aucune tendance à la cicatrisation, il devient indispensable de réveiller la vitalité des tissus par l'emploi de modificateurs plus énergiques, tels que le nitrate d'argent fondu, les acides nitrique et chlorhydrique, le nitrate acide de mercure.

2° *Indications tirées de l'état général.* — Comme le rupia se montre presque toujours au milieu d'un affaiblissement plus ou moins notable de l'économie, on insistera sur les toniques et plus particulièrement sur les amers et les ferrugineux. Le malade sera placé dans de bonnes conditions d'air, d'alimentation ; en un mot, réparer et fortifier la constitution, telle est alors l'indication la plus pressante à remplir.

3° *Indications tirées de la nature de l'affection.* — Ce sont souvent les plus importantes. Nous les retrouverons à propos des espèces de rupia.

CHAPITRES II et III.

CLASSEMENT DU RUPIA. — ESPÈCES ET VARIÉTÉS ADMISES PAR LES AUTEURS.

1° École de Willan. — Willan paraît avoir confondu le rupia avec l'ecthyma. Bateman l'a placé dans son ordre VI des vésicules, entre l'herpès et la miliaire; il en distingue trois variétés, désignées sous les noms de *simplex, proeminens, escharotica.*

1° Le *rupia simplex* se manifeste par des phlyctènes petites, rondes, aplaties, développées sans inflammation préalable. Le liquide, d'abord séreux, devient opaque, puis tout à fait purulent; il forme une croûte brunâtre, rugueuse, plus épaisse au centre qu'à la circonférence, où elle se continue avec l'épiderme, qui s'y trouve légèrement soulevé. Cette croûte tombe au bout de quelques jours, laissant à nu une peau livide et violacée, mais déjà pourvue d'un nouvel épiderme.

2° Dans le *rupia proeminens*, les phlyctènes sont plus volumineuses et donnent lieu à la formation d'une croûte dont l'épaisseur et l'étendue, d'abord peu considérables, augmentent les jours suivants. En effet, la circonférence de cette croûte est entourée d'une aréole rougeâtre, large de quelques lignes, sur laquelle l'épiderme est encore soulevé; une nouvelle incrustation s'y établit et ajoute à l'étendue de la première. L'aréole rouge se propage de nouveau, et d'une manière lente, à la circonférence, l'épiderme se soulève, etc., et ainsi, par des additions successives, la croûte primitive croît en étendue, en épaisseur, et enfin elle cesse d'augmenter de volume après un espace de temps qui varie depuis deux jours jusqu'à une semaine. Alors elle est plus ou moins large, plus ou moins conique; elle permet de suivre circulairement ses suradditions successives.... Cette croûte persiste quelquefois pendant un temps fort long, et si, dans quelques cas, on peut la détacher avec facilité de la surface qu'elle recouvre, dans d'autres, on n'y parvient qu'avec une extrême difficulté. La surface alors mise à nu offre une ulcération d'une étendue et d'une profondeur variables, d'autant plus marquée que la croûte a séjourné plus longtemps. Tantôt sur ce point même, il se forme plus ou moins vite, et quelquefois très-promptement, une croûte nouvelle; tantôt il n'en est pas ainsi, et l'on trouve alors une ulcération de mauvais caractère, arrondie, quelquefois très-profonde, et dont la cicatrisation se fait souvent attendre fort longtemps, surtout chez les vieillards. Les bords sont d'un rouge livide, tuméfiés; la surface est blafarde et saigne avec la plus grande facilité, son étendue est quelquefois plus grande que celle d'une pièce de cinq francs. Au bout d'un temps plus ou moins long, la cicatrisation s'opère, et il reste une tache purpurine qui ne disparaît que peu à peu et persiste pendant fort longtemps après.

Cette description, que j'emprunte à dessein à M. Cazenave, nous retrace avec une rare exactitude les différentes phases d'évolution par lesquelles passe l'élément générique qui constitue le rupia.

Le rupia proéminent correspond à deux de nos espèces : le rupia scrofuleux et le rupia syphilitique.

3° Le *rupia escharotica* est propre à la première enfance.

Sur des taches livides et légèrement saillantes s'élèvent de larges bulles aplaties, entourées d'une auréole violacée. Ces bulles sont suivies d'ulcérations à marche extensive, et qui sécrètent une suppuration sanieuse et fétide. Plusieurs poussées éruptives peuvent ainsi se succéder et envahir presque toutes les régions du corps.

Cette variété, dont le pronostic est fort grave, n'est autre chose à nos yeux qu'une forme du pemphigus des nouveau-nés.

Biett, MM. Rayer, Gibert et Cazenave ont classé le rupia parmi les affections bulleuses, mais en conservant néanmoins les trois variétés admises par Bateman.

M. Devergie n'attache pas une grande importance à la forme primitive du mal; mais il croit pourtant que le rupia doit être mis au nombre des éruptions cutanées à forme vésiculeuse. Il rejette la dénomination de rupia *simplex* pour lui substituer celle de *non proeminens*, par la raison, dit-il, qu'il n'est pas plus *simplex* dans un cas que dans l'autre. Enfin il ajoute aux trois variétés admises par Bateman deux formes composées : l'impétigo rupiforme et l'herpès rupiforme.

2° École d'Alibert. — Lorry paraît avoir désigné plus spécialement le rupia sous le nom de *malum mortuum*, affection qu'il caractérise de la manière suivante :

« Malum mortuum in externâ cute sedem figit, in cujus superficie succressunt crustæ asperæ, duræ, densæ, latæ, colorem aut nigrum, aut fuscum habentes. Nullus subtùs latet humor. In ipsâ cute fundantur hæ crustæ in quâ plures per annos immotæ perstant. » (Lorry, *De morb. cutan.*, p. 395.)

Alibert a réuni le rupia à l'ecthyma pour en constituer le genre *phlyzacia* qui fait partie du groupe de ses dermatoses eczémateuses.

Joseph Frank a désigné le rupia sous le nom de *psydracia*, qui pour lui paraît s'appliquer à une affection à la fois tuberculeuse et bulleuse.

M. Hardy ne voit dans le rupia qu'un ecthyma développé chez des sujets placés dans de mauvaises conditions hygiéniques (*ecthyma cachecticum*), et par conséquent se refuse à l'admettre comme espèce pathologique distincte, méritant une dénomination spéciale. Je me suis expliqué plus haut sur les raisons qui me portent à rejeter une semblable confusion; mais de cette erreur en découle une autre beaucoup plus grave à nos yeux, puisque le rupia, affection diathésique par excellence, se trouve ainsi rangé parmi les maladies cutanées accidentelles, c'est-à-dire indépendantes de toute diathèse.

M. Gintrac place le rupia dans sa classe des maladies cutanées chroniques, et le considère comme étant de nature le plus ordinairement herpétique. Cet auteur reconnaît pourtant que cette affection peut naître aussi sous l'influence de la scrofule et de la syphilis.

En résumé, l'affection générique que nous appelons *rupia* a été considérée tour à tour : 1° comme une pustule (Willan, Alibert, M. Hardy); — 2° comme une lésion à forme vésiculeuse (Bateman, Devergie); — 3° comme une bulle (Biett, MM. Gibert, Cazenave, Gintrac); — 4° comme une lésion tuberculo-bulleuse (Frank).

Quant à la nature de cette affection, M. Gintrac est à peu près le seul qui s'en soit préoccupé d'une manière sérieuse, encore que son opinion ne soit pas à cet égard à l'abri de tout reproche.

CHAPITRE IV.
ESPÈCES ET VARIÉTÉS DE RUPIA ADMISES PAR M. BAZIN.

Le rupia, lésion à la fois pustuleuse et bulleuse, trouve sa place naturelle entre l'ecthyma et le pemphigus.

Cette affection n'est jamais herpétique, comme le pense M. Gintrac, ni l'expression pure et simple d'un état cachectique, ainsi que M. Gibert l'a avancé.

J'admets un rupia de cause externe et un rupia de cause interne.

ARTICLE PREMIER.
RUPIA DE CAUSE EXTERNE.

Lorsqu'on applique sur la peau un papier joseph imbibé d'huile de noix d'acajou, on constate au bout de vingt-quatre heures environ la présence d'une ou plusieurs bulles remplies d'une sérosité purulente; au-dessous de ces bulles, le derme est ulcéré, et il sécrète, après leur rupture, un liquide qui se transforme en croûtes plus ou moins épaisses. Cette lésion, qui rappelle assez bien le rupia, n'en réalise que très-imparfaitement d'ailleurs les principaux phénomènes.

ARTICLE II.
RUPIA DE CAUSE INTERNE.

Le rupia de cause interne comprend deux espèces seulement :

1° Le rupia scrofuleux ;

2° Le rupia syphilitique.

Or nous connaissons les caractères communs, et en quelque sorte fondamentaux, de ces deux espèces, car ce sont eux qui nous ont servi à tracer l'histoire du genre; il ne nous reste donc qu'à rechercher les traits particuliers et différentiels qu'imprime au rupia sa nature spéciale, dans les deux espèces que nous venons d'admettre.

§ 1ᵉʳ. — Rupia scrofuleux (scrofulide maligne crustacée ulcéreuse à forme de rupia).

Cette espèce se montre à peu près indistinctement sur toutes les parties du corps, mais on la rencontre plus fréquemment sur les parties antérieures du thorax et sur les membres supérieurs.

Les éléments éruptifs sont, en général, plus multipliés que dans le rupia syphilitique, et répandus sur des surfaces beaucoup plus considérables. Les croûtes sont entourées d'une auréole d'un rouge bleuâtre; elles sont épaisses coniques, proéminentes, d'une couleur brun jaunâtre, et reposent sur des ulcérations livides, anfractueuses, couvertes de granulations et de fongosités. Les cicatrices qui succèdent à ces ulcères et à ces croûtes sont saillantes, réticulées, d'un blanc rosé, souvent comme kéloïdiennes.

Le rupia scrofuleux est toujours une affection fort longue. Il peut constituer une forme fixe primitive, mais ceci est rare, et, dans l'immense majorité des cas, il a été précédé ou s'accompagne d'autres accidents de nature évidemment scrofuleuse.

Son traitement est celui de la scrofulide crustacée ulcéreuse, dont il n'est lui-même qu'une des formes initiales.

Je le résumerai de la manière suivante, pour ce qui a trait plus spécialement au cas qui nous occupe :

1° Respecter les croûtes, à moins qu'elles ne soient une cause d'irritation ou de douleur; se borner à quelques applications fort simples.

2° Si l'ulcère est à nu, et qu'il soit nécessaire d'en modifier la surface, recourir de préférence à la teinture d'iode, au perchlorure de fer, au coaltar saponiné, en ayant soin de graduer la force de ces agents suivant les indications.

3° Donner à l'intérieur l'huile de foie de morue associée au sirop de protoiodure de fer, à doses graduellement croissantes, et que l'on porte jusqu'à 200 et 300 grammes par jour.

4° Administrer de temps en temps quelques légers purgatifs, pour réveiller les fonctions digestives souvent rendues languissantes par l'usage de l'huile de morue.

5° Conseiller dans le même but quelques tisanes amères, telles que celles de houblon, de gentiane, de fumeterre, de pensée sauvage.

6° Enfin, si la constitution est détériorée, lui venir en aide au moyen des toniques, reconstituants et névrosthéniques, tels que ferrugineux, amers, vin de quinquina, etc.

§ 2. — Rupia syphilitique (syphilide crustacée ulcéreuse à forme de rupia).

Le rupia syphilitique se développe principalement sur les membres inférieurs, sur les régions dorsale et lombaire, etc. Ses éléments sont en général peu nombreux : une ou deux bulles peuvent constituer toute l'éruption.

Le liquide contenu est opaque, très-épais, prompt à se dessécher pour donner lieu à des croûtes noirâtres ou d'un vert sombre; ces croûtes sont entourées d'une auréole d'un rouge cuivré obscur, et recouvrent des ulcérations grisâtres, inégales, à bords relevés et taillés à pic.

Enfin, lorsque l'affection est parvenue à son dernier terme, on trouve une cicatrice lisse, arrondie, d'un blanc mat, comme déprimée dans le tissu de la peau.

Ajoutez à tous les signes qui précèdent les renseignements tirés du commémoratif et des symptômes concomitants, et il vous sera toujours possible de reconnaître avec certitude la nature du rupia syphilitique.

Le pronostic de cette syphilide est grave. Elle peut se compliquer de phagédénisme, et produire en fort peu de temps des destructions très-étendues. Elle constitue l'une des formes les plus fréquentes de la syphilis maligne.

Son traitement est celui des syphilides ulcéreuses : il consiste à peu près exclusivement dans l'administration interne du sirop de biiodure ioduré.

Les moyens externes ne viennent qu'en seconde ligne; ils ne diffèrent pas d'ailleurs sensiblement de ceux que nous avons indiqués plus haut.

Ici encore, il convient d'insister sur les toniques, l'hygiène et l'alimentation.

DU FURONCLE.

Le furoncle est l'inflammation phlegmoneuse des aréoles dermiques profondes et du tissu cellulo-adipeux qu'elles renferment.

Cette définition me paraît être la meilleure réponse à faire aux dermatologistes qui n'ont pas cru devoir admettre le furoncle dans les cadres de la pathologie cutanée.

Je vous ai signalé les analogies nombreuses qui rapprochent le furoncle de l'ecthyma. Vous savez que la principale différence qui l'en sépare est relative à son siège anatomique, et qu'il n'est, en quelque sorte, qu'une pustule d'ecthyma développée primitivement dans les couches profondes de la membrane tégumentaire.

Le furoncle est un genre, c'est-à-dire un symptôme commun à plusieurs états morbides. Nous verrons, en effet, qu'il peut être artificiel, parasitaire, pathogénétique ou constitutionnel. Ce sont les espèces du genre.

CHAPITRE PREMIER.

HISTOIRE DU GENRE.

Comme le furoncle se trouve parfaitement décrit dans tous les livres de pathologie externe, je me contenterai de vous rappeler à grands traits ses caractères les plus essentiels.

Sur le point où l'affection va paraître, la peau devient chaude, rouge, douloureuse, et si l'on applique les doigts sur ce point, on sent une induration légère dont le siége paraît être dans le tissu cellulaire sous-cutané. Bientôt, le gonflement augmente et prend une teinte violacée : c'est alors une véritable tumeur que l'on observe, dure, circonscrite, de forme conoïde, s'implantant par une large base dans les couches les plus profondes de la peau, et dont le sommet acuminé proémine à la surface de cette membrane. La douleur, d'abord plus ou moins obtuse, est devenue pulsatile, brûlante et enfin térébrante : on l'a comparée à la sensation que produirait une vrille qui serait violemment enfoncée dans les tissus.

Le furoncle n'atteint son développement complet que dans l'espace de six à huit jours : il peut acquérir les dimensions d'un œuf de pigeon. Lorsque la suppuration est proche, il n'est pas rare d'observer à la partie culminante du bouton une petite vésicule remplie d'une sérosité roussâtre. Puis, la tumeur semble se ramollir, le sommet du cône s'entr'ouvre, et il en sort quelques gouttelettes d'une humeur séro-sanguinolente. L'ouverture ainsi formée s'agrandit peu à peu du dedans au dehors, et finit par donner passage à une masse concrète, grisâtre, comme filamenteuse, tout imprégnée de pus, et qui n'est autre chose que le *ventricule* ou *bourbillon*. A partir de ce moment, les phénomènes inflammatoires se calment, la coloration morbide s'éteint, la douleur s'apaise, et en même temps s'oblitère et s'efface la petite cavité qui contenait le bourbillon ; mais le lieu qu'occupait le furoncle reste marqué d'une petite dépression cicatricielle qui souvent ne disparaît jamais complétement.

Le furoncle affecte quelquefois un autre mode de terminaison. On le voit s'arrêter tout à coup ou même rétrograder dans sa marche, alors que tout semblait faire présager une suppuration prochaine. La tumeur s'affaisse graduellement, par une sorte de résorption lente des éléments qui la constituent; mais on constate longtemps encore un noyau d'induration au niveau duquel la peau conserve une teinte rougeâtre ou violacée. Dans d'autres cas, dit Alibert, le furoncle qu'on croyait arrêté ne tarde pas à reparaître, le travail inflammatoire se ranime, et tous les phénomènes recommencent.

Le furoncle peut se manifester sur toutes les parties de la surface du corps, à l'exception de la paume des mains et de la plante des pieds, où personne, que je sache, ne l'a jamais observé. Les parties qu'il préfère sont la face, le cou, principalement à sa partie postérieure, les aisselles, les fesses, les cuisses, le dos, l'abdomen.

Le furoncle est rarement solitaire. En général, d'autres ne tardent pas à le suivre, et l'on peut ainsi voir se succéder presque sans intervalle cinq, dix et jusqu'à vingt furoncles et plus sur le même individu. Dans ce cas, l'éruption s'accompagne habituellement de malaise et de réaction fébrile; souvent aussi, elle détermine l'engorgement sympathique des ganglions qui correspondent à la région malade.

L'affection connue sous le nom d'*anthrax* n'est autre chose qu'une réunion de furoncles groupés sur un petit espace : c'est le furoncle *guêpier* ou *vespajus* de quelques auteurs. Le travail morbide s'est étendu simultanément à un certain nombre d'aréoles dermiques, et toutes les petites tumeurs se sont confondues en une seule et large masse indurée, tendue, d'un rouge livide, extrêmement douloureuse. Vers la fin du deuxième septénaire, toute cette masse semble entrer dans une sorte de fermentation; la peau qui la recouvre est luisante, comme amincie de distance en distance, et bientôt l'on aperçoit une ou plusieurs perforations par où vont s'échapper les produits pseudo-membraneux dont nous avons parlé. La membrane tégumentaire se trouve alors comme criblée d'ouvertures qui conduisent à des cavités irrégulières, communiquant les unes avec les autres; quelquefois même, toute la partie du tégument comprise dans la tumeur est frappée de mort, et l'anthrax se transforme en un vaste ulcère dont la cicatrisation peut se faire attendre pendant fort longtemps.

Diagnostic. — Rien n'est plus facile, en général, que de reconnaître le furoncle, et je ne vois guère que le sycosis et certains abcès dermiques que l'on puisse à la rigueur confondre avec lui.

Le sycosis, surtout lorsqu'il se place à la lèvre supérieure, ressemble parfois assez bien à une affection furonculeuse; mais le mode de début du sycosis, sa marche lente, son indolence relative, les papulo-pustules qui se trouvent à la base des poils, souvent plus ou moins altérés eux-mêmes, etc., ne sauraient dans aucun cas permettre une méprise aussi grossière.

L'abcès dermique se distingue également du furoncle par sa marche lente, par son mode d'évolution, par son indolence à peu près complète, enfin et surtout par les caractères objectifs de la tumeur, qui est arrondie, peu enflammée, souvent molle ou tout à fait fluctuante, etc.

Pronostic. — Toujours léger, lorsque le furoncle est solitaire ou discret, le pronostic devient plus sévère dans les cas de furoncle confluent ou anthrax, et acquiert une véritable gravité lorsque cette affection se développe chez des individus affaiblis par l'âge ou la misère.

Traitement. — Les indications se tirent de l'affection générique et de l'état général du sujet.

Le mode pathogénique étant de nature éminemment inflammatoire, il convient de recourir aussitôt aux antiphlogistiques. On prescrira les bains généraux, les cataplasmes de farine de graine de lin arrosés de laudanum, les fomentations émollientes et narcotiques, et ces moyens seront continués jusqu'à la maturation complète de la tumeur. Si le travail suppuratif vient à languir, on peut le favoriser par l'application d'un emplâtre de diachylon, ou mieux encore, en enduisant les cataplasmes d'onguent de la mère. L'ouverture une fois effectuée, il faut, par une pression méthodique, provoquer la sortie du bourbillon, véritable corps étranger au milieu des tissus vivants qu'il irrite et enflamme.

On a conseillé de faire avorter le furoncle en appliquant une ou plusieurs sangsues sur la tumeur ou dans son voisinage; mais ce moyen réussit rarement, ou du moins demande, pour avoir quelque chance de succès, à être employé dès le premier début du mal ; aussi est-il généralement abandonné.

Quant à l'incision, nous pensons qu'elle offre peu d'avantages dans le furoncle ordinaire (*furunculus vulgaris*), et qu'elle doit être spécialement réservée pour les cas plus graves où l'affection revêt la forme anthracoïde : c'est alors le seul moyen efficace et rapide de calmer les douleurs souvent excessives qu'éprouve le malade, et de prévenir la mortification de la peau et les désordres qui en sont la conséquence.

Le traitement général du furoncle est subordonné à la nature présumée de cette affection, et aux conditions physiologiques et pathologiques dans lesquelles se trouve l'individu malade. Ce n'est donc pas ici le lieu de nous en occuper.

CHAPITRES II ET III.

CLASSEMENT DU FURONCLE. — ESPÈCES ET VARIÉTÉS ADMISES PAR LES AUTEURS.

M. Rayer a fait de l'orgeolet, du furoncle et de l'anthrax un groupe spécial qu'il a placé, sous le nom d'inflammations furonculeuses, entre les inflammations pustuleuses et les inflammations gangréneuses de la peau.

MM. Gibert, Devergie et Cazenave n'ont pas admis le furoncle dans leurs classifications, sans s'expliquer d'ailleurs sur les motifs de cette exclusion.

Lorry a placé le furoncle parmi les tumeurs phlegmoneuses, dans la section des maladies dépuratoires qui n'envahissent qu'une partie de la peau seulement. La description qu'il en donne est fort remarquable à tous égards (1).

Il en reconnaît trois formes : le phygethlon, le phyma, et le furonculus.

Ces trois formes, dit-il, débutent sensiblement de la

(1) Lorry, *Tractatus de morbis cutaneis*, page 415.

même manière, et les différences ne se manifestent ou ne s'accusent qu'au moment de la formation du pus.

Dans le *phygethlon*, les menaces sont grandes, l'ardeur extrême, la douleur déchirante et pongitive, la coloration d'un rouge vif, et il semblerait, à en juger par le volume de la tumeur, que de là dût sortir une énorme quantité de pus; mais à peine une ou deux gouttelettes de liquide se sont-elles fait jour au dehors que tout se calme, et il ne reste plus sur la partie affectée qu'une large induration dont la résolution se fait longtemps attendre.

Le *phyma* diffère du phygethlon par sa saillie moins élevée, plus arrondie, par sa marche plus lente, par le peu d'intensité des phénomènes inflammatoires. Il suppure plus franchement, plus complétement, et ne récidive que dans des cas exceptionnels.

Si le phyma, dit Lorry, paraît aussi rare, c'est qu'il est journellement confondu avec le furoncle; mais demandez aux chirurgiens et aux médecins s'il leur est arrivé parfois de rencontrer des furoncles dépourvus de cette masse blanche désignée par Celse sous le nom de *ventriculus*, et connue en France sous celui de *bourbillon*, et ils vous répondront que rien n'est plus fréquent dans la pratique. Or, c'est précisément par ce caractère que le phyma se distingue du furoncle : *Hinc phyma differt à furunculo.*

En effet, continue l'auteur dont je traduis textuellement les paroles, le furoncle accumule son pus autour d'une masse informe et comme privée d'organisation. Il est constitué par une tumeur large, proéminente au-dessus du niveau de la peau, et colorée d'une rougeur inflammatoire des plus vives. La douleur est très-aiguë, mais courte, et s'apaise dès que le bourbillon a pu s'échapper au dehors.

Alibert a décrit le furoncle dans son groupe des dermatoses eczémateuses, à côté du genre charbon (*carbunculus*). Il distingue les quatre espèces suivantes :

1° Le furoncle vulgaire (*furunculus vulgaris*). C'est le furoncle simple, vulgairement connu sous le nom de *clou*.

2° Le furoncle guêpier (*furunculus vespajus*), ainsi désigné, dit-il, parce que le produit de sa suppuration s'échappe par plusieurs trous ou issues (*per plura foramina*), ce qui le fait ressembler à un guêpier. C'est l'anthrax.

3° Le furoncle panulé ou *phygethlon*, dont la marche est très-lente, et qui peut rester stationnaire pendant plusieurs mois avant de parvenir à maturation.

4° Le furoncle atonique. Cette espèce aurait également une évolution fort lente. Elle se présenterait sous la forme d'une tumeur dure, dépourvue de sommet acuminé, tantôt incolore, tantôt violacée, à peu près indolente, et dont le caractère spécifique, dit Alibert, serait de ne pas fournir de bourbillon. Voilà certes, il faut l'avouer, un singulier furoncle, et qui nous semble se rapprocher à bien des titres de ces abcès dermiques si fréquents chez les sujets scrofuleux.

M. Gintrac n'a fait, en quelque sorte, que marquer la place du furoncle, que l'on voit figurer dans son ouvrage entre l'ecthyma aigu et l'anthrax, dans le groupe des fièvres éruptives et des exanthèmes aigus.

M. Hardy, enfin, n'a rien dit du furoncle qui, sans doute,

eût trouvé place dans sa classification au nombre des maladies cutanées accidentelles.

CHAPITRE IV.

ESPÈCES ET VARIÉTÉS DE FURONCLES ADMISES PAR M. BAZIN.

Pour moi, comme je vous l'ai dit en commençant, il y a le genre furoncle, et des espèces.

Comme *genre*, je le classe à côté de l'ecthyma : c'est une lésion à forme pustuleuse, dont le point de départ est dans les couches profondes du tissu de la peau.

Comme *espèce*, il est tantôt de cause externe, et tantôt de cause interne.

Furoncle de cause externe.
- Artificiel : Malpropreté, pommades irritantes. Bains alcalins et sulfureux, etc.
- Parasitaire : Gale, teigne tonsurante.
- Pathogénétique : Mauvaise alimentation. Usage ou abus des préparations alcalines, arsenicales ou iodurées, etc.

Furoncle de cause interne.
- Critique : Fièvres éruptives, variole.
- Symptomatique d'une diathèse.
- Constitutionnel : Dartreux. Arthritique.

Envisagé en lui-même, le furoncle ne paraît pas susceptible de modifications assez marquées pour nous conduire à la connaissance de sa nature spéciale. La détermination des espèces repose donc à peu près uniquement sur l'étude des circonstances étiologiques, physiologiques et pathologiques au milieu desquelles se présente l'affection cutanée.

ARTICLE PREMIER.

FURONCLE DE CAUSE EXTERNE.

Il est artificiel, parasitaire ou pathogénétique.

Le furoncle artificiel marche souvent de pair avec l'ecthyma, et se développe dans des conditions à peu près identiques : la malpropreté, les pommades irritantes, les onguents, les emplâtres, les bains alcalins et sulfureux, telles en sont en effet les causes les plus habituelles. Les artisans qui manient des substances irritantes y sont particulièrement exposés; mais il n'est peut-être nulle part plus fréquent que chez les cavaliers, où il résulte, selon toute apparence, de la compression et des frottements continuels exercés par la selle sur certaines parties du corps.

Le furoncle est une complication très-commune de la gale et des teignes. On le rencontre surtout dans la teigne tonsurante, où il vient se mêler aux indurations tuberculeuses, cutanées ou sous-cutanées, que détermine cette affection à sa troisième période (*période sycositique*).

Le furoncle pathogénétique peut naître sous l'influence d'une mauvaise nourriture, composée d'aliments excitants ou malsains. Il survient également pendant l'administration de certaines substances médicamenteuses, parmi lesquelles nous citerons surtout l'iodure de potassium, les préparations alcalines et arsenicales.

Le pronostic et le traitement de ces espèces se déduisent naturellement des considérations qui précèdent.

ARTICLE II.

FURONCLE DE CAUSE INTERNE.

De même que l'ecthyma, le furoncle de cause interne se manifeste quelquefois avec tous les caractères d'une éruption terminale ou critique, pendant la convalescence de certaines maladies graves, et particulièrement de la variole.

Il faut également savoir, pour la recherche de la nature du furoncle, qu'il peut se rattacher comme symptôme à l'existence d'une diathèse, et notamment du diabète.

En dehors de ces cas, il est toujours d'origine constitutionnelle.

Il n'est guère de praticien qui n'ait été frappé des relations qu'offre parfois le furoncle avec d'autres affections de la peau. Ce fait n'avait pas d'ailleurs échappé au savant Lorry : « *Vidi non semel, herpetibus ferè sanatis, furoncu-* » *los succedere.* » Il existe, en effet, une espèce de furoncle dont le caractère est de survenir spontanément, de s'étendre et de se généraliser, et de se reproduire par poussées successives pendant des semaines et des mois. Cette espèce ne se présente que chez certains sujets, et dans des conditions bien déterminées de tempérament et de constitution ; enfin, et ceci est capital, nous l'avons trouvée en relation presque constante avec des manifestations de l'arthritis ou de la dartre, soit qu'elle précède ou accompagne ces manifestations, soit qu'elle les remplace ou les suive. Or, toutes ces considérations nous autorisent à penser que le furoncle, de même que l'ecthyma, peut à bon droit revendiquer sa place dans l'ordre d'évolution de ces deux maladies constitutionnelles.

Le furoncle de cause interne est souvent très-rebelle et récidive avec une grande facilité. Aussi la médication locale n'a-t-elle ici que fort peu d'importance. Ce qu'il faut avant tout, c'est atteindre le mal dans sa cause, en le combattant par des modificateurs généraux en rapport avec sa nature et la constitution du sujet.

S'agit-il d'une affection manifestement herpétique, vous aurez plus spécialement recours à l'arsenic, mais en apportant une grande réserve dans son emploi, car il n'est pas rare de voir des furoncles et des anthrax nombreux et rapprochés sur des dartreux qui ont abusé des préparations arsénicales (*furoncle pathogénétique*).

Les préparations alcalines *intùs et extrà*, l'eau de Vichy aux repas, une alimentation douce, surtout composée de viandes blanches et de légumes herbacés, l'usage fréquemment répété de légers minoratifs, tels seront les moyens principaux à mettre en œuvre contre le furoncle de nature arthritique.

DE L'HIDROSADÉNITE.

A côté de l'ecthyma et du furoncle se place naturellement une affection dont l'étude, bien que toute récente encore, me paraît donner lieu à des considérations du plus haut intérêt : je veux parler de l'*hidrosadénite* ou inflammation des glandes sudoripares.

C'est à M. Verneuil que nous devons la connaissance de cette affection, au moins comme espèce distincte. En 1854, dans un article inséré dans les *Archives générales de médecine*, cet observateur avait déjà fait pressentir que certains abcès cutanés, décrits par les auteurs sous des appellations très-diverses, pourraient bien n'être pas autre chose que des inflammations glandulaires suppurées. La question se trouvait donc ainsi posée, mais nul ne répondit à cet appel, et tout porte à croire que les choses en seraient encore là si M. Verneuil, continuant ses recherches sur ce point de pathologie, n'avait été conduit à formuler son opinion d'une manière plus précise, en apportant à l'appui des preuves capables d'entraîner la conviction.

Dans une dernière publication, en effet, M. Verneuil s'est attaché à démontrer et a parfaitement établi, selon nous : 1° qu'il existe à la peau une variété particulière de collection purulente, ayant pour origine l'inflammation phlegmoneuse des glandes sudoripares ; 2° que cette affection (qu'il désigne sous le nom d'*hidrosadénite*, de ἱδρώς, sueur, et ἀδήν, glande), peut se manifester sur tous les points du corps où l'on trouve les organes sécréteurs de la sueur ; 3° qu'elle possède un ensemble de caractères communs et différentiels faciles à saisir ; 4° enfin, que les variétés de formes et d'aspect qu'elle présente, doivent être attribuées, soit à des dispositions anatomiques toutes locales de siége et de région, soit aux circonstances pathologiques qui président à son développement.

Mon dessein n'est point ici, messieurs, d'analyser le beau travail de M. Verneuil sur l'hidrosadénite et les abcès sudoripares, ni de vous dire par quel enchaînement d'idées il est parvenu à réunir et à grouper des éléments primitivement épars, pour en constituer un genre nouveau en dermatologie. Les auteurs n'ont généralement rien à gagner à ces sortes d'entreprises, qui trop souvent ne servent qu'à les mutiler et à les défigurer. Toutefois j'userai largement, dans l'exposé qui va suivre, des matériaux précieux que M. Verneuil nous a fournis, en les combinant avec les résultats de mon expérience personnelle.

Mais avant d'aborder la partie descriptive de notre sujet, une première question, essentielle, se présente à élucider : L'hidrosadénite est-elle une affection propre? Est-elle une affection commune?

Eh bien, sans entrer dans des détails qui seraient déplacés ici, ni sans anticiper sur une démonstration qui se produira d'elle-même, je ne crains pas d'affirmer qu'il n'existe pas en pathologie cutanée de genre plus nettement circonscrit, plus facile à caractériser dans ses espèces, que celui dont je vais vous esquisser l'histoire.

CHAPITRE PREMIER.

DU GENRE HIDROSADÉNITE.

Avec M. Verneuil, je désignerai sous le nom d'hidrosadénite une affection de la peau caractérisée par la présence de petites tumeurs à forme inflammatoire et le plus ordinairement suppurative, dont le siége paraît être dans les glandes sudoripares.

Cette affection comprend, dans son acception générique, les abcès dits *tubériformes* au creux axillaire, *tuberculeux* ou *hémorrhoïdaux* à l'anus, *tubéreux* à l'aréole du mamelon, etc. Elle correspond également aux abcès dermiques et à certaines variétés de nos écrouelles cellulaires.

Elle peut se montrer sur tous les points du corps où existent les organes sécréteurs de la sueur. « J'ai observé, dit M. Verneuil, des abcès sudoripares, d'abord comme tout le monde, à l'aisselle, à l'aréole, à l'anus, mais aussi au scrotum, au périnée, aux grandes lèvres, au visage, aux fesses, au conduit auditif externe, à la paume de la main, sur les membres; enfin presque partout, sauf toutefois à la plante du pied. »

L'hidrosadénite débute par une petite induration circonscrite, à peu près indolente, sans changement de couleur à la peau, mobile et comme appendue à la face interne du derme, que l'on peut soulever en pli au devant d'elle. Au bout de quelques jours, cette induration s'accroît dans tous les sens, et se rapproche peu à peu de la surface cutanée, qui se colore d'une rougeur plus ou moins vive. Bientôt se manifeste au-dessus du niveau tégumentaire une saillie régulièrement convexe, sensible à la pression, tantôt hémisphérique ou globuleuse, tantôt aplatie, discoïde et comme étalée, suivant le degré de résistance que lui opposent les tissus qui l'environnent. En même temps, la douleur revêt le caractère d'élancements spontanés, et semble se concentrer au milieu de la bosselure, qui prend une teinte d'un rouge livide ou violacé. Le doigt, appliqué sur ce point, fait percevoir une sensation de mollesse fluctuante, qui devient de plus en plus évidente à mesure que le pus se collecte et s'amasse au-dessous de la peau graduellement amincie.

L'hidrosadénite est quelquefois isolée, solitaire. D'autres fois, l'inflammation s'étend, d'une manière simultanée ou successive, à un certain nombre de glandes, et l'on peut compter jusqu'à sept, huit et dix abcès sudoripares sur une même région. Lorsque ces abcès multiples sont très-rapprochés les uns des autres, ils se confondent en partie, se déforment au contact; le travail morbide, né dans les culs-de-sac glandulaires, rayonne sur les éléments cutanés voisins, et toute la peau se trouve soulevée en masse en forme de plaques continues, mamelonnées, douloureuses.

Le volume des tumeurs sudoripares est généralement en rapport assez exact avec les dimensions primitives des glandes qui en sont le siége ; il varie de la grosseur d'un pois à celle d'une noisette ou d'un œuf de pigeon ; cette dernière limite est fréquemment atteinte et même dépassée dans le creux axillaire, où l'organe sécréteur de la sueur atteint son maximum de développement.

Les dispositions anatomiques exercent une grande influence sur l'aspect, la forme, la marche des abcès sudoripares : de là les variations nombreuses qu'ils présentent suivant les régions où on les rencontre (1).

L'hidrosadénite peut affecter une marche aiguë ou chronique.

Dans le premier cas, sans contredit le plus fréquent,

(1) Ce fait a été parfaitement mis en évidence par M. Verneuil : « A l'aisselle, dit cet habile observateur, le tégument est mince, souple, extensible ; d'autre part, les glandules sont appliquées contre le derme par une membrane continue assez dense qui les isole du tissu adipeux; de sorte que le gonflement, limité vers la profondeur, s'accroît aussitôt vers la surface cutanée, et revêt tantôt la forme de plaques et de bosselures saillantes, tantôt celle de tumeurs sessiles, hémisphériques, coiffées par la peau distendue. Au périnée, à la marge de l'anus, mêmes dispositions anatomiques, aspect analogue des tumeurs ; au scrotum, aux grandes lèvres surtout, le derme est également lâche et extensible, mais la résistance des parties profondes est

sa durée habituelle est de deux à trois septénaires au plus ; elle laisse fréquemment à sa suite une induration qui peut persister plusieurs semaines après la disparition complète des phénomènes inflammatoires.

La forme chronique est toujours d'origine constitutionnelle ; elle a pour caractère de se manifester par poussées successives, tantôt sur un point, tantôt sur un autre, et de donner lieu à des ulcères dont il est souvent fort difficile d'obtenir la cicatrisation.

Le phlegmon sudoripare ne se termine pas nécessairement par suppuration, quelles que soient d'ailleurs sa forme et sa nature ; de même que le furoncle, il peut avorter avant la formation du pus, et la résolution survenir par les seules forces de la nature.

L'abcès lui-même ne se comporte pas toujours d'une manière identique. Dans les cas ordinaires, la tumeur se rompt à la partie culminante, le foyer se vide, ses parois se rétractent, et la réunion s'opère. Mais quelquefois, dit

beaucoup moindre ; c'est pourquoi la glande enflammée se développe librement dans le tissu cellulaire sous-cutané, garde longtemps la forme globuleuse, la mobilité et ne soulève que tardivement l'enveloppe que lui fournit la peau ; souvent, on peut saisir la tumeur et la faire rouler entre les doigts. S'agit-il, au contraire, d'un abcès sudoripare développé sous le derme épais et tendu de la face antérieure de la cuisse, la collection se trouve comprise entre deux résistances, celle de l'aponévrose en arrière, et celle du tégument en avant ; sur les côtés, le tissu cellulaire est lamelleux. La tumeur alors s'aplatit et prend l'aspect discoïde ; ses bords sont plus difficiles à circonscrire et se confondent avec le phlegmon périphérique ; le disque peut acquérir jusqu'à 3 et 4 centimètres de diamètre avant que la peau soit perforée. Quand la suppuration est complète, la partie fluctuante centrale proémine peu et semble comme enchâssée au milieu du ménisque phlegmoneux. A la mamelle, toutes ces formes s'observent suivant que l'hidrosadénite occupe le voisinage immédiat du mamelon ou les autres points de la surface de la glande. »

M. Verneuil, la collection purulente, au lieu de s'ouvrir au dehors, s'épanche dans le tissu cellulaire, et le mal passe à l'état de phlegmon diffus. — Dans d'autres circonstances, également fort rares, la poche continue à sécréter après sa rupture, et il en résulte une sorte de fistule sous-cutanée plus ou moins tenace. Le même observateur a vu l'occlusion prématurée d'une poche de ce genre donner lieu à une collection séreuse, sorte de kyste secondaire ayant pour membrane de délimitation l'ancienne paroi de l'abcès. Enfin, nous verrons certaines espèces d'hidrosadénite se caractériser entre toutes les autres par leur tendance presque fatalement ulcérative.

Le furoncle est la seule affection avec laquelle on puisse à la rigueur confondre le phlegmon sudoripare. Voici les caractères différentiels donnés par M. Verneuil :

« Le furoncle débute toujours par la surface, et ne gagne le tissu cellulaire sous-cutané que consécutivement, car il siége dans un follicule pileux ou sébacé, et nullement dans les cavités aréolaires profondes du derme, comme on l'a admis sans preuve. A quelque moment qu'on l'examine, on le trouve toujours surmonté à son centre par une saillie acuminée, souvent perforée par un poil ; l'ouverture se fait par ce point, elle a beau être précoce, elle ne fournit qu'une très-petite quantité de pus et ne procure guère de soulagement ; celui-ci n'est obtenu qu'après l'élimination relativement tardive du bourbillon. Après la chute de celui-ci, on trouve une cavité béante au centre de l'induration, etc.

» Le phlegmon sudoripare, au contraire, débute constamment sous la peau et n'envahit la surface que consécutivement. Aucune saillie pointue ne le surmonte, aucun suintement ne se fait jusqu'au moment de l'ouverture, qui met subitement un terme à la maladie, etc. »

Le pronostic de l'hidrosadénite est avant tout subordonné à sa nature. Envisagé au point de vue du genre, il n'offre jamais de gravité bien sérieuse, mais il est bon de se rappeler que cette affection peut devenir le point de départ d'un phlegmon diffus, ou donner lieu à des trajets fistuleux et à des ulcérations rebelles suivies de cicatrices.

Les *indications* fournies par le genre sont simples et peu nombreuses. Elles varient d'ailleurs suivant le moment où le médecin est appelé à intervenir.

Si l'affection n'a pas encore franchi la première période, on pourra tenter de la faire disparaître au moyen des résolutifs, parmi lesquels il faut placer d'abord la teinture d'iode ou la pommade à l'extrait de ciguë.

La suppuration une fois établie ou reconnue inévitable, on aura recours aux bains, aux applications émollientes et calmantes, et le moment favorable venu, on donnera issue au liquide en ponctionnant la tumeur à sa partie culminante ou centrale.

CHAPITRE II.

CLASSEMENT DE L'HIDROSADÉNITE. — SES ESPÈCES.

Deux caractères essentiels constituent le genre hidrosadénite, et lui assurent une place distincte dans le cadre nosologique : 1° sa modalité pathogénique, qui est inflammatoire et suppurative ; 2° son siége anatomique, que tout porte à localiser dans les glandes sudoripares.

Les espèces résultent des modifications imprimées au genre par les circonstances pathologiques qui président à son développement.

La classification de Willan n'a pas de place pour le phlegmon sudoripare. C'est une affection tout à fait à part, et qui semble tenir le milieu, par son élément primitif, entre la pustule et le tubercule. Le genre dont elle se rapproche le plus est assurément le furoncle.

Considérée suivant sa nature, l'hidrosadénite est tantôt de cause externe, et tantôt de cause interne.

L'hidrosadénite de cause interne se subdivise en trois espèces, savoir : 1° scrofuleuse ; 2° arthritique ; 3° syphilitique.

ARTICLE PREMIER.

HIDROSADÉNITE DE CAUSE EXTERNE.

Toute irritation locale continue ou fréquemment répétée peut produire l'inflammation suppurative des glandes sudoripares. M. Verneuil cite particulièrement : la malpropreté, les frottements rudes, les applications irritantes médicamenteuses ou autres, l'action de se gratter, etc. ; les sueurs âcres et profuses de l'aisselle, de l'anus, du scrotum, surtout pendant la saison chaude, les marches forcées, le contact prolongé d'un corps dur, les crevasses du mamelon provoquées par la succion pendant l'allaitement, le pus de la vulvo-vaginite qui baigne les parties génitales externes ; les hémorrhoïdes et la constipation ; les affections parasitaires, sycosis, gale, teignes, et en général toutes les dermatoses prurigineuses.

« Toutes ces causes locales, dit-il, isolées ou combinées,

pourraient se résumer en une seule, l'irritation tégumentaire, qui, à la vérité, semble acquérir une efficacité particulière; quand elle s'exerce sur certains individus à constitution définie, ce qui nous fait voir l'intervention des causes générales. »

Quelle que soit d'ailleurs la cause spéciale déterminante, l'hidrosadénite artificielle offre des caractères de forme et d'allure dont la valeur ne saurait être contestée. C'est le véritable phlegmon sudoripare, avec son cortége de phénomènes réactionnels plus ou moins intenses, sa marche aiguë, sa suppuration hâtive de bonne nature, sa guérison rapide et radicale, etc.

Cependant l'hidrosadénite ne se comporte pas toujours d'une manière aussi simple, bien qu'elle paraisse dériver manifestement d'une cause purement artificielle. Dans ces cas, et ce sont peut-être les plus fréquents, vous aurez à rechercher si une cause d'un autre ordre n'aurait pas participé au développement de l'affection de la peau.

Le pronostic est ici aussi léger que possible. C'est de toutes les espèces assurément la moins grave.

Le traitement se réduit à quelques applications émollientes, et, l'abcès une fois formé, à une ponction de lancette au centre de la tumeur. On préviendra facilement les récidives par la soustraction des causes qui ont provoqué la lésion cutanée.

ARTICLE II.
HIDROSADÉNITE DE CAUSE INTERNE.

§ 1ᵉʳ. — **Hidrosadénite scrofuleuse.**

J'ai depuis longtemps décrit, sous le nom d'abcès de la peau, ou écrouelles cellulaires superficielles, une affection cutanée qui n'est bien évidemment, sous un autre titre, que l'hidrosadénite de M. Verneuil. Le passage suivant, que j'extrais de mon livre sur la scrofule, ne saurait laisser aucun doute à cet égard.

« Les abcès scrofuleux superficiels sont en général moins étendus que les abcès profonds ; mais, d'un autre côté, ils sont ordinairement plus nombreux. Ils sont situés ou *dans l'épaisseur même de la peau,* ou *dans le tissu cellulaire sous-cutané,* ou même dans le tissu sous-aponévrotique.

» Les abcès de la peau se montrent le plus souvent à la face et sur le col, assez souvent aussi sur les membres inférieurs. On peut d'ailleurs les observer indistinctement sur toutes les régions du corps. Ils commencent par une induration circulaire, nettement circonscrite, sur laquelle la peau devient rouge, violacée dans toute son étendue. En peu de jours, l'induration est devenue une petite tumeur molle et fluctuante, d'un volume variant de celui d'un gros pois à celui d'une petite cerise. Bientôt la tumeur se crève, quand elle n'est pas ouverte avec la pointe du bistouri. Si l'on introduit un stylet dans l'ouverture, et que l'on presse avec ce stylet sur le fond de la petite poche, il est facile de s'assurer, par l'impossibilité de le faire pénétrer au delà de la peau, que les parois du foyer sont formées aux dépens et dans l'épaisseur même du tégument.

» La seconde espèce d'abcès scrofuleux superficiels est caractérisée par des tumeurs plus étendues, aplaties, de 1 à 2 centimètres de diamètre ; la peau qui les recouvre devient rouge et violacée, douloureuse à la pression. La fluctuation ne tarde pas à se montrer évidente sur toute l'étendue de la tumeur. Ce qui caractérise surtout ces abcès, c'est la promptitude avec laquelle s'effectue la suppuration, et sous ce rapport on peut les rapprocher des abcès métastatiques. On trouve dans ces tumeurs la peau soulevée, amincie, complétement décollée jusqu'aux limites circonférentielles; elle a perdu tout lien avec les parties sous-jacentes, ce qui fait qu'après l'ouverture de ces petites tumeurs, il est bon d'ébarber ou d'exciser la peau décollée, de chaque côté de l'incision, et d'emporter les lambeaux.

» Les abcès scrofuleux superficiels sont précédés de tous les signes du phlegmon, des caractères locaux de l'inflammation : rougeur, chaleur, tuméfaction; mais il est juste d'ajouter que ces caractères se tiennent renfermés dans des limites extrêmement modérées. Le pus qui s'écoule de ces tumeurs est crémeux, jaunâtre, parfois séreux, avec des caillots fibrineux ou des concrétions caséeuses, quelquefois sanieux et rougeâtre; jamais il ne présente les qualités du pus du phlegmon franchement inflammatoire. »

Ce passage se trouve cité tout au long dans le travail de M. Verneuil. Je n'ajouterai rien pour le moment au tableau qu'il nous retrace, me réservant de le compléter lorsqu'il sera question du diagnostic différentiel des espèces d'hidrosadénite.

L'hidrosadénite scrofuleuse peut récidiver, persister pendant plusieurs mois et même pendant plusieurs années, par poussées successives qui ont lieu à des intervalles plus ou moins rapprochés. Elle se termine, dans le plus grand nombre des cas, par un abcès qui s'ouvre à la surface du tégument; le foyer se vide, la peau le plus souvent se trouve en partie détruite, et il en résulte un ulcère qui a peu de tendance à la cicatrisation. Cet ulcère laisse à sa suite une cicatrice plus ou moins enfoncée et d'aspect rayonné.

Le traitement de l'hidrosadénite scrofuleuse aura pour base l'emploi des agents reconnus utiles contre les accidents de la scrofule secondaire : composés iodiques et ferrugineux, amers, bains sulfureux, extrait de ciguë, etc.

Les ulcères seront pansés avec le cérat iodé, ou lavés chaque jour avec une solution plus ou moins concentrée d'iode. Si des bourgeons exubérants se produisent, on les réprimera par des cautérisations successives avec le nitrate d'argent. Enfin, il est parfois nécessaire d'ébarber les bords de l'ulcère, pour régulariser sa surface et prévenir la difformité des cicatrices.

§ 2. — **Hidrosadénite arthritique.**

Le phlegmon sudoripare s'est offert à notre observation avec tous les traits les mieux caractérisés de nos dartres arthritiques; aussi n'hésitons-nous pas à le ranger, dans l'espèce, parmi les manifestations cutanées de cette maladie constitutionnelle

L'hidrosadénite de nature arthritique se développe principalement à la face, sur le cuir chevelu, aux régions axillaires, à l'anus, aux parties génitales, aux mamelles pendant la lactation, à la paume des mains. Ordinairement limitée à une région circonscrite, elle a peu de tendance à s'étendre. Les tumeurs qui la constituent sont en général bien distinctes, et séparées les unes des autres par des intervalles de peau saine. Quelquefois, cependant, l'éruption peut devenir confluente sur certains points, lorsque plusieurs poussées se succèdent rapidement sur une surface peu étendue : elle est alors disposée circulairement ou par groupes plus ou moins arrondis.

La marche est subaiguë, avec un certain caractère de chronicité. L'évolution est plus lente et la suppuration plus tardive que dans les variétés de cause externe.

Les tumeurs atteignent rarement un grand volume. Leur coloration est d'un rouge animé, parfois violacé et comme vineux : elle résulte d'une congestion intense de la peau, sur laquelle se dessinent des arborisations vasculaires parfaitement visibles à l'œil nu.

Indolentes à leur début, ces tumeurs ne tardent pas à s'accompagner d'une vive réaction locale ; des douleurs lancinantes et pulsatiles s'y font sentir, en dehors même du travail particulier qui précède la formation de l'abcès.

Le liquide qui s'écoule de ces abcès est purulent, bien lié, homogène, de bonne nature ; il devient ensuite séro-purulent. La cavité qui le contenait peut s'oblitérer rapidement, ou donner naissance à une petite ulcération comme taillée à pic au milieu de la peau, qu'elle traverse dans toute son épaisseur. Cette ulcération, qu'entoure un limbe violacé, se cicatrise au bout de quelques jours, en laissant une empreinte rougeâtre, puis blanche, déprimée, plus ou moins irrégulière, et qui parfois ne s'efface jamais complétement.

L'hidrosadénite arthritique coexiste presque toujours avec des affections de même nature, de l'eczéma nummulaire, de la couperose, de l'acné rosée, etc. Elle est primitive ou consécutive à d'autres affections de même nature, et se produit alors le plus souvent sur des surfaces intertrigineuses. Vous l'observerez surtout chez les individus pléthoriques, hémorrhoïdaires, chez ceux qui transpirent abondamment : aussi les sueurs, les hémorrhoïdes ont-elles été notées par M. Verneuil comme des causes fréquentes du phlegmon sudoripare.

L'observation suivante, recueillie par M. Langronne, interne du service, nous fournit un beau type d'hidrosadénite de nature arthritique.

Decurey (François), quarante-huit ans, brasseur, entré le 14 octobre 1864 dans notre service, au pavillon Saint-Matthieu.

Son père est mort subitement à l'âge de vingt-quatre ans, atteint, dit le malade, d'une affection du cœur, d'un anévrysme. Sa mère aurait succombé à l'âge de quarante ans à une hydropisie.

Decurey est d'une constitution athlétique, d'un tempérament sanguin. Sa santé ordinaire est bonne, et les principales fonctions s'exécutent régulièrement. Il accuse comme antécédents morbides quelques maux d'yeux dans son enfance, et des accès de fièvre intermittente alors qu'il était soldat en Afrique.

Il se plaint d'être fort sujet aux furoncles et aux anthrax. Il porte encore sur la région cervicale droite une cicatrice laissée par un anthrax qu fut incisé il y a six ans environ.

Il est en outre fort exposé aux lumbagos, et éprouve fréquemment des douleurs ou plutôt des pesanteurs de tête.

Pas d'hémorrhoïdes. Pas de dyspepsie. Sueurs habituelles très-abondantes, que le malade croit devoir attribuer aux travaux pénibles de sa profession, et à la suppression momentanée desquelles il fait jouer un rôle important dans la production de l'éruption dont il est atteint.

Chute des cheveux à l'âge de vingt-sept ans, sans que le malade ait remarqué à cette époque aucune lésion sur le cuir chevelu.

Jamais d'affection vénérienne.

L'affection qui l'amène à l'hôpital a débuté, il y a huit ans, sur le cuir chevelu. C'étaient alors, dit-il, de petites grosseurs molles, du volume d'un pois, sur lesquelles la rougeur était vive, et qui s'accompagnaient de picotements. Le malade les arrachait avec les ongles, et une croûte se formait, au-dessous de laquelle suintait un liquide séreux, mais nullement purulent. Au bout de quelque temps, ces tumeurs s'affaissaient, mais il en survenait d'autres tout à fait semblables, et qui se comportaient de la même manière. Cette évolution successive a persisté jusqu'à ce jour, limitée pendant fort longtemps au cuir chevelu.

Le début de l'affection a été marqué par des maux de tête et une surdité passagère. Le malade s'en préoccupait d'ailleurs si peu qu'il n'avait consulté personne, ni fait aucune espèce de traitement.

Mais il y a quatre mois et demi, une poussée nouvelle se manifesta, beaucoup plus considérable que toutes celles qui avaient précédé; l'éruption, jusque-là localisée au cuir chevelu, se répandit tout à coup sur la face, sur le pubis, sur les organes génitaux. Ce fut alors que le malade se décida à entrer à l'hôpital.

État à l'entrée. — Cicatrices blanches et déprimées sur le cuir chevelu. Cette région, ainsi que le front et surtout la joue droite, est hérissée de petites tumeurs à divers degrés de développement. Les unes sont hémisphériques, violacées, d'une consistance molle, donnant au doigt la sensation d'abcès dermiques. Leur volume est celui d'un gros pois. La rougeur dont elles sont le siége est vive et se prolonge à leur périphérie sous la forme d'arborisations vasculaires. D'autres sont en partie affaissées et présentent à leur partie centrale une petite ulcération du diamètre d'une lentille, à contour violacé, légèrement déchiqueté, et dont les bords semblent taillés à l'emporte-pièce. Si l'on presse sur les parties voisines de l'ulcération, on fait sourdre par l'ouverture une certaine quantité de pus de consistance séreuse. Si l'on introduit un stylet dans cette ouverture, on constate un léger décollement de la peau. La petite cavité que l'on circonscrit avec l'instrument est close de toutes parts, et ne communique pas avec celles des ulcérations voisines.

Ces tumeurs, ulcérées ou non, sont tantôt groupées, ainsi qu'on l'observe à la face, tantôt isolées, comme il arrive pour le cuir chevelu.

Le pubis présente également des groupes de tumeurs semblables, mais beaucoup plus anciennes, et réduites pour la plupart à l'état de maculatures ou d'indurations violacées entremêlées çà et là de cicatrices.

L'affection s'accompagne d'élancements et de picotements fort incommodes.

Le malade est soumis au traitement alcalin, *intùs et extrà*.

1ᵉʳ *décembre*. — Les petites tumeurs se sont ouvertes, les ulcérations nouvelles ou antérieures se sont détergées, les parois des petites cavités se sont rapprochées, accolées, puis enfin oblitérées, et l'on ne trouve plus aujourd'hui, sur les points où elles existaient, que des cicatrices déprimées, tantôt linéaires, tantôt composées d'un enfoncement central d'où rayonnent plusieurs sillons cicatriciels.

La couleur violacée persiste encore, avec dilatation excessive des capillaires cutanés. Cette rougeur phlébectasique existe également au bout du nez, bien que cet organe ait été respecté par l'éruption : c'est de la couperose arthritique.

Pendant le séjour que fit ce malade à l'hôpital, nous avons observé l'apparition de nouvelles tumeurs, fort peu nombreuses il est vrai, dont les unes se sont terminées par ulcération, et quelques autres par résolution sans ouverture.

Ce malade est sorti de l'hôpital complétement guéri.

§ 3. — Hidrosadénite syphilitique.

Sous ce titre, j'ai cru devoir rattacher au genre hidrosadénite une affection cutanée qui me semble répondre, aussi rigoureusement que possible, à l'hypothèse de localisation anatomique imaginée par M. Verneuil : c'est la syphilide gommeuse, ou le tubercule sous-cutané des auteurs. Il me suffira, pour justifier ce rapprochement, de reproduire ici, sans y rien changer ni ajouter, le tableau synthétique que j'ai donné de cette affection dans mon *Traité des syphilides*, en 1859.

« Désignées généralement sous le nom de tubercules sous-cutanés, les gommes cutanées sont assez fréquentes. Elles peuvent être disséminées sur une grande étendue du corps, ou disposées en groupes sur une ou plusieurs régions; aussi en avons-nous admis deux variétés : la syphilide gommeuse éparse, et la syphilide gommeuse en groupes.

» Les gommes de la peau présentent dans leur évolution deux périodes bien distinctes : elles forment d'abord des tumeurs qui roulent sous le doigt, et paraissent tenir à la partie profonde du derme par un pédicule étroit ; leur volume peut varier depuis celui d'un pois jusqu'à celui d'une petite noix.

» Lorsqu'elles doivent s'ulcérer, ce qui n'arrive pas toujours, la peau qui les recouvre devient violacée, contracte des adhérences avec elles, leur centre se ramollit, et bientôt l'ulcération se forme.

» Cet ulcère, taillé comme à l'emporte-pièce, et entouré d'une auréole violacée, est généralement arrondi, l'orifice en est plus étroit que le fond qui est recouvert par une matière jaunâtre concrète, sorte de bourbillon dont la présence est caractéristique. Lorsque ces tumeurs gommeuses sont réunies en grand nombre sur une région, les ulcérations partielles que nous venons de décrire se rencontrent et donnent naissance à des ulcères irréguliers dont l'étendue est variable ; la peau de cette région est uniformément violacée et présente çà et là des bosselures de même couleur, les unes dures et les autres d'une grande mollesse.

» Lorsque la guérison s'opère, le fond des ulcères s'élève, la matière concrète se détache, et enfin il se forme une cicatrice arrondie, déprimée, blanche au centre et brunâtre au pourtour. » (Bazin, *Leçons sur les syphilides*, 1859.)

Voici bien, si je ne me trompe, l'hidrosadénite de M. Verneuil ; tous ses caractères les plus essentiels s'y retrouvent, modifiés, il est vrai, par la nature spécifique de la cause, mais parfaitement reconnaissables.

Du reste, les caractères communs qui relient la gomme de la peau à l'hidrosadénite en général, et plus particulièrement à l'hidrosadénite scrofuleuse, sont tellement réels, si faciles à apercevoir, que moi-même, dans mes leçons sur la scrofule, il y a bientôt dix ans, j'ai cru devoir insister longuement sur le diagnostic différentiel de ces deux affections. Il n'est pas, je pense, sans intérêt de vous répéter aujourd'hui ce que j'écrivais alors sur ce point de pathologie :

« La scrofule cellulaire se compose des abcès cutanés et sous-cutanés qui se rattachent aux accidents primitifs et secondaires, et des abcès froids ou profonds, qui se rattachent aux accidents tertiaires. Il en est de même de la syphilis. Les abcès sont ici représentés par les gommes, qui sont superficielles ou profondes : les premières forment en quelque sorte le passage des accidents secondaires aux accidents tertiaires ; les secondes....

» Les gommes, aussi bien que les abcès scrofuleux, sont tantôt rares, et tantôt très-multipliées. Leur nombre varie de deux ou trois à cent ou cent cinquante. Il est vrai de dire toutefois que ce dernier chiffre s'applique seulement aux gommes, car le nombre des abcès scrofuleux n'est jamais aussi considérable. On les observe indistinctement sur toutes les parties du corps ; cependant les abcès strumeux se rencontrent plus spécialement sur la face et le cou, la partie interne des membres ; les tumeurs gommeuses sur le côté externe, à la partie postérieure des épaules, sur le crâne, etc. ; mais on peut les rencontrer partout, et sur des points rapprochés de ceux où se montrent d'habitude les lésions scrofuleuses. A cette occasion, je vous signalerai un siége de prédilection de la tumeur gommeuse,... c'est le point d'insertion sur le sternum du tendon du muscle sternocléido-mastoïdien....

» Les gommes et les abcès scrofuleux se montrent isolés ou réunis par groupes ; tous deux se terminent par suppuration, perforation de la peau qui les recouvre, à la suite de laquelle la poche ou le kyste se vide par l'évacuation d'un pus sanieux ; dans les deux cas, l'ouverture s'agrandit et se transforme en ulcère.

» Voilà pour les caractères communs, mais les différences sont bien plus nombreuses et bien plus frappantes.

» La période d'induration préliminaire est bien plus longue dans les tumeurs gommeuses, dont la forme est plus distincte que celle des abcès froids. *On les sent sous la peau, à la face profonde de laquelle elles semblent adhérer par un pédicule.* Leur grosseur varie depuis un pois, un grain de chènevis, jusqu'à celle d'une olive ou d'une petite noix ; leur consistance est plus dure que celle de la tumeur scrofuleuse. La suppuration ne se fait pas presque simultanément, comme dans cette dernière, dans toute l'étendue de la tumeur ; elle commence par le centre, où l'on sent de la fluctuation, tandis que la base est encore indurée. C'est une espèce de coque arrondie ; le pus n'est pas soulevé en cône, comme dans l'abcès scrofuleux. Quand l'ouverture est sur le point de se faire, la peau devient violacée au centre de la tumeur ; sur un ou plusieurs points, elle paraît comme gangrenée ; après l'ouverture, on la sent dure encore à la circonférence. Quand l'abcès scrofuleux est ouvert, on trouve la peau amincie, complétement décollée sur toute l'étendue de la poche.

» Après l'ouverture et l'évacuation du pus, qui a lieu quelquefois, aussi bien dans un cas que dans l'autre, par un assemblage de petits orifices disposés en arrosoir, la base de la tumeur se couvre d'un cercle érythémateux, rosé ou violacé dans la scrofule, d'un rouge sombre ou cuivré dans la syphilis.

» Le pus n'est pas le même dans les deux cas : il est semblable à du petit lait, plus ou ou moins trouble, jaunâtre ou roussâtre, avec des fragments caséeux ou fibrineux, d'une odeur fade, dans la scrofule ; sanieux, plus ou moins fétide, pareil à la colle ou à une solution de gomme, dans la syphilis.

» Enfin, l'ulcère tertiaire de la syphilis diffère de l'ulcère scrofuleux. J'en ai déjà indiqué les caractères distinctifs, je n'y reviendrai pas. Il me suffira de dire qu'ici, comme pour l'abcès scrofuleux, on a ou bien une ouverture étroite, fistuleuse, ou une large ouverture arrondie, au fond de laquelle, au lieu de voir le tubercule granuleux, on trouve une couche pultacée, blanchâtre, analogue au bourbillon du furoncle.

» Ajoutons encore, comme dernier caractère différentiel, la marche différente des gommes et des abcès scrofuleux sous l'influence des moyens thérapeutiques appropriés. Vous savez parfaitement que les premières arrivent bien plus vite à parfaite cicatrisation. » (Bazin, *Traité de la scrofule*, p. 335.)

Je ne m'étendrai pas davantage sur la syphilide gommeuse, dont le pronostic et le traitement vous sont parfaitement connus, et je termine cette étude, déjà trop longue peut-être, par le résumé succinct des caractères propres à chacune des espèces comprises dans le genre hidrosadénite.

1° *Hidrosadénite artificielle.* — Siége de prédilection sur les parties découvertes ; fréquente à l'aisselle (sueur), à l'anus (hémorrhoïdes), au mamelon (succion), aux parties génitales (vulvo-vaginite). — Sujets de tous les tempéraments et de toutes les constitutions. — Cause facile à saisir. — Tumeurs peu nombreuses, limitées à une seule région. — Forme franchement inflammatoire, phlegmoneuse ; douleur vive, mais de courte durée ; coloration d'un rouge animé ; abcès chauds, liquide purulent, bien lié, homogène. — Marche aiguë et cicatrisation rapide après l'ouverture, sans cicatrice bien apparente. — Guérison radicale et sans récidive, si l'on a soin d'éviter la cause provocatrice. — Absence de toute relation morbide antérieure ou actuelle.

2° *Hidrosadénite arthritique.* — Sujets forts, robustes, constitution arthritique. — Siége de prédilection aux parties velues (face, cuir chevelu, aisselles, anus, parties génitales). La détermination du siège de cette espèce peut être le résultat d'une cause toute locale. — Tumeurs souvent multiples, parfois disséminées sur plusieurs régions. — Forme inflammatoire moins bien dessinée que dans l'espèce précédente; picotements et élancements; coloration violacée, avec congestion périphérique intense et arborisations vasculaires. — Liquide purulent ou séro-purulent, de bonne nature. — Marche subaiguë, avec un certain caractère de chronicité; poussées successives. — Cicatrisation parfois assez lente; ulcérations consécutives, suivies de cicatrices déprimées. — Récidives fréquentes. — Relations avec des accidents de même nature, antérieurs ou concomitants.

3° *Hidrosadénite scrofuleuse.* — Constitution écrouelleuse. — Siége à la face, au cou, à la partie interne des membres, etc. — Tumeurs souvent nombreuses, d'un volume relativement considérable. — Coloration livide, violacée. — Indolence à peu près complète. — Suppuration presque simultanée dans toute l'étendue de la tumeur. — Pus semblable à du petit-lait, trouble, jaunâtre ou roussâtre, avec des fragments caséeux ou fibrineux, d'une odeur fade. — Marche chronique. — Ulcérations extensives, avec décollement au pourtour, à fond granuleux et bourgeonnant, entourées d'une auréole violacée. — Cicatrisation difficile et lente. — Cicatrices bridées, rougeâtres, rayonnées. — Relations avec des accidents de nature scrofuleuse.

4° *Hidrosadénite syphilitique.* — Siége partout, mais plus spécialement sur le côté externe des membres, à la partie postérieure des épaules, sur le crâne, etc. — Nombre presque indéfini des tumeurs; on en peut compter jusqu'à cent et cent cinquante à la fois, disséminées sur diverses régions du corps. — Forme inflammatoire dominée et modifiée par l'élément spécifique; indolence à peu près complète; période d'induration préliminaire toujours longue; consistance ferme; ramollissement partiel, commençant par le centre, où la fluctuation est évidente alors que la base est encore indurée. — Pus sanieux, fétide, pareil à la colle ou à une solution de gomme. — Ulcère arrondi, à ouverture étroite, à fond pultacé, blanchâtre, entouré d'un cercle rouge sombre ou cuivré. — Marche essentiellement chronique; poussées successives. — Cicatrices blanches au centre, fortement pigmentées à la circonférence, et plus tard d'un blanc mat dans toute leur étendue. — Rapports avec des manifestations de nature syphilitique.

Nota. — M. Verneuil, à qui j'ai fait part des idées de M. Bazin sur la gomme de la peau, considérée dans ses rapports avec l'hidrosadénite, m'a paru accepter complétement cette manière de voir. En effet, quelques jours à peine s'étaient écoulés après la conversation que nous avions eue ensemble, que cet habile observateur découvrait à l'hôpital du Midi, et démontrait aux élèves de son service un fort beau cas de syphilose sudoripare.

Je ne saurais trop remercier M. Verneuil pour la complaisance avec laquelle il a mis à ma disposition ses recherches sur les affections des glandes sudoripares, et notamment son dernier article, *alors en voie de publication*, sur l'hidrosadénite et les abcès sudoripares. (Dr H. Guérard.)

DIXIÈME LEÇON.

DU LUPUS.

Messieurs,

A l'ordre des tubercules se rattache une affection qui, par sa marche, par sa gravité, par l'action destructive qu'elle exerce sur la texture organique, peut être à bon droit rapprochée des productions les plus malignes que l'on observe à la peau.

Cette affection, messieurs, vous l'avez tous déjà nommée, c'est le *lupus*.

Le mot lupus (*loup*) était donné par les anciens auteurs à tout ulcère qui avait tendance à s'étendre et à ronger les tissus, et plus particulièrement peut-être, comme le fait remarquer Lorry, à ces ulcérations rebelles qui surviennent aux jambes des vieillards. Longtemps abandonnée et tombée complétement en désuétude, puis reprise par Paracelse, qui s'efforça d'en préciser le sens, cette dénomination ne fut définitivement adoptée dans la science qu'à partir des travaux de Willan, Bateman et Samuel Plumbe, qui s'en servirent pour désigner la plupart des formes ulcératives de la scrofule cutanée profonde.

Quatre principaux caractères constituent, selon moi, le lupus comme affection générique distincte; ces caractères, je les trouve :

1° Dans sa forme primitive élémentaire, qui est essentiellement turerculeuse ;

2° Dans la constitution histologique de son tissu, qui est en grande partie composé d'éléments fibro-plastiques ;

3° Dans sa tendance à l'altération et à la destruction de la substance organique ;

4° Enfin, dans ce fait capital que le lupus peut s'arrêter dans sa marche, les ulcères qu'il produit se cicatriser, et la guérison survenir par les seules forces de la nature : caractère qui le sépare des productions malignes proprement dites, dont la marche est toujours fatalement progressive.

Telle est la seule idée exacte et complète, et j'ajouterai la seule définition que l'on puisse donner du lupus envisagé d'une manière générale.

Or le lupus ainsi défini appartient comme manifestation à deux maladies constitutionnelles, la scrofule et la syphilis, et comprend dans son acception générique :

1° La scrofulide maligne tuberculeuse non ulcéreuse ;

2° La scrofulide tuberculo-crustacée ulcéreuse, ou *lupus exedens* ;

3° La syphilide tuberculeuse circonscrite ;

4° La syphilide tuberculo-crustacée ulcéreuse.

CHAPITRE PREMIER.

DU LUPUS CONSIDÉRÉ COMME AFFECTION GÉNÉRIQUE.

Le lupus est une affection de la peau caractérisée anatomiquement par la présence de petites tuméfactions pleines, solides, circonscrites, indolentes, quelquefois solitaires, ordinairement multiples et groupées, plus volumineuses et plus profondes que des papules et, comme ces dernières, constituées par une sorte d'hypertrophie partielle de la membrane tégumentaire.

Ces petites tumeurs, comme vous savez, ne sont autre chose que l'altération connue en pathologie cutanée sous le nom de *tubercules*. Elles ont pour attribut spécial, dans le cas qui nous occupe, de corroder et de détruire la substance organique; mais ce résultat s'opère par des procédés très-différents.

Tantôt, en effet, les saillies tuberculeuses du lupus n'offrent aucune tendance à l'ulcération; elles n'agissent sur les tissus que par une sorte de désorganisation intérieure et profonde, suivie plus tard de cicatrices indélébiles, mais sans qu'on observe à aucun moment la plaie la plus légère, la moindre solution de continuité préalable : c'est la forme non ulcéreuse, le *lupus non exedens*.

Tantôt l'action destructive exercée par le produit morbide se traduit au dehors par une perte de substance sous la forme d'un ulcère ichoreux, de mauvais aspect, se recouvrant incessamment de croûtes épaisses, brunâtres, très-adhérentes : c'est le lupus ulcéreux, *exedens, vorax*, etc.

Le lupus peut donc se comporter de deux manières très-différentes à l'égard des tissus où il siège, et ce fait lui imprime de telles modifications au point de vue des symptômes, de la marche, de la gravité, du traitement, qu'il est véritablement impossible de comprendre ces deux formes dans une commune description.

De là une première division du lupus en : 1° ulcéreux; 2° non ulcéreux.

1° Du lupus non ulcéreux.

Cette affection peut se manifester sur toutes les régions du corps, mais on l'observe plus communément à la face, et surtout au front, aux ailes du nez, aux joues, aux commissures des lèvres ; puis viennent, par ordre de fréquence, le cou, les épaules, le tronc, les membres, les parties génitales. Le plus habituellement partielle et localisée à une seule région, elle envahit parfois un grand nombre de points, soit simultanément, ce qui est rare, soit d'une manière lente et successive.

L'éruption est susceptible de présenter des aspects très-divers, suivant le volume, la forme, la couleur, le nombre et la disposition des éléments qui la composent.

Le volume de ces éléments varie de la grosseur d'un pois, qui constitue la limite extrême de la papule, jusqu'à celle d'une merise ou d'une petite olive. On dirait, au début, une papille cutanée légèrement hypertrophiée ; puis la tuméfaction s'élève peu à peu, et bientôt elle a acquis tous les caractères génériques de l'ordre. La base du tubercule est plus ou moins profonde ; elle peut occuper toute l'épaisseur du derme, ou ne l'atteindre seulement que dans ses couches les plus superficielles : la saillie qu'il détermine à la surface de la peau ne saurait donc toujours donner la mesure exacte de ses dimensions réelles.

Les tubercules du lupus non ulcéreux sont indolents, ou très-légèrement sensibles à la pression. Il en est d'aplatis, de discoïdes ; d'autres sont obronds, hémisphériques ; d'autres se terminent par un sommet acuminé. Leur consistance est ferme, rénitente, élastique, bien différente, par conséquent, de celle des tubercules inflammatoires. Tantôt ils sont lisses, tendus, luisants, tantôt fendillés et comme flétris; quelques-uns sont grenus, rugueux et semés d'aspérités. Leur surface est nue, ou couverte de débris squameux et parfois de véritables croûtes.

Le tubercule est quelquefois isolé, unique : on dit alors que le lupus est solitaire (*lupus solitarius*). En général, les éléments tuberculeux sont multiples et disposés en groupes plus ou moins étendus et diversement configurés. Tous les modes de disposition vous seront offerts par les groupes fibro-plastiques du lupus non ulcéreux. Ici, vous les verrez s'arrondir en cercles, en segments de cercles, en ovales, en anneaux, là se contourner en spirales, en longues bandes sinueuses, en demi-lunes, en fers à cheval, en lettres alphabétiques, etc.; ailleurs enfin, la disposition sera tout à fait irrégulière, mais alors même, dans bien des cas, vous pourrez encore distinguer çà et là quelques vestiges de la forme arrondie, qui semble ne jamais complétement se perdre.

Cette sorte de prédilection du lupus pour une forme déterminée s'explique, du reste, tout naturellement par le mode suivant lequel la lésion cutanée se développe et s'étend. Voici, en effet, comment les choses se passent, dans la plupart des cas : sur un point de la peau se montrent un ou plusieurs tubercules; ces petites saillies s'affaissent après un temps variable, mais autour d'elles se sont produits d'autres éléments qui, plus tard, seront à leur tour cernés par de nouvelles poussées tuberculeuses de plus en plus éloignées du centre. Le cercle est plus ou moins complet, plus ou moins régulier, suivant le sens dans lequel l'extension s'opère; il peut acquérir des dimensions très-considérables et couvrir une région tout entière, alors même qu'il n'avait eu pour point de départ qu'un groupe très-circonscrit.

Lorsque les tubercules se pressent en grand nombre sur un étroit espace, leurs bases se rencontrent dans l'épaisseur de la peau, qui se trouve comme soulevée et convertie en une sorte de plaque rigide et mamelonnée.

Chaque tubercule, considéré individuellement, a une évolution très-lente. Lorqu'il a acquis un certain volume, le travail morbide semble complétement l'abandonner, ou se borne tout au plus, pendant un temps quelquefois très-long, à une exfoliation légère à la surface de la tumeur. Cependant, un moment arrive où le tubercule perd de sa rénitence et paraît s'amoindrir; puis on le voit peu à peu s'affaisser sur lui-même, se rider, se flétrir, et enfin disparaître en laissant à sa suite une empreinte cicatricielle ordinairement indélébile.

Cette cicatrice, dont les caractères varient suivant la nature du lupus, nous démontre que cette affection, sans ulcérer la peau, l'a pourtant altérée profondément dans sa texture intime : au mouvement hypertrophique dont cette membrane était le siége a succédé un mouvement en sens inverse, et une véritable perte de substance a été produite par le fait du tubercule fibro-plastique.

Une variété fort remarquable du lupus non ulcéreux est celle que l'on a désignée sous le nom de *lupus avec hypertrophie*. Mais cette variété, dont l'origine est constamment scrofuleuse, ne saurait trouver place dans l'histoire du genre. Elle constitue une affection propre. Ce n'est donc point ici le lieu de la décrire.

La marche du lupus non ulcéreux, sous quelque forme qu'il se présente, est toujours essentiellement chronique. Aux tubercules primitivement formés se joignent d'autres tubercules, de nouveaux groupes se produisent, soit dans le voisinage des points déjà malades, soit sur d'autres régions du corps, et c'est ainsi que des mois et des années s'écoulent sans qu'il soit possible d'assigner un terme à cette cruelle affection.

La terminaison a lieu par la résolution des tubercules, qui s'affaissent et se flétrissent dans l'ordre successif de leur apparition; non qu'ils ne puissent quelquefois s'éroder à leur sommet et même se recouvrir de croûtes plus ou moins épaisses : mais ce fait, d'ailleurs assez rare, tient presque toujours à des causes purement accidentelles, et en particulier à des applications irritantes ou caustiques sur les parties malades. Il suffit alors d'abandonner la lésion à elle-même pour qu'aussitôt elle reprenne sa marche et son aspect habituels.

2° Du lupus ulcéreux.

Cette affection diffère surtout de la précédente par le mode d'évolution des tubercules, et la manière dont ils se comportent à l'égard des tissus qui en sont le siége.

Elle débute également par l'apparition de petites éminences rouges, plus ou moins saillantes, ordinairement multiples et groupées, intéressant plus ou moins profondément l'épaisseur du derme. Ces tubercules atteignent généralement des dimensions plus considérables que celles du lupus non ulcéreux. Leur coloration est livide, violacée, d'un brun obscur, ou bien rouge sombre, rouge cuivré, quelquefois noirâtre. Tantôt d'une consistance ferme, élastique, ils peuvent être mollasses, comme fongueux. La surface qui les supporte est souvent enflammée, rouge, sensible à la pression.

La période tuberculeuse a une durée variable, mais ordinairement courte ; elle peut même passer si vite que l'élément initial échappe à l'observation : le tubercule à peine constitué se recouvre de croûtes au-dessous desquelles s'établit un ulcère.

La croûte, tel est en effet le premier phénomène que l'on constate, dans la plupart des cas de lupus ulcératif. Cette croûte est brunâtre, d'un brun verdâtre ou noirâtre, très-adhérente ; elle entre profondément dans le tissu de la peau, et paraît comme enchâssée dans les bords de l'ulcération qu'elle recouvre. Tantôt elle est saillante, conique, tantôt aplatie et de niveau avec les parties environnantes.

Au-dessous de la croûte est un ulcère irrégulier, plus ou moins profond. Parfois, et surtout au début, il ne fait, pour ainsi dire, qu'éroder la surface des tubercules ; d'autres fois, la destruction s'empare de toute la tumeur, qui se ramollit et se désagrége en masse du sommet à la base, et la peau se trouve atteinte dès l'abord dans une grande partie de son épaisseur.

La surface de l'ulcère est tantôt anfractueuse et comme semée d'excavations, tantôt bourgeonnante, fongueuse et granuleuse ; elle est rouge ou grisâtre, incessamment baignée d'un liquide sanieux et purulent qui se dessèche aussitôt pour donner naissance à de nouvelles concrétions. Les bords sont durs, tuméfiés, plus ou moins douloureux à la pression, souvent hérissés de saillies tuberculeuses dont les sommets érodés ou exfoliés semblent préparer la voie au travail ulcératif.

Cet ulcère peut offrir de très-grandes différences suivant le sens dans lequel son extension s'opère.

Tantôt ses progrès ont lieu presque exclusivement en largeur : l'ulcère rampe, en quelque sorte, à la superficie du tégument, précédé dans sa marche envahissante par des poussées successives de tubercules. Cette forme peut s'étendre de proche en proche dans des étendues considérables, guérissant d'un côté, se propageant d'un autre, et sillonner ainsi de cicatrices et de croûtes la face, le cou, le thorax et les membres *(lupus qui s'étend en surface, syphilide tuberculo-ulcéreuse serpigineuse)*.

D'autres fois le lupus semble concentrer tous ses efforts sur une partie très-circonscrite, une aile du nez, par exemple ; là se montre un point rouge, induré, à peine saillant, qui devient le siége d'une ulcération légère ; une petite croûte se forme, qui tombe et se renouvelle un certain nombre de fois, découvrant une perte de substance de plus en plus profonde ; et c'est ainsi que la peau, le tissu cellulaire, les muscles, les cartilages, peuvent être successivement atteints et détruits, de la face cutanée à la face muqueuse, jusqu'à la perforation complète de l'organe *(lupus térébrant, perforant, syphilide tuberculo-ulcéreuse perforante)*.

Dans d'autres cas, enfin, le lupus ulcéreux peut combiner ces deux modes de destruction à la fois, et s'avance en rongeant les tissus en surface et en profondeur. Cette forme, de toutes la plus redoutable, exerce ses ravages à la manière du cancroïde et du cancer, sans se laisser arrêter ni par les aponévroses, ni par les os, qui souvent constituent pour les autres formes une barrière infranchissable. Elle est ordinairement suivie d'horribles mutilations : aussi les auteurs lui ont-ils donné le nom significatif de *lupus vorax*.

Considéré au point de vue de son siége topographique, le lupus ulcéreux ne diffère pas sensiblement de la forme simplement tuberculeuse. Comme elle, il est surtout fréquent au visage, bien qu'on puisse l'observer sur toutes les parties du corps ; comme elle aussi, il peut rester indéfiniment circonscrit à une seule région, ou s'étendre, par poussées successives, sur le tronc, les membres, les pieds et les mains.

La marche est habituellement très-lente. Quelquefois pourtant, dans des cas heureusement fort rares, le lupus semble précipiter son allure, et alors se réalisent en quelques semaines ou quelques mois d'effroyables désordres.

Le lupus ulcéreux, quelles que soient d'ailleurs la rapidité de sa marche et l'étendue des destructions produites, finit toujours par se cicatriser. Cette tendance est tellement spontanée, elle entre si bien dans sa nature, que, dans les formes les plus malignes, dans celles qui ont le plus de disposition à s'étendre et à ronger les tissus, le lupus ne semble pouvoir se propager à de nouvelles parties qu'à la condition d'abandonner celles qu'il avait d'abord et primitivement envahies (*lupus serpigineux*).

Lorsque la terminaison est proche, les ulcères se dépouillent peu à peu des caractères spéciaux que leur imprimait leur origine pour prendre l'aspect d'une plaie simple, leur fond bourgeonne et s'élève, la suppuration devient plus franche et moins abondante, et si les croûtes sont tombées, on aperçoit çà et là de petits îlots de cicatrices qui gagnent en largeur et finissent par se réunir entre eux pour constituer une lame continue.

Les cicatrices présentent des variétés presque infinies suivant leur âge, leur siége, l'étendue et la profondeur des ulcères qui les ont précédées, la nature de ces ulcères, etc. D'abord très-minces, elles prennent peu à peu de la consistance ; leur coloration, toujours plus ou moins foncée au début, pâlit et s'efface graduellement. Tantôt elles sont lisses, vernissées, tantôt rugueuses, inégales, mamelonnées, sillonnées de brides inodulaires. Il en est qui semblent comme déprimées dans la peau, tandis que d'autres forment une saillie manifeste à sa surface.

ANATOMIE ET PHYSIOLOGIE PATHOLOGIQUES DU LUPUS.

Le lupus doit être compté parmi les dégénérescences de la peau, aux mêmes titres que l'épithéliome, le cancer, les tumeurs fibro-plastiques, dont il nous représente les principaux traits et le mode pathogénique. Il consiste essentiellement et primitivement dans l'hypergenèse, c'est-à-dire dans la génération en excès d'un élément dont la présence a pour effet de dénaturer la substance organique, en lui substituant un tissu de formation nouvelle, différent par sa structure et par ses propriétés de tous les tissus régulièrement conformés. Ce tissu devient lui-même le centre d'une activité morbide qui lui est propre. Il a ses lois particulières d'évolution, qui ne sont pas celles des tissus qui l'environnent. Né d'un trouble des fonctions de nutrition, il n'arrive jamais à cette période de repos, à cet état fixe et permanent qui est la loi naturelle des organes, dans l'ordre physiologique. Pour lui, comme pour tous les produits hétérologues, l'équilibre fonctionnel n'existe pas, et les éléments qui le composent passent nécessairement par une série d'altérations dont le dernier terme est sa destruction et son élimination. De là, ces modifications incessantes, cette tendance à l'envahissement, ces mouvements hypertrophiques et atrophiques, etc., de là ce travail de désorganisation continue qui tantôt mine sourdement le lupus, et tantôt se révèle au dehors sous la forme d'ulcérations à marche progressive.

DIAGNOSTIC DU LUPUS.

Il doit être examiné séparément : 1° dans sa forme non ulcéreuse ; 2° dans sa forme ulcéreuse.

1° Le *lupus non ulcéreux* peut être confondu avec des affections érythémateuses, pustuleuses, squameuses et tuberculeuses.

Parmi les érythèmes figure en première ligne la scrofulide maligne érythémateuse. Cette affection consiste, comme vous savez, en une rougeur circonscrite, fixe, permanente, dont le siége ordinaire est à la face, et qui laisse en disparaissant des cicatrices indélébiles, sans destruction préalable de l'épiderme ; elle offre donc la plupart des caractères du véritable lupus, dont nous l'avons en effet rapprochée dans l'ordre des scrofulides malignes ; mais elle en diffère, au point de vue qui nous occupe, par sa forme initiale élémentaire, qui est une tache congestive, tandis que le lupus est toujours une lésion essentiellement tuberculeuse.

Vous ne confondrez pas le tubercule du lupus avec ces indurations circonscrites qui succèdent à certaines affections pustuleuses, à l'*acne indurata* par exemple : la forme et l'aspect de ces indurations, leur coloration rouge et animée, la douleur dont elles sont habituellement le siége, enfin et surtout la préexistence des pustules, ne sauraient permettre une semblable méprise.

Le psoriasis, dans sa forme circinée surtout, offre parfois une assez grande ressemblance avec certaines variétés de lupus tuberculeux, pour que l'hésitation soit permise. Mais l'examen des coudes et des genoux, la présence à la surface des plaques de squames brillantes et nacrées, le prurit dont elles sont le siége, etc., suffiront pour dissiper tous les doutes.

Le *noli me tangere* a pu donner quelquefois lieu à l'erreur : mais s'il se présente à vous sous la forme d'une verrue fendillée, inégale, chez un individu déjà avancé en âge, si le tubercule est unique, s'il provoque à sa surface et autour de lui une abondante sécrétion d'épiderme, s'il tend à s'accroître, vous pouvez aussitôt rejeter l'idée d'un lupus et affirmer l'existence d'un épithéliome tuberculeux à son début.

Le tubercule fibro-plastique du lupus offre bien peu d'analogie avec la grosse papulo-pustule par laquelle débute si souvent la scrofulide maligne inflammatoire. La couleur n'est pas la même : d'un rouge obscur, livide ou comme demi-transparent, ou bien encore d'un rouge fauve ou cuivré, dans le véritable tubercule du lupus, elle offre, dans le second cas, une teinte rouge plus ou moins foncée, simplement inflammatoire, ou diffère peu de la couleur normale de la peau. Dans le tubercule fibro-plastique, la saillie cutanée est lisse, de couleur uniforme, parfois entourée d'un liséré épidermique : elle est toujours plus ou moins rugueuse, inégale et souvent purulente au sommet dans le tubercule inflammatoire. Le premier n'est nullement douloureux à la pression, et donne au doigt qui le comprime une sensation de résistance élastique ; le second est toujours plus ou moins douloureux et donne à la pression une sensation de résistance plus ou moins grande. (Bazin, *Leçons sur la scrofule*.)

Parmi les affections tuberculeuses, celle qui se rapproche le plus du lupus non ulcéreux est assurément l'éléphantiasis des Grecs. Mais, comme je vous l'ai dit ailleurs, le tubercule de la lèpre est exotique, celui du lupus est indigène. Le premier est de couleur fauve ou bronzée ; il est disséminé sur toutes les parties de la face, sur les avant-bras, les mains ; le deuxième est presque toujours limité à une seule région ou à un petit nombre de régions du corps, sous la forme de groupes bien circonscrits et plus ou moins régulièrement configurés. Dans la lèpre, la saillie cutanée repose presque toujours sur des tissus épaissis et comme solidifiés; elle est ferme, mais dépourvue d'élasticité bien manifeste, habituellement lisse, et l'épiderme qui passe au-dessus d'elle ne subit aucune exfoliation. Enfin, et sans parler des phénomènes nombreux généraux et locaux qu'elle détermine dans l'organisme, tels que les altérations des muqueuses, l'atrophie des muscles interosseux, etc., etc., la lèpre se distingue par deux caractères dont la valeur est pathognomonique, à savoir, l'insensibilité de la peau et la chute des poils sur les points occupés par les tubercules.

2° J'arrive au diagnostic du lupus ulcéreux. Ici, les difficultés s'accroissent, car nous nous trouvons en présence d'une ulcération croûteuse qui peut appartenir à des affections très-différentes de forme et de modalité pathogénique.

Le commémoratif nous sera parfois d'un grand secours, en nous éclairant sur le mode de début et la marche de la lésion cutanée.

Souvent aussi vous rencontrerez, sur le pourtour de la croûte ou de l'ulcère, des portions de peau rouges et indurées sur lesquelles se dessineront des tubercules fibro-plastiques à divers degrés de développement; or ce signe, lorsqu'il est bien tranché, ne laisse aucune prise à l'erreur.

Les caractères objectifs de la croûte, sa disposition, sa forme, vous fourniront aussi des données d'une haute importance. Le lupus sera reconnu à sa croûte sèche, dure, adhérente, profondément enchâssée dans la peau, avec laquelle ses bords semblent se continuer directement, tandis qu'une croûte proéminente, en forme d'écaille d'huître ou de patelle, indiquerait au contraire la préexistence du rupia ou de la pustule d'ecthyma.

Certaines formes de lupus, par la rapidité de leur marche et l'étendue des désordres qu'elles produisent, pourraient faire naître l'idée d'un cancroïde ou d'un cancer. Vous comprenez de suite les conséquences possibles d'une semblable confusion. Nous devons donc chercher les moyens de l'éviter.

Or, l'ulcère que crée le lupus est presque toujours indolent. Sa surface est habituellement voilée par des croûtes plus ou moins épaisses, formées par la dessiccation d'un liquide franchement purulent. Ses bords sont de niveau avec les parties environnantes, ou du moins dépourvus d'élévation bien manifeste, et n'ont aucune tendance à se renverser en dehors.

Dans le cancroïde et le cancer, les douleurs sont souvent fort vives, et affectent la forme d'élancements spontanés ; l'ulcération repose sur des tissus profondément indurés ; son fond est inégal, formé de bosselures noueuses et d'enfoncements alternatifs; ses bords sont épais, escarpés, renversés en dehors, hérissés de bourgeons exubérants ; enfin, cette ulcération sécrète un liquide ichoreux, ordinairement peu abondant, sorte de détritus organique qui semble difficilement se convertir en croûtes.

Le lupus, au milieu même de ses plus grands ravages, peut conserver toutes les apparences d'une simple lésion locale. Nous ne trouvons ici ni l'engorgement ganglionnaire, ni les phénomènes généraux graves qui constituent le cortége, en quelque sorte obligé, des ulcères cancéreux ou cancroïdiques.

Enfin, et j'appelle sur ce fait toute votre attention, le lupus ulcéré, lorsqu'il s'est étendu à de vastes surfaces, vous offrira toujours sur quelques points un travail de cicatrisation plus ou moins avancé, tandis que pour le cancroïde et le cancer, la période de destruction se prolonge indéfiniment et sans jamais faire place à la période de réparation.

PRONOSTIC DU LUPUS.

Le pronostic du lupus, considéré au point de vue de l'affection générique, est beaucoup trop variable suivant sa nature, sa forme, sa marche, son mode d'évolution, son siége, etc., pour qu'il soit possible de rien préciser à cet égard.

Cette affection n'entraîne jamais directement la mort, mais elle est grave en raison de sa durée souvent longue, de l'action destructive qu'elle exerce sur les tissus, et des cicatrices plus ou moins difformes qui en sont la conséquence.

La forme ulcéreuse est plus grave que la forme tuberculeuse simple.

Votre jugement sera d'autant plus sévère, toutes choses égales d'ailleurs, que la lésion sera plus apparente à la vue, et répandue sur un plus grand nombre de points.

Lorsqu'elle siége au voisinage des orifices naturels, lorsqu'elle s'étend aux muqueuses extérieures et aux organes des sens, elle peut entraver d'une manière plus ou moins complète l'accomplissement d'importantes fonctions.

La marche du lupus doit être prise en sérieuse considération. S'il est stationnaire, s'il ne consiste qu'en un seul tubercule, en un seul groupe de tubercules, le cas est assurément moins sérieux que s'il s'étend de jour en jour, soit en surface, soit en profondeur.

Enfin, il est un élément qui domine tous les autres, c'est celui qui donne au pronostic la connaissance de la nature du lupus.

TRAITEMENT DU LUPUS.

La thérapeutique du lupus est avant tout subordonnée à la question de nature.

Les moyens sont généraux et locaux.

Les moyens généraux s'adressent à la maladie dont le lupus n'est que la traduction sur la peau. Ils constituent la véritable base du traitement rationnel.

Les moyens locaux ressortissent plus particulièrement au genre. Ils ont pour but principal de modifier l'affection cutanée, de hâter sa résolution, de la borner dans ses ravages, de la combattre dans ses déviations, en un mot, de la placer dans des conditions aussi favorables que possible à sa guérison.

Les indications fournies par le genre varient d'ailleurs suivant la forme et les différentes manières d'être du lupus, suivant son siége, son étendue, sa période, l'état des surfaces malades, etc.

Le lupus *non ulcéreux* réclame surtout l'emploi des résolutifs et des caustiques. C'est à ce titre que je citerai le biiodure de mercure et l'iodure de soufre, tous deux incorporés dans l'axonge, la pommade de ciguë et d'iode, la teinture d'iode, l'huile de cade, la glycérine pure ou chargée de principes médicamenteux, les irrigations d'eau froide, et pour les cas rebelles, l'iode caustique de Lugol, l'huile de noix d'acajou, l'huile de *Croton tiglium*, etc.

Du reste, aucune régle générale ne saurait être établie au sujet de l'opportunité relative de ces agents divers, en dehors de la considération des espèces.

Dans le lupus *ulcéreux*, la conduite à tenir change également suivant les cas.

En général, il ne faut pas à la légère et sans de bonnes raisons se hâter de détacher les croûtes.

Une inflammation trop vive commande l'usage des topiques émollients, cataplasmes de fécule, conspersion de poudres de riz, d'amidon, lotions à l'eau de sureau, à l'eau de guimauve, etc.

Si les ulcères sont à nu, s'ils sont atoniques, blafards, on aura recours aux lotions styptiques et stimulantes avec la teinture d'aloès, le vin aromatique, la liqueur de Labarraque, l'eau de goudron, etc. Ici se place encore le coaltar saponiné, dont vous connaissez la merveilleuse influence sur toutes les suppurations de mauvaise nature.

Quand l'ulcère est saignant, couvert de granulations ou de fongosités, on retire de grands avantages de l'emploi du perchlorure de fer liquide, qu'on applique à l'aide d'un pinceau de charpie sur toute l'étendue des surfaces ulcérées.

Tous ces moyens restent souvent inefficaces, ou du moins n'agissent que comme simples palliatifs. Il convient alors de mettre en œuvre des modificateurs plus énergiques, dans le but de changer la nature de l'ulcère, et de le ramener, s'il est possible, aux conditions d'une plaie ordinaire. C'est à l'aide des caustiques que vous pourrez satisfaire à cette indication. Mais il faut prendre garde d'opérer d'inutiles mutilations et, pour se rendre maître du mal, d'ajouter encore aux désordres qu'il peut produire.

Quant à moi, les caustiques que je préfère sont ceux qui modifient plutôt qu'ils ne détruisent, et sans proscrire absolument les autres, je pense qu'ils doivent être réservés pour des cas tout à fait exceptionnels.

Quel que soit d'ailleurs le caustique mis en usage, il est des règles qu'on ne saurait négliger sans de graves inconvénients.

Si les ulcères sont très-étendus et très-multipliés, si le

caustique peut être dangereux par l'intensité de la douleur qu'il occasionne ou par ses propriétés toxiques, les cautérisations seront partielles et successives.

Si le lupus siége au voisinage des ouvertures naturelles, des organes des sens, l'emploi peu mesuré des caustiques pourrait donner lieu aux conséquences les plus fâcheuses, au rétrécissement ou à l'occlusion des narines, au renversement avec déformation des paupières, etc., etc.

Enfin, comme les caustiques déterminent fréquemment une réaction inflammatoire assez vive, il est bon de faire laver les parties affectées avec des décoctions ou des infusions de plantes émollientes ou légèrement narcotiques, dans l'intervalle qui sépare chaque cautérisation.

CHAPITRES II et III.

CLASSEMENT DU LUPUS. — ÉNUMÉRATION ET DESCRIPTION DES ESPÈCES ET VARIÉTÉS ADMISES PAR LES AUTEURS.

1° ÉCOLE DE WILLAN. — Willan et Bateman n'ont accordé au lupus qu'une mention très-succincte. Ils l'ont placé dans l'ordre des tubercules, où on le voit figurer à côté des verrues, du molluscum et de l'éléphantiasis.

M. Cazenave a fait du lupus un ordre à part (ordre IX), et l'a rangé parmi les *maladies qui, par leur nature, ne peuvent se rapporter à aucun des ordres établis par Willan.* La pellagre, le bouton d'Alep, les syphilides, le purpura, l'éléphantiasis des Arabes, la kéloïde, telles sont les autres maladies que l'auteur n'a pu faire rentrer dans sa classification dermatologique.

ESPÈCES ET VARIÉTÉS DE LUPUS. 363

De même que Biett, son maître, M. Cazenave admet trois variétés principales de lupus : 1° celui qui détruit en surface; 2° celui qui détruit en profondeur; 3° le lupus avec hypertrophie.

1° Le *lupus qui détruit en surface* comprendrait lui-même deux variétés distinctes. Dans l'une, dit l'auteur, il ne se développe pas de tubercules, il ne se forme pas de croûtes; mais la peau prend une teinte rouge; des exfoliations épidermiques ont lieu sur la surface malade; la peau s'amincit graduellement; elle est lisse, luisante, rouge, et offre ensuite l'apparence d'une cicatrice qui se serait formée après une brûlure superficielle. — L'autre forme, de beaucoup plus fréquente, est constituée à son début par un ou plusieurs petits tubercules mous, d'un rouge obscur; après un temps variable, ces tubercules s'accroissent, se multiplient, leurs bases se confondent, leurs sommets s'ulcèrent, et bientôt ce n'est plus qu'une surface continue, qui présente une ulcération irrégulière, de mauvaise nature. Cette ulcération se recouvre d'une croûte noirâtre, fort adhérente; elle gagne de proche en proche.

On en conviendra, voici deux affections qui ne se ressemblent guère, et la considération de leur mode particulier d'extension me semble bien secondaire pour justifier le rapprochement qu'en a fait M. Cazenave.

De ces deux formes, la seconde est la seule que nous puissions rapporter au véritable lupus. Quant à la première, elle constitue une manifestation propre à la scrofule, et comme telle appartient à notre groupe des scrofulides malignes érythémateuses.

2° Le *lupus qui détruit en profondeur* a pour caractère

de limiter ses ravages à un point très-circonscrit, sur le nez par exemple, sur la partie médiane d'une joue, etc.; là se forme une ulcération qui creuse de plus en plus et souvent ne s'arrête qu'après la perforation complète de l'organe (*lupus térébrant, perforant*).

Cette variété est commune à la scrofule et à la syphilis : c'est l'esthiomène térébrant, la syphilide tuberculo-crustacée perforante.

3° Enfin, sous le nom de *lupus avec hypertrophie*, M. Cazenave nous paraît avoir réuni et confondu deux formes tout à fait distinctes, à savoir : le lupus tuberculeux simple, et le lupus hypertrophique proprement dit. Ces deux formes ont une existence parfaitement indépendante; elles peuvent, il est vrai, coïncider parfois sur un même sujet, comme phénomènes issus d'une commune origine, mais alors même, il est toujours facile de les différencier entre elles, et, dans tous les cas, l'une n'est jamais la conséquence de l'autre. Le lupus tuberculeux simple reste tel pendant toute sa durée, si longue qu'on la suppose, sans jamais prendre ni l'aspect ni les caractères du lupus hypertrophique. Ces deux affections ne sauraient donc être considérées comme deux périodes ou deux degrés d'un même état morbide.

J'ajouterai que le lupus tuberculeux simple, tel que je le conçois, appartient également à la scrofule et à la syphilis (*scrofulide tuberculeuse non ulcéreuse, syphilide tuberculeuse circonscrite*), tandis que le lupus avec hypertrophie s'est toujours présenté à moi comme une manifestation essentiellement scrofuleuse.

M. Rayer a rangé le lupus parmi les inflammations tuberculeuses de la peau, à côté de l'éléphantiasis des Grecs et du cancer. Il le divise suivant la forme, en *exedens* et *non exedens*, et le sépare de la scrofule cutanée tuberculeuse. Il reconnaît l'existence d'un lupus idiopathique.

M. Baumès (de Lyon) a complétement adopté les idées de M. Rayer, et s'est conformé de tout point aux divisions établies par le dermatographe de Paris.

M. Gibert décrit le lupus dans l'ordre des tubercules, à côté de la kéloïde, du molluscum, de l'éléphantiasis, de la radesyge, etc.

Il préfère au mot lupus celui de *dartre rongeante*, qui lui avait été donné par les Grecs et par Galien. Mais cette dénomination, malgré les titres invoqués par M. Gibert, n'a point heureusement prévalu dans la science.

M. Gibert n'attache d'ailleurs qu'une importance fort médiocre à la forme primitive de sa dartre rongeante, puisque cette affection pourrait débuter à peu près indistinctement par de l'érythème, des pustules d'impétigo ou des tubercules groupés : « Dans cette maladie, dit-il, c'est moins à la forme élémentaire qu'on s'attache pour établir les rapports des diverses variétés, qu'aux progrès ultérieurs de l'ulcération qui lui succède. »

Aussi M. Gibert, tout en reconnaissant comme fort exactes les divisions admises par Biett, les regarde-t-il comme insuffisantes pour comprendre toutes les formes de la dartre rongeante. Voici, du reste les distinctions qu'il propose, d'après sa propre observation :

1° L'esthiomène du visage, soit à forme tuberculeuse pure, soit à forme tuberculo-pustuleuse et ulcéro-croûteuse, soit à forme impétigineuse (*impetigo rodens*), soit même à forme érythémateuse (*erythema læve* de Bateman ou *excentrique* de Biett). C'est à cet esthiomène que se rapportent les trois divisions de Biett, savoir : le lupus superficiel, le lupus térébrant, le lupus avec hypertrophie.

2° L'esthiomène du tronc et des membres. Ce dernier est celui qui revêt le plus habituellement la forme serpigineuse, et qui s'offre sous l'apparence de tubercules groupés en grappes, répandus en nappes étalées et irrégulières, ou allongés en bandes et en guirlandes qui rappellent la physionomie et les progrès de la *syphilide serpigineuse*.

Comme on le voit, la dartre rongeante de M. Gibert est une affection très-complexe, et qui comprend dans son acception la plupart des variétés de notre scrofulide maligne, aussi bien les formes inflammatoires que les formes fibroplastiques.

Le lupus constitue, avec la scrofule cutanée, un groupe à part dans le livre de M. Devergie (groupe VIII). Il le divise de la manière suivante :

Lupus tuberculeux.	Lupus ulcéreux ou exedens.
Agissant en profondeur : *térébrant*.	Agissant en profondeur : *térébrant, vorax*.
Agissant en surface : *serpigineux* ou *herpétiforme*.	Agissant en surface : *serpigineux* ou *herpétiforme*.

Au sujet du mot *lupus* (loup), M. Devergie semble croire très-sérieusement que cette dénomination tend à impliquer une idée de ressemblance *entre la figure d'une personne atteinte de lupus et celle d'un loup* (Devergie, 1re édition, p. 556). Sans vouloir défendre le mot en lui-même, que je lui abandonne, j'avouerai que cette manière de l'interpréter me paraît au moins des plus hasardées, et je doute fort que les auteurs qui les premiers lui ont appliqué les épithètes expressives de *vorax, exedens*, l'aient entendu de la même façon que M. Devergie.

« En résumé, pour les différents auteurs que je viens de citer, MM. Rayer, Baumès, Cazenave, Gibert, le lupus est une affection de la peau, se rattachant à la scrofule dans un très-grand nombre de cas, prise, d'autres fois, pour une *syphilide tuberculo-crustacée ulcéreuse*, et constituant, dans quelques circonstances, une maladie idiopathique, parce qu'elle survient chez des sujets qui n'ont pas d'autre affection scrofuleuse et ne présentent aucun des traits de la constitution écrouelleuse.

» Pour M. Devergie, le lupus est, dans tous les cas, une affection scrofuleuse, parce que les sujets qui n'offrent pas la constitution strumeuse et n'ont pas actuellement, avec le lupus dont ils sont atteints, d'autres affections scrofuleuses, en ont eu antécédemment, ou bien qu'ils ont eu des parents scrofuleux, ou enfin, qu'il y a de la scrofule dans la famille. (Bazin, *Traité de la scrofule*.)

2° ÉCOLE D'ALIBERT. — Alibert a décrit le lupus sous le nom d'*esthiomène*. Il en fait le quatrième genre de son groupe des dermatoses dartreuses, où il le rapproche du psoriasis, de l'eczéma, de l'impétigo, etc.

Il admet deux formes d'esthiomène : 1° L'esthiomène perforant ou térébrant, ainsi désigné, dit-il, parce qu'il perfore le tégument par un point fixe, et qu'il simule l'action d'une vrille ; son siège le plus familier est à l'une ou à l'autre aile du nez, parfois à son extrémité. — 2° L'esthiomène ambulant ou serpigineux, qui part d'un point enflammé, et sillonne successivement la surface de la peau, qui reste lisse et luisante; souvent les points d'où il s'étend sont multiples, et forment une rangée circulaire de points tuberculeux qui observent un mouvement centrifuge, et vont en s'élargissant du centre à la circonférence. Cette forme peut attaquer indistinctement toutes les parties du corps.

Comme je vous l'ai dit plus haut, Alibert a classé l'esthiomène parmi les dartres. Et cependant, par une contradiction bien difficile à expliquer, cet auteur admettait en définitive trois sortes de lupus : un esthiomène scrofuleux, qui comprenait les deux tiers des cas de lupus; un esthiomène syphilitique, qui n'est qu'une des formes de la syphilide tuberculeuse; et un lupus idiopathique, espèce rare qui renferme les faits qui ne peuvent rentrer dans les deux précédentes divisions.

M. Hardy professe sur la nature du lupus la même opinion que Baudelocque, MM. Milcent et Devergie : il le considère comme une affection propre de la scrofule, et rejette le lupus idiopathique. Adoptant l'expression *scrofulide*, que nous avions substituée depuis longtemps à celle de lupus ou dartre rongeante, il reconnaît six variétés différentes de cette affection : 1° scrofulide *pustuleuse;* 2° *tuberculeuse;* 3° *verruqueuse;* 4° *érythémateuse;* 5° *phlegmoneuse;* 6° *cornée.* (Voy. Bazin, *Traité de la scrofule*, 2ᵉ édition, p. 210.)

M. Gintrac a placé le lupus dans l'ordre des scrofulides, qui fait partie de sa classe des maladies cutanées chroniques par diathèses polygéniques.

Il le divise en ulcéreux, tuberculeux et hypertrophique.

Le lupus ulcéreux, *lupus exedens*, le plus fréquent et le

type du genre, est à la fois tuberculeux et ulcéreux. Il se montre chez les sujets qui ont eu des gourmes dans leur enfance, des engorgements cervicaux, etc. Il coïncide souvent avec la phthisie pulmonaire.

La syphilis héréditaire, dit l'auteur, peut n'être pas étrangère à la production du lupus chez les jeunes sujets.

Le lupus tuberculeux ne diffère du précédent qu'en ce qu'il ne tend pas à s'ulcérer.

Enfin, au sujet du lupus hypertrophique, M. Gintrac fait remarquer fort judicieusement les différences considérables qui séparent cette affection singulière des deux formes précédentes : « Ce n'est, dit-il, à proprement parler, ni un lupus, ni un esthiomène, puisque le tissu de la peau, au lieu de se corroder à l'extérieur et à l'intérieur, se développe, se tuméfie, et ne paraît subir ensuite aucune perte de substance. C'est un genre pathologique peu connu, imparfaitement déterminé, et qui réclame de nouvelles recherches. »

Pour moi, le lupus avec hypertrophie constitue un état morbide spécial dont l'origine est toujours scrofuleuse.

CHAPITRE IV.

ESPÈCES ET VARIÉTÉS DE LUPUS ADMISES PAR M. BAZIN.

Considéré comme genre, le lupus est le véritable type des affections cutanées tuberculeuses.

Considéré suivant sa nature, il comprend deux espèces :

1° Le lupus scrofuleux.

2° Le lupus syphilitique.

Chacune de ces espèces comprend deux formes très-différentes, ainsi que l'indique le tableau qui suit :

Lupus scrofuleux	non ulcéreux..	Scrofulide tuberculeuse fibro-plastique, lupus *non exedens*, etc.	
	ulcéreux.....	superficiel........ profond ou perforant........... vorax, serpigineux..	Scrofulide maligne tuberculo-crustacée ulcéreuse, lupus *exedens*.
Lupus syphilitique	non ulcéreux..	Syphilide tuberculeuse circonscrite.	
	ulcéreux.....	superficiel......... profond ou perforant......... serpigineux........	Syphilide tuberculo-crustacée ulcéreuse.

ARTICLE PREMIER.

DU LUPUS SCROFULEUX.

Sans vouloir ici m'étendre longuement sur le lupus scrofuleux, qui a été l'objet d'une étude approfondie dans mon *Traité de la scrofule*, il me paraît utile de vous retracer en quelques mots les points les plus saillants de son histoire.

§ 1er. — Lupus non ulcéreux de nature scrofuleuse.
(Scrofulide maligne tuberculeuse sans ulcération.)

Indépendamment des caractères communs qui ont été exposés précédemment, la scrofulide tuberculeuse simple se présente à nous avec des traits spéciaux qui n'appartiennent qu'à elle.

Elle débute le plus habituellement dans le jeune âge, rarement à une époque avancée de la vie. Dans ce dernier cas, elle constitue fréquemment une forme fixe primitive ; d'autres fois, elle n'est qu'une transformation *in situ* d'une scrofulide bénigne en scrofulide maligne.

Bien qu'aucune région ne soit à l'abri du lupus tubercu-

Jeux, la face, le cou, sont les parties qu'il semble affecter de préférence.

Le lupus solitaire (*lupus solitarius* de Willan), celui qui ne consiste qu'en un seul tubercule développé sur un point du visage, sur la partie médiane d'une joue, est presque toujours de nature scrofuleuse.

Mais en général, comme je vous l'ai dit, les tubercules sont multiples, disposés par groupes tantôt réguliers, tantôt irréguliers. Or, il y a souvent dans l'aspect de ces groupes, dans leur mode d'extension et leur manière d'être, quelque chose qui trahit facilement leur origine. C'est ainsi que la marche herpétiforme et la disposition parfaitement circulaire, et surtout la présence au pourtour d'un bourrelet tuberculeux plus ou moins saillant, entouré lui-même d'un léger gonflement comme œdémateux, ne laisseront que fort peu de doute sur la nature scrofuleuse du lupus.

Considéré au point de vue de ses caractères physiques, le tubercule scrofuleux est solide, consistant, à peu près indolent à la pression. Il donne au doigt qui le touche une sensation nette de résistance élastique. Sa surface est habituellement lisse, unie, luisante, quelquefois pourtant recouverte de minces débris épidermoïques. Enfin, un signe d'une haute valeur nous est fourni par sa coloration, qui est rougeâtre, d'un rouge livide ou jaunâtre, avec un reflet demi-transparent qui rappelle l'aspect du sucre d'orge.

Plus tard, et lorsque arrive la période de résolution, les caractères précédents s'affaiblissent de jour en jour pour faire place à d'autres caractères : le tubercule devient plus mou, il perd de sa rénitence et de sa plénitude ; son sommet se ride et s'affaisse ; puis enfin, la petite tumeur finit par disparaître en laissant un tissu cicatriciel analogue à celui de la brûlure au troisième degré.

La scrofulide tuberculeuse fibro-plastique s'étend en surface de deux manières : par de nouvelles poussées, de nouveaux groupes qui s'ajoutent aux premiers et en sont plus ou moins distants ; ou bien à la façon de l'herpès tonsurant, par des bourrelets tuberculeux circonférentiels de plus en plus éloignés du centre.

Sa *durée* est indéfinie, et souvent se prolonge pendant une grande partie de l'existence des individus. Le lupus scrofuleux l'emporte de beaucoup à cet égard sur le lupus syphilitique, à ce point que la seule considération de l'époque du début peut suffire, dans les cas obscurs, pour l'en différencier.

Les questions relatives au diagnostic et au pronostic de cette espèce se trouvant liées d'une manière intime à l'histoire de la syphilide tuberculeuse circonscrite, je passe sans autre transition à la partie thérapeutique.

Traitement du lupus non ulcéreux de nature scrofuleuse. — Il est général et local.

Le *traitement général* se compose des moyens indiqués par la deuxième période de la scrofule, à savoir : huile de foie de morue associée en diverses proportions au sirop de protoiodure de fer, tisanes amères, bonne hygiène, air pur, régime essentiellement réparateur, toniques, etc., etc.

Comme cette médication ne diffère pas sensiblement, du moins dans ces données fondamentales, que la scrofulide soit inflammatoire ou fibro-plastique, qu'il s'agisse d'un *impetigo rodens* ou d'un lupus, d'une affection tuberculeuse simple ou crustacée ulcéreuse, je me contente d'en formuler ici l'indication formelle, en vous renvoyant pour les détails de la conduite à tenir à mon *Traité de la scrofule*, 2ᵉ édition, p. 247.

Le *traitement local* consiste dans l'emploi de modificateurs plus ou moins énergiques, tels que la teinture d'iode, l'huile de cade, l'iode caustique, la pommade au biiodure, l'huile de noix d'acajou, etc., etc.

Le lupus tuberculeux, lorsqu'il se présente par groupes et sur des surfaces très-étendues, doit être attaqué par les caustiques, et parmi ces caustiques, c'est à l'huile de noix d'acajou que je donne la préférence dans ce cas particulier.

L'huile d'acajou produit sur la peau atteinte de lupus une action des plus remarquables. « On trouve, au bout de vingt-quatre heures, la partie couverte d'une véritable eschare, tout à fait analogue à une feuille de parchemin. Si la couche d'huile a été fort mince, si le malade s'est empressé de l'enlever quelques minutes après son application, l'effet est le même que sur la peau : vésication, épiderme soulevé par une sérosité purulente.

» L'eschare mince, parcheminée, formée par l'huile de noix d'acajou, se détache en quelques jours, sans laisser de plaie, dans le plus grand nombre des cas. Les tubercules du lupus sont moins rouges et moins saillants, et au bout de huit à dix jours, on peut réappliquer sur la même partie une nouvelle couche du même topique. On répète les applications jusqu'à ce que l'on ne sente plus dans la peau de noyaux tuberculeux.

» Le caustique de Canquoin ou la pâte de Vienne ne seraient utiles que dans le cas où quelques tubercules isolés de lupus auraient résisté aux applications répétées de teinture d'iode ou d'huile de noix d'acajou. »

Le fait suivant nous fournit un beau type de lupus non ulcéreux de nature scrofuleuse :

P.... (Éléonore), quatorze ans, entrée le 22 février 1860 à l'hôpital Saint-Louis, couchée au n° 7 de la salle Sainte-Foy.

Cette jeune fille est d'une stature élevée et tout à fait exceptionnelle pour son âge. Elle est d'ailleurs bien proportionnée ; son teint est clair, légèrement rosé, sa peau fine ; elle présente, en un mot, tous les traits dont l'ensemble constitue ce que l'on a appelé la beauté scrofuleuse. Les antécédents et l'affection actuelle confirment pleinement ce diagnostic.

Étant enfant, elle a eu des gourmes dans la tête. Il y a sept ans, un abcès se forma à la région cervicale, en arrière et à droite, et l'ouverture en fut faite avec le bistouri. Elle est très-sujette aux ophthalmies, qui, à une certaine époque, étaient presque permanentes chez elle ; on trouve, en effet, des taies sur la cornée. Des croûtes existent actuellement dans le nez et gênent le passage de l'air.

Sa santé ordinaire est assez bonne ; les principales fonctions s'exécutent régulièrement. Quelquefois pourtant, elle se plaint de douleurs de tête, de maux d'estomac.

Elle voit ses règles, depuis un an, à des époques assez régulières.

Elle a des engelures, ou plutôt des crevasses aux mains.

L'affection dont elle est atteinte remonterait à sa première enfance, à l'âge de trois ou quatre ans : Elle daterait donc de dix ans. Elle l'attribue à un coup de pierre qu'elle reçut vers cette époque à la joue droite ; peut-être ce coup a-t-il été en effet la cause déterminante. Le mal, nous dit-elle, a commencé par un point, et s'est ensuite peu à peu étendu, par rayonnement excentrique.

Aujourd'hui existe à la joue droite une large plaque tuberculeuse qui en occupe au moins la moitié de la surface. Cette plaque est irrégulière dans sa forme, et se refuse à toute comparaison géométrique bien définie : on y trouve des lignes droites et sinueuses, des courbes, des angles saillants et rentrants, des prolongements, dont le principal se place entre l'œil droit et le nez.

Sa couleur est caractéristique ; elle est jaune rougeâtre, sucre d'orge, avec une sorte de reflet translucide ; çà et là elle est masquée par des squames minces, blanchâtres, adhérentes.

Elle forme une saillie notable au-dessus du niveau de la peau, et augmente d'une manière sensible le volume de la joue droite. Cette saillie n'est pas uniforme, mais comme granulée par une agglomération de tubercules plus ou moins fusionnés à leur base. C'est à la circonférence de la lésion que les tubercules sont surtout évidents et tendent à s'isoler.

La malade a été soumise au traitement antiscrofuleux, et l'affection s'est améliorée sensiblement.

Voici d'ailleurs quel était l'état de la malade, après plusieurs mois de séjour dans le service.

Les tubercules sont à peu près complètement affaissés, et la surface sur laquelle ils reposent se continue sans transition bien marquée avec les parties voisines : c'est à peine si l'on peut constater une élévation légère en promenant le doigt des parties saines aux parties malades. Un examen attentif démontre en outre la présence d'un grand nombre de points déprimés et transformés en tissu de cicatrice.

§ 2. — Lupus ulcéreux de nature scrofuleuse.

(*Scrofulide tuberculo-crustacée ulcéreuse.*)

C'est le véritable *lupus exedens*. Ses lieux de prédilection sont la face et les membres. Il débute par une teinte érythémateuse à la peau, sur laquelle s'élèvent un ou plusieurs tubercules mous, d'un rouge livide ; ces tubercules ne tardent pas à s'excorier, et deviennent le point de départ d'une ulcération à marche extensive, presque aussitôt recouverte de croûtes.

Ce lupus revêt deux formes principales : tantôt il gagne en largeur, tantôt il creuse en profondeur.

La scrofulide ulcéreuse fibro-plastique qui détruit en surface, se présente sous la forme d'une ulcération irrégulière, formée aux dépens des couches superficielles du derme. Cette ulcération est voilée par des croûtes épaisses, noirâtres, très-adhérentes ; ses bords sont rouges, gonflés, légèrement douloureux, semés de tubercules ; elle fournit un pus sanieux, mal lié, de mauvaise nature, que la pression fait sourdre à sa circonférence.

Ce lupus peut envahir de proche en proche de très-vastes surfaces, se propager de la face sur le cou, et particulièrement dans la région sous-maxillaire. Les parties affectées sont fréquemment empâtées, œdémateuses, et les ganglions qui leur correspondent plus ou moins engorgés.

Il est rare que la scrofulide tuberculo-ulcéreuse s'étende

au delà d'une certaine mesure sans manifester sur quelque point une tendance à la réparation : l'ulcère se ferme d'un côté pendant qu'il s'avance d'un autre. Ces cicatrices sont rougeâtres ou d'un blanc rosé, tendues, luisantes, souvent bridées, inégales, hérissées de crêtes ou de végétations produites par des lambeaux de tégument qu'elles ont compris dans leur épaisseur. Elles peuvent elles-mêmes devenir le point de départ de nouveaux tubercules, puis de nouveaux ulcères qui se réunissent aux anciens. Elles entraînent après elles des difformités plus ou moins grandes, et toujours irréparables.

La scrofulide ulcéreuse fibro-plastique procède quelquefois d'une autre manière. « Un point isolé, rouge et tuméfié se montre sur la peau de l'aile du nez. Induré dans le principe, ce tubercule se ramollit peu à peu ; bientôt il s'ulcère, et en très-peu de temps l'aile du nez est trouée, perforée de part en part ou échancrée sur son bord libre. — C'est à cette variété que les auteurs ont donné le nom de *lupus térébrant*, qui peut aussi affecter la cloison des narines et la perforer de part en part, puis la détruire dans une étendue plus ou moins grande. La même affection sur la voûte palatine donnera lieu à une perforation de la cloison qui sépare la cavité buccale de la cavité nasale, et fera communiquer la bouche avec les narines ; la voix sera nasillarde ; les boissons, les aliments passeront de la bouche dans les narines, si l'art ne vient remédier à cette infirmité.

» Lorsque le lupus térébrant a son siége sur la commissure labiale, il la détruit, agrandit l'ouverture de la bouche, et gêne considérablement le travail de la mastication. Sa cicatrisation entraîne presque nécessairement le rétrécissement de l'ouverture buccale.

» Si la même variété de scrofulide attaque les lèvres ou les paupières, elle détruit en partie ces voiles membraneux et protecteurs des organes qu'ils recouvrent. De là suit fatalement l'engorgement rougeâtre des gencives, de la conjonctive oculaire et palpébrale, le renversement des lèvres, l'ectropion, l'ophthalmie avec toutes ses conséquences, la cécité.

» La scrofulide ulcéreuse fibro-plastique a une marche habituellement très-lente. Toutefois, dans certaines circonstances, elle revêt un caractère phagédénique, et marche avec une rapidité désespérante : On a, comme vous savez, donné à ce lupus le nom de *lupus vorax*. Son siége ordinaire est la face, et en moins d'un mois ou six semaines le nez est complétement rongé, les lèvres détruites. On voit entre les ouvertures nasales, le vomer et la lame perpendiculaire de l'ethmoïde se raccourcir de jour en jour sous l'influence du travail destructeur des os. La langue se détruit par parties, et bientôt se trouve réduite à un moignon informe placé au fond de l'antre qui représente la bouche et les fosses nasales réunies, par suite de la chute des dents et de la destruction de la voûte palatine. Le plancher de l'orbite ne tarde pas à s'écrouler, et les globes oculaires tombent, retenus seulement par les nerfs optiques, auxquels ils se trouvent appendus comme à deux cordes. — Les malades parvenus à ce degré de la scrofulide maligne sont ordinairement enlevés par une phlegmasie ultime, assez souvent par une péricardite ou une pleurésie avec épanchement. (Bazin, *Leçons sur la scrofule*.)

Pronostic. — Le lupus scrofuleux ulcératif est toujours une affection sérieuse, longue et difficile à guérir. La variété perforante est généralement plus grave que celle qui s'étend en surface, en raison des ravages qu'elle produit et des difformités incurables qui en sont la conséquence. Quant au *lupus vorax*, il est redoutable presque à l'égal du cancroïde et du cancer.

Traitement du lupus scrofuleux ulcératif. — Les moyens généraux sont ceux que nous avons indiqués pour le lupus non ulcéreux.

C'est ici surtout qu'il convient d'insister sur l'hygiène, les toniques, une alimentation substantielle et réparatrice, car il y a peu à compter sur les efforts d'une constitution viciée et toujours plus ou moins affaiblie par l'atteinte de la diathèse en évolution.

Le traitement local varie suivant les circonstances. Si l'ulcère est très-superficiel, il suffit parfois de l'exciter légèrement au moyen de lotions faites avec l'eau de chaux, le vin aromatique, la glycérine, la teinture d'iode, le sulfure de potasse dissous, le coaltar saponiné, etc.

Les fongosités seront attaquées par la poudre d'alun, le nitrate d'argent, et dans certains cas, par le nitrate acide de mercure.

Le plus ordinairement, c'est la teinture caustique d'iode, et quelquefois le biiodure de mercure en pommade, dans la proportion d'un tiers ou de moitié d'excipient, qui nous servent à cautériser les surfaces ulcérées de la scrofulide ulcéreuse maligne fibro-plastique. La solution saturée d'iode doit être appliquée sur toute l'étendue de l'ulcère, aussi bien sur la peau que sur les muqueuses, quand celui-ci anticipe sur le tégument interne.

ARTICLE II.
DU LUPUS SYPHILITIQUE.

Il comprend deux formes : 1° le lupus syphilitique non ulcéreux (syphilide tuberculeuse circonscrite); 2° le lupus syphilitique ulcéreux (syphilide tuberculo-crustacée ulcéreuse).

§ 1er. — **Lupus syphilitique non ulcéreux.**
(Syphilide tuberculeuse circonscrite.)

Cette forme répond à notre scrofulide tuberculeuse fibroplastique sans ulcération. Vous apercevez de suite les analogies qui l'en rapprochent, et les différences qui l'en séparent.

Les analogies résultent surtout de la modalité pathogénique et de l'aspect général de l'altération de la peau ; elles peuvent être assez grandes pour obscurcir singulièrement le diagnostic de la nature : aussi l'erreur est-elle fréquemment commise. De part et d'autre, en effet, ce sont des tubercules de volume et de forme à peu près semblables, disposés en groupes réguliers ou irréguliers; ces tubercules sont indolents; leur évolution est très-lente, leur marche essentiellement chronique ; ils n'ont aucune tendance à s'ulcérer, et se terminent, dans un cas comme dans l'autre, par une sorte de désorganisation intérieure de la peau, suivie de cicatrice.

Les différences sont relatives au siége des tubercules, à leur distribution, leur nombre, leur consistance, leur coloration, leur marche, aux circonstances physiologiques et pathologiques au milieu desquelles ils se présentent.

Les signes tirés du siége n'offrent pas une très-grande importance, car il n'est guère de points sur lesquels les deux espèces de lupus ne puissent être rencontrées. Cependant, des groupes tuberculeux situés au front, aux ailes du nez, aux commissures des lèvres, à la région deltoïdienne inférieure, éveilleront plutôt l'idée de la syphilis, tandis qu'il y aurait lieu de soupçonner la scrofule, si la lésion se trouvait placée à la partie médiane d'une joue, par exemple, ou bien sur le menton, le cou, les régions auriculaires, etc.

La disposition en groupes circonscrits figurant des anneaux, des arcs de cercle, appartient également à la syphilis et à la scrofule ; mais la marche herpétiforme se voit principalement dans le lupus scrofuleux, qui progresse par un cercle tuberculeux circonférentiel, tandis que dans la syphilis, l'éruption prend de préférence la forme de croissants, de fer à cheval, de lettres alphabétiques, etc.

La multiplicité des groupes est une circonstance qui prévient en faveur de la nature spécifique de l'affection tuberculeuse.

Le tubercule scrofuleux est habituellement plus mou, moins élastique que celui de la syphilis ; il repose sur un léger gonflement d'aspect œdémateux, mais qui résiste à la pression du doigt.

La coloration n'est pas la même dans les deux cas : livide, rougeâtre, demi-transparente, dans la scrofule, elle est d'un rouge sombre et cuivré dans le tubercule syphilitique.

La marche est chronique à toutes les périodes, pour les deux espèces de lupus, mais elle est incomparablement plus lente pour celui qui dépend de la scrofule, quel que soit d'ailleurs le traitement mis en usage : aussi le seul fait de la durée constitue-t-il, comme je vous l'ai dit, une précieuse ressource, lorsque les autres caractères sont obscurs ou peu tranchés.

Les cicatrices que laisse le tubercule portent le cachet de sa nature spéciale, et fournissent des données très-importantes au dignostic. Sont-elles blanches, déprimées, entourées d'une auréole brunâtre ou cuivrée, l'origine spécifique ne saurait être mise en doute; sont-elles, au contraire, plissées, rougeâtres, légèrement saillantes, analogues à celles d'une brûlure au troisième degré, il s'agit bien évidemment d'une lésion scrofuleuse.

Ajoutons enfin que le lupus scrofuleux attaque surtout les sujets jeunes, d'une constitution molle, ayant été atteints ou portant encore des accidents de même nature, tandis que la syphilide n'apparaît guère qu'à une certaine époque de la vie, au milieu de circonstances pathologiques faciles à déterminer, et nous aurons énuméré tous les principaux signes qui peuvent servir au diagnostic différentiel de ces deux espèces.

§ 2. — **Lupus syphilitique ulcéreux.**

(*Syphilide tuberculo-crustacée ulcéreuse.*)

De même que le *lupus exedens* de nature scrofuleuse, cette espèce se caractérise : 1° par la production de groupes tuberculeux fibro-plastiques; 2° par le mode particulier d'évolution de ces tubercules, et leur tendance éminemment ulcérative. C'est autour de ces deux faits que nous allons voir se grouper les différences qui l'en distinguent.

En général, le tubercule est plus saillant, plus volumineux, plus détaché de la peau, dans la syphilis. Il est mou, rénitent, élastique, dans la syphilis comme dans la scrofule; mais dans la première maladie, il y a un reflet obscur de couleur brune ou cuivrée, tandis qu'il est livide, rougeâtre, demi-transparent dans la scrofule.

La disposition circulaire des groupes est ordinairement plus nette, mieux dessinée dans la syphilis que dans la scrofule.

Dans l'affection scrofuleuse, les croûtes sont entourées d'une auréole d'un rouge bleuâtre; elles sont plus saillantes, de couleur brun jaunâtre, formées par la dessiccation d'une humeur sanieuse; elles laissent à leur chute des ulcères couverts de granulations et de fongosités rougeâtres.

Dans l'affection syphilitique, les croûtes sont entourées d'une auréole cuivrée; elles sont affaissées, d'un brun verdâtre ou noirâtre, rugueuses, et laissent à leur chute des surfaces ulcérées, grisâtres, à bords taillés à pic, baignées d'un pus très-consistant qui se concrète aussitôt au contact de l'air.

La marche de l'ulcère scrofuleux est généralement beaucoup plus lente que celle de l'ulcère spécifique; le premier reste souvent stationnaire et comme arrêté dans son évolution pendant des mois et des années, ce qui n'a jamais lieu, du moins au même degré, pour l'ulcère syphilitique.

Nous avons vu la scrofulide tuberculo-ulcéreuse tantôt s'étendre à peu près exclusivement en superficie, et tantôt creuser en profondeur. Ces deux formes se retrouvent également dans le lupus ulcéreux d'origine spécifique.

Quelques mots sur ce double point de diagnostic.

La scrofulide, lorsqu'elle gagne les parties voisines, ne présente jamais ces contours irréguliers, ces festons, ces arcs de cercle, ces spirales qui caractérisent si bien les ulcères syphilitiques serpigineux; elle s'en distingue en outre par ses bords violacés et décollés, par l'état fongueux de sa surface, par le peu de consistance du pus qu'elle sécrète, par ses cicatrices bridées comme celles de la brûlure.

Quant au lupus qui détruit en profondeur, il est souvent fort difficile de décider s'il appartient à la syphilis ou à la scrofule, surtout lorsqu'il se fixe au nez qui constitue, dans un cas comme dans l'autre, son siége de prédilection. Toutefois, indépendamment des caractères tirés de la marche et de l'aspect de la lésion, vous vous rappellerez que la scrofulide débute communément par la peau, et la syphilide par la muqueuse; que la première attaque principalement les sujets jeunes, et s'accompagne de caries et de tumeurs articulaires, tandis que la seconde coïncide fréquemment avec des douleurs ostéocopes, des exostoses, ou autres manifestations de même ordre. Enfin, si tous ces moyens ne vous suffisaient pas, une dernière et précieuse ressource vous resterait encore dans l'emploi, comme pierre de touche, du traitement spécifique: *Naturam morborum curationes ostendunt.*

Vous avez sans doute reconnu, dans le lupus syphilitique qui détruit en profondeur, l'affection désignée généralement sous le nom de *syphilide tuberculeuse perforante*; mais je dois vous avertir que la plupart des auteurs ont décrit et

confondu sous ce titre deux formes morbides essentiellement distinctes, la gomme de la peau et le tubercule syphilitique proprement dit. Le passage suivant, que j'extrais du livre de M. Bassereau, vous donne un exemple de cette confusion :
« Le plus haut degré d'ulcération des tubercules syphilitiques est celui dans lequel le derme est détruit dans toute son épaisseur. Ces ulcérations profondes s'observent aussi souvent que les plus légères. Elles peuvent débuter, comme ces dernières, par la surface des tubercules, qu'elles détruisent progressivement jusqu'à la base; mais ordinairement elles ont pour point de départ, soit les cônes celluleux de la face interne de la peau où se forment des engorgements tuberculeux, soit même le tissu cellulaire sous-cutané dans lequel se forment de petites tumeurs sur le trajet des vaisseaux lymphatiques; ces tumeurs finissent, ainsi que les engorgements des cônes celluleux, par suppurer et par se faire jour, de dedans en dehors, à travers le derme, sous forme de bourbillons furonculeux, à la sortie desquels on aperçoit des ulcérations profondes, à bords violets et taillés à pic, à fond blafard et sanieux. Ces tubercules profonds s'avancent, d'une manière lente, à la superficie des téguments, où ils forment de petites tumeurs dont on ne soupçonne pas toujours la rupture imminente. Aussi, là où la veille on avait observé une saillie violacée, un tubercule cuivré, on trouve quelquefois le lendemain un ulcère profond; une aile du nez peut être subitement détruite, et le voile du palais transpercé, par ces sortes de tubercules, qui constituent une syphilide à laquelle on a donné, à juste titre, le nom de *perforante*. »

Pour nous, messieurs, les tubercules profonds dont parle

M. Bassereau ne sont rien moins que des tubercules ; ce sont des gommes cutanées dont le siége anatomique nous paraît être dans les glandes sudoripares (syphilide gommeuse, hidrosadénite syphilitique).

Comparées au point de vue de leur pronostic, les deux espèces de lupus ulcéreux, bien que toujours graves, ne le sont pas cependant au même degré. Le travail destructeur marche généralement plus vite dans le lupus ulcéreux syphilitique, mais nous disposons pour l'arrêter de moyens puissants et presque toujours efficaces, tandis que le lupus scrofuleux, dont la marche est beaucoup plus lente, ne se laisse souvent modifier qu'après un temps très-long, c'est-à-dire alors que se sont produites des destructions parfois considérables et des difformités incurables.

Le traitement du lupus syphilitique ulcéreux est celui des syphilides ulcéreuses : il a pour base le sirop de biiodure ioduré. Quant aux indications tirées de l'état local, elles ont été formulées dans l'histoire du genre.

Ici se termine, messieurs, ce que j'avais à vous dire du lupus considéré comme affection générique.

APPENDICE

POUVANT SERVIR D'INTRODUCTION

A

L'HISTOIRE DES AFFECTIONS GÉNÉRIQUES DE LA PEAU.

J'ai cru devoir placer ici, sous forme d'appendice, quelques considérations de pathologie générale et de sémiotique cutanée.

Les pages qui vont suivre sont empruntées, pour ce qui concerne la pathologie générale, à notre cours de 1855 ; et pour ce qui a trait à la sémiotique cutanée, à nos leçons de 1859.

PREMIÈRE PARTIE.

CONSIDÉRATIONS SUR LA PATHOLOGIE GÉNÉRALE.

La médecine (de μέδειν, avoir soin, ou de *medicari*, administrer un remède) est, suivant Galien, et d'après le dictionnaire de 'Académie, l'art qui enseigne les moyens de conserver la santé ou de traiter les maladies. Mais la médecine n'est pas seulement un art, elle est aussi une science, parce que les maladies qui sont l'objet de son domaine sont des unités fixes, invariables, inaltérables, qui, comme les autres phénomènes de la nature, peuvent être soumis à des lois.

De la définition de la médecine résulte sa division en deux branches :

L'*hygiène*, qui est l'art de conserver la santé et de prévenir les maladies ;

L'*iatrique*, qui est l'art de traiter et de guérir les maladies.

Le sujet de la médecine, c'est l'homme ; son objet, c'est la maladie ; son but, c'est le traitement ou la thérapeutique, qui consiste à prévenir, guérir ou pallier la maladie.

Pour connaître la médecine, il faut donc connaître le corps humain, les maladies ou la pathologie, et le traitement ou la thérapeutique.

On connaît le corps humain par l'étude de l'anatomie et de la physiologie.

La connaissance des maladies a lieu par l'étude du malade ; c'est la médecine clinique ou analytique ; par l'étude abstraite des maladies : c'est la nosographie ou médecine synthétique.

Le médecin clinicien étudie les troubles de l'organisme, qui sont appelés *phénomènes* quand ils sont communs à l'état de santé et à l'état de maladie ; *symptômes* quand ils sont propres à l'état de maladie ; *lésions* quand ils consistent dans une altération matérielle des organes.

L'ensemble des symptômes propres à une même lésion est un *syndrome*. La coexistence du syndrome et de la lésion, c'est l'*affection*.

Les lésions peuvent être constatées pendant la vie ou après la mort : elles sont *biologiques* ou *cadavériques*. Dans le premier cas, et en tant qu'elles tombent sous nos sens, elles ne sont que des symptômes.

L'étude des symptômes constitue la *symptomatologie* ; l'étude des lésions cadavériques, c'est l'*anatomie pathologique*.

La *nosographie*, ou *médecine synthétique*, est cette partie de la pathologie qui a pour objet spécial la description des maladies considérées comme unités morbides.

Mais qu'est-ce donc que la maladie ? Rien n'est plus difficile, a-t-on dit, que de donner une bonne définition de la maladie. Oui, sans doute ; mais rien n'est plus important.

Tout le monde, dit Chomel, sait ce que c'est que la maladie, et cependant personne ne peut en donner une définition exacte. C'est qu'en effet personne n'en a une idée bien claire ni bien nette.

Le dictionnaire de l'Académie définit la maladie : une altération de la santé. Cette définition n'est pas scientifique ; elle est vague, obscure, et confond ensemble tous les modes d'altération de la santé : l'indisposition, l'infirmité, la difformité, etc. ; cherchons dans les auteurs une définition plus précise.

Hippocrate connaissait l'unité morbide, la maladie, sa marche, ses périodes, etc. ; mais nulle part, dans aucun endroit de ses ouvrages, il n'a donné une véritable définition de la maladie.

Galien a parfaitement défini la maladie, et synthétiquement établi sa nosographie : c'est une disposition (διάθεσις) ou affection *contre-nature des parties du corps* qui empêche premièrement et par elle-même leur action. Le symptôme est aussi une affection contre-nature des parties ; mais la maladie précède et joue le rôle de cause.

Ainsi, pour Galien, la maladie était une affection contre-nature des parties : c'était la lésion avec laquelle il confondait la maladie. Aussi a-t-on dit qu'il était le père, le premier des organiciens. Galien, cependant, n'était jamais allé si loin que beaucoup d'auteurs modernes. Il ne repoussait pas la maladie en tant qu'unité morbide ; il ne confondait pas la maladie, ou le νόσος, avec la souffrance de la fonction, ou le πάθος. Il savait que, dans une même maladie, il pouvait y avoir plusieurs lésions ; mais il y en avait toujours une plus importante que les autres, qui étaient secondaires et n'avaient lieu que par consentement.

M. Chomel, en définissant la maladie, un désordre notable survenu dans la disposition matérielle des parties ou dans les fonctions, confond, comme Galien, la maladie avec la lésion, et de plus il la confond avec le symptôme. Aussi trouve-t-il qu'il est inutile de distinguer l'affection de la maladie, et qu'il est convenable d'employer ces deux mots comme synonymes.

Les auteurs qui, comme Sydenham, ont comparé la maladie à un ennemi et le corps du malade au terrain sur lequel se livrait le combat, ont défini la maladie : un effort de la nature (*conamen naturæ*, réaction de la vie, etc.) ; mais évidemment ils étaient à côté de la question, puisque ce n'était pas le combat qu'il s'agissait de définir, mais bien la *maladie*, l'ennemi du corps ou de la santé. D'ailleurs, la réaction de la vie ne se montre pas dans toutes les maladies.

Une bonne définition de la maladie doit être celle qui distingue l'objet que l'on veut définir, la maladie, des objets qui ont avec elle le plus de points de similitude.

Évidemment la maladie est une altération de la santé ; mais les indispositions, les infirmités, les difformités ne sont-elles pas aussi des altérations de la santé ? Les phénomènes, les symptômes, les lésions et les affections sont des troubles fonctionnels et organiques qui ne doivent pas non plus être confondus avec la maladie.

On peut, je crois, définir la maladie : un état accidentel et contre-nature de l'homme, qui produit et développe un ensemble de désordres fonctionnels et organiques, isolés ou réunis, simultanés ou successifs.

Passons en revue chacun des termes de cette définition.

Le mot *état* (*status, conditio corporis humani*, etc.) laisse dans le vague sur la nature de la maladie ; il n'implique que l'idée d'une inconnue, d'un x dont il faut tenir compte, sans qu'il soit besoin de pénétrer son existence ;

L'adjectif *accidentel* distingue la maladie des lésions permanentes : les infirmités ou difformités ;

L'adjectif *contre-nature* (*præter* ou *contra-naturalis*) sépare la maladie des indispositions, des troubles momentanés des fonctions occasionnés par les passions, par les excitations trop fortes des organes, comme l'indigestion. Il la sépare également de certains états physiologiques, comme la menstruation, la gestation, etc. ;

Qui produit, indique que la maladie est la source commune des symptômes et des lésions ;

Qui développe, indique que la maladie est la cause du développement, des évolutions successives de tous les phénomènes morbides ;

Isolés ou réunis, ce qui veut dire que, dans une maladie, il y a tantôt des symptômes et une lésion ; que, d'autres fois, la lésion manque ; que, d'autres fois, ce sont les symptômes. Exemple : les anévrysmes de l'aorte, les masses tuberculeuses dans le ventre, etc. Ces altérations organiques ne sont des maladies qu'à la condition de marcher, de suivre un développement, une évolution. Si elles s'arrêtent, si elles restent stationnaires, elles ne sont que des infirmités. Beaucoup de tumeurs de l'ovaire, de polypes fibreux de l'utérus sont dans ce cas. De même pour les symptômes et les affections : la paralysie stationnaire est une infirmité, et non une maladie. La luxation est une maladie chirurgicale ; si elle n'est pas réduite, et qu'il se forme une fausse articulation, elle devient une infirmité ;

Simultanés ou successifs, ce qui veut dire que la marche est continue ou périodique. Les périodes sont quelquefois très-rapprochées, et d'autres fois séparées par de longs intervalles pendant lesquels le malade semble jouir d'une santé parfaite.

Pour qu'une série d'accès constitue une maladie, il faut que cette série soit en progression ascendante ou descendante. Si le mal s'arrête, si les accès sont toujours les mêmes, la maladie devient une infirmité.

De cette définition de la maladie il résulte évidemment que les troubles, soit des fonctions, soit des organes, que les symptômes, aussi bien que les altérations matérielles, sont au même titre des produits de la maladie.

On en déduit comme corollaire qu'il n'y a aucun rapport nécessaire entre le symptôme et la lésion ; que la relation directe n'existe qu'entre le symptôme ou la lésion, et la maladie. Ainsi, une maladie peut être purement fonctionnelle ou simplement organique ; très-fonctionnelle (grand désordre des fonctions), et peu organique (très-faible altération des organes), ou très-organique (grande altération matérielle), et peu fonctionnelle (léger trouble des fonctions).

Un prurit très-violent peut coïncider avec une altération à peine appréciable de la peau, à ce point que mon honorable collègue M. Devergie, à l'exemple de Mercuriali, d'Alibert, etc., a cru devoir admettre un prurigo sans papules.

Le lichen et l'eczéma dartreux produisent d'atroces démangeaisons ; le lichen et l'eczéma scrofuleux occasionnent fort peu de souffrance ; il en est de même du lichen syphilitique.

Ce n'est pas la nature seule d'une lésion qui constitue la gravité du mal et rend le pronostic très-fâcheux, c'est surtout la nature de la maladie. Les produits morbides, tubercules, tissu fibro-plastique, encéphaloïde même, ont une gravité relative, selon qu'ils se forment dans telle ou telle maladie ; en d'autres termes, selon qu'ils sont idiopathiques ou symptomatiques.

Les symptômes et les lésions par lesquels on arrive à la connaissance de la maladie sont les *signes*. L'étude des signes constitue la sémiotique. Ils donnent la connaissance de l'état actuel de la maladie, *signes diagnostiques*; de l'état futur de la maladie, *signes pronostiques*. Ils fournissent des indications thérapeutiques spéciales : c'est la médecine du symptôme.

Nous avons quelques mots à dire maintenant du classement des symptômes, des lésions et des maladies.

Les divisions, les classifications sont utiles, parce qu'elles rapprochent les objets qui ont entre eux des affinités, des ressemblances; elles aident la mémoire, facilitent l'étude des sciences, et donnent lieu à des indications propres à éclairer les points obscurs de leur histoire.

Le symptôme est une modification morbide de l'action organique, de la fonction, ou un changement perceptible aux sens dans les qualités physiques de l'organe ou des matières excrétées. Quoi de plus naturel alors que de partager les symptômes, avec tous les anciens auteurs, en trois classes :

1° Modifications ou perversions des fonctions;

2° Modifications ou transformations des qualités physiques des organes;

3° Modifications ou transformations des matières excrémentitielles?

La lésion, c'est l'altération matérielle des organes. Le classement des lésions, c'est la classification anatomo-pathologique. Rien n'est plus simple que d'adopter ici un ordre conforme aux divisions de l'anatomie générale.

Nous aurons ainsi trois grandes classes de lésions :

1° Les lésions fœtales ou congénitales, qui correspondent à l'anatomie embryonnaire;

2° Les lésions des caractères physiques des organes, du volume, de la connexion, des rapports, qui correspondent à l'anatomie descriptive;

3° Enfin, les lésions de texture, qui répondent à l'anatomie générale et de structure. Ces dernières sont divisées en analogues ou hétérologues, homœomorphes ou hétéromorphes, suivant qu'elles sont constituées par des produits analogues aux tissus normaux, ou par des produits étrangers à l'organisation.

Le classement des maladies présente un peu plus de difficultés. On les a divisées par leur siége en maladies générales et locales.

C'est une division des lésions ou des affections, non des maladies.

On les a divisées par leur nature, c'est-à-dire par la nature présumée des affections. On doit renoncer à un système de classification qui ne classe que des affections sur des hypothèses physico-chimiques ou physiologiques, qui varie selon les idées de l'auteur, et qui offre des dangers pour la pratique, parce qu'il commande une thérapeutique découlant directement de l'hypothèse et non de l'expérience, seul juge que l'on doive accepter dans les questions de thérapeutique.

Le classement des maladies doit se faire d'après les ressemblances et les analogies que présentent entre elles les unités pathologiques. On doit, avant tout, tenir compte des considérations étiologiques.

La santé absolue n'existe pas. Chacun a sa part plus ou moins grande de souffrance corporelle et morale ; mais enfin, ce qu'on est convenu d'appeler la santé pour chacun est une sorte d'équilibre du corps entre la prédisposition morbide ou la cause interne et l'action du monde extérieur, du milieu dans lequel nous vivons.

La maladie éclate dès que l'équilibre vient à se rompre par l'éveil des prédispositions qui, jusque-là, étaient restées latentes, ou par l'action toute physique des causes extérieures.

Il y a, dans la production de toute maladie, une combinaison d'action des causes extérieures et des prédispositions. La part de chacun de ces agents est plus ou moins grande.

Les agents physiques peuvent anéantir la vie à l'instant même ; il n'y a pas de maladie : on dit alors que la personne est morte d'accident (action de la foudre).

L'action des agents physiques, sans anéantir la vie, peut produire une lésion qui éclate en même temps que la maladie (lésions traumatiques, plaies, fractures, luxations, brûlures, etc., qui constituent les maladies chirurgicales).

A côté des maladies chirurgicales, nous plaçons les maladies parasitaires produites par les parasites de l'ordre animal et végétal.

Puis viennent les empoisonnements, qui forment le passage des maladies de cause externe aux maladies de cause interne ou spontanées.

Nous avons, en définitive :

1° *Des maladies de cause externe ;*
2° *Des maladies de cause interne.*

Les maladies de cause interne doivent être groupées en familles par les analogies qu'elles présentent dans leurs causes, leurs symptômes, leur marche, etc.

On a ainsi : 1° les fièvres ; 2° les pestes ; 3° les exanthèmes ; 4° les pseudo-exanthèmes ; 5° les phlegmasies, etc.

Mais j'ai hâte d'appliquer ces notions générales à l'étude de la pathologie cutanée.

J'ai dit que le symptôme était une modification de l'action organique, un changement perceptible aux sens dans les qualités de l'organe ou des matières excrétées ; il est localisé, et par conséquent il existe une symptomatologie cutanée.

La lésion est une altération morbide de l'organe. Il y a une anatomie pathologique de la peau.

Les symptômes et les lésions de la peau par lesquels on arrive à la connaissance des maladies sont des signes. Il y a donc une sémiotique de la peau qui suppose, d'une part, la connaissance de la symptomatologie cutanée, et, de l'autre, la connaissance nosographique des maladies.

La maladie est un état de l'homme et non un état des parties du corps. Par conséquent, il n'y a point de maladie de la peau. Pour la même raison, il ne saurait y avoir de nosographie cutanée.

Cependant tous les auteurs qui ont écrit sur la pathologie cutanée, tous sans exception, depuis Mercuriali jusqu'à M. Devergie, ont admis des maladies de la peau, et ont donné une classification particulière de ces prétendues maladies. C'est que tous les dermatologistes ont confondu la maladie avec le symptôme, avec la lésion, ce qui était d'autant plus facile à faire, qu'à la peau l'un et l'autre se trouvent réunis pour constituer l'affection.

Chaque nouveau dermatologiste qui paraît sur la scène se croit obligé à faire la critique des classifications des auteurs qui l'ont précédé sans pouvoir lui-même donner une classification meilleure ; c'est qu'en effet le problème qu'ils se sont tous proposé de résoudre est un problème insoluble. On ne peut pas trouver une classification de lésions applicable à la nosographie, ou, pour mieux dire, une classification de symptômes n'est pas une classification de maladies.

Parmi les dermatologistes, les uns ont pris dans la cause prochaine leur principe de classification (Baumès, de Lyon) ; les autres dans la nosographie (Alibert) ; la plupart dans la lésion cutanée elle-même (Plenck, Willan); quelques-uns tout à la fois dans la lésion et dans la nosographie; d'autres dans la marche des affections, etc.

Plenck a admis quatorze ordres de lésions cutanées; Willan n'en a admis que huit : à quoi peut tenir cette différence, puisque l'un et l'autre sont partis du même principe de classification?

C'est que plusieurs ordres de Plenck n'en font qu'un pour Willan, qui s'est attaché à prendre la lésion dans sa période d'état ou de plus grand développement, et qui a fait disparaître les croûtes, les ulcères qui constituaient autant d'ordres distincts dans la classification de Plenck. Willan a regardé la croûte et l'ulcération comme des états secondaires, des évolutions différentes de la même affection, qui ne devaient pas constituer des ordres à part.

La pustule variolique est, au début, une tache exanthémateuse, puis une papule, une papulo-vésicule, une pustule ombiliquée, et enfin une croûte, par suite de la dessiccation de l'humeur purulente qu'elle renferme. Les états papuleux et croûteux n'appartiennent pas essentiellement à la lésion, qui est pustuleuse.

Willan a admis huit ordres de lésions cutanées élémentaires :

1° Exanthèmes; 2° vésicules; 3° bulles; 4° papules; 5° pustules; 6° squames; 7° macules; 8° tubercules.

Cette classification des lésions cutanées a été adoptée par Bateman, importée en France par Biett, et acceptée presque sans modifications par ses élèves MM. Cazenave et Gibert. Je veux bien l'accepter aussi comme une classification des lésions cutanées, non sans doute comme une classification de maladies. Mais comprend-elle bien au moins toutes les lésions anatomiques élémentaires de la peau? Examinons :

1° L'*hypertrophie crypteuse*, la glande sébacée hypertrophiée, distendue par la matière sébacée, n'a pas de place dans cette classification. Évidemment ce n'est ni une pustule ni un tubercule. Exemple : les boutons de l'*acné varioliforme*.

2° Les *tumeurs de la peau* grosses comme des tomates, décrites sous le nom de *pian*, de *mycosis fungoides*, et dont nous avons eu dernièrement un si remarquable exemple à la salle Sainte-Foy, ne s'y trouvent pas comprises. Ce ne sont pas des tubercules. Il est dit que la grosseur des tubercules ne dépasse jamais le volume d'un gros pois.

3° Le *furoncle* ne s'y trouve pas non plus; il fait partie de la peau : c'est une inflammation de l'aréole dermique. M. Rayer l'a ajouté aux ordres de Willan dans sa classification.

4° Enfin le *godet favique*. N'est-ce pas encore une lésion anatomique de la peau ? Quoiqu'on en dise, et dût-on pendant vingt ans encore le répéter sur tous les tons, on ne parviendra jamais à prouver que le champignon sous-épidermique n'est autre chose que du pus ou un produit altéré de sécrétion glandulaire. Si encore il se trouvait à la surface de l'épiderme sans entraîner par sa présence un changement matériel dans l'organisation de la peau, on pourrait le prendre pour une croûte, un produit d'exfoliation, une matière concrétée à la surface de la peau : mais il n'en est rien : ce champignon se développe toujours entre deux lames épidermiques, et au-dessous de lui la peau est rouge, injectée, congestionnée ; plus tard elle s'amincit, se déprime, et peut même se perforer. C'est donc une lésion parfaitement caractérisée.

Vous le voyez, comme classification de lésions, la classification de Willan est imparfaite, insuffisante, incomplète dans l'état actuel de la science.

Quelques mots sur la classification rivale, celle d'Alibert, tant prônée par ses élèves, et regardée par les uns comme supérieure, par les autres comme inférieure à celle de Willan.

Nous sommes toujours dans les lésions anatomiques de la peau, remarquez-le bien.

Le moindre coup d'œil jeté sur la classification d'Alibert suffit pour convaincre les plus incrédules qu'elle ne peut soutenir le parallèle avec celle de Willan : dans toutes les dermatoses, des lésions anatomiques variées, essentiellement différentes ; exemple : dermatoses exanthémateuses où à côté de la pustule variolique se trouvent les taches de la rougeole et de la scarlatine.

Willan et Alibert ont tous deux cherché à classer un certain nombre de maladies dans lesquelles existent des lésions plus ou moins profondes de l'appareil tégumentaire ; mais Willan est parti de la lésion pour établir ses ordres, il est allé du symptôme à la nosographie ; Alibert est parti de la maladie, de la nosographie pour établir ses dermatoses. Il s'ensuit que le premier a rapproché des maladies très-étonnées de se trouver l'une à côté de l'autre, la gale et la varicelle, la variole et l'ecthyma, toutes maladies ou affections qui n'ont de commun qu'un seul caractère anatomique ; et que le second a rapproché des maladies qui offrent des lésions cutanées essentiellement différentes, ce qui fait un singulier contraste avec la dénomination *dermatoses* que ce spirituel auteur a cru devoir leur imposer.

Alibert s'est donné comme le Jussieu de la dermatologie; il n'a eu rien moins que la prétention d'avoir appliqué une méthode naturelle à la classification des maladies de la peau... à la classification d'un certain nombre de maladies, peut-être, mais de la peau, assurément non.

D'autres objections ont été faites à cette classification, qui manque, a-t-on dit, d'unité. Ce n'est pas là un défaut, puisque Alibert avait cru donner une méthode naturelle et non un système.

Je lui reprocherais plutôt d'avoir établi sur un seul caractère quelques-unes de ses dermatoses; exemple : les dermatoses teigneuses, qui, d'après l'auteur, ont toutes pour caractère commun de siéger sur le cuir chevelu. Ce reproche me paraîtrait d'autant plus fondé que le caractère commun sur lequel Alibert a établi ses dermatoses teigneuses est inexact, puisque les teignes peuvent s'observer indistinctement sur toutes les régions du corps où l'on remarque des poils.

En définitive, la classification de Willan n'est pas une classification nosographique : c'est une classification d'éruptions ou de lésions biologiques, et, comme classification d'éruptions, elle est incomplète; elle ne comprend pas toutes les lésions anatomiques primitives de la peau. La classification d'Alibert n'est ni une classification nosographique, ni une classification de symptômes : c'est un rapprochement arbitraire de maladies dans le cours desquelles on observe des lésions très-variées du tégument externe. Elle ne remplit aucun but, ne saurait aider au diagnostic des symptômes ou des lésions, ni au diagnostic des maladies.

Je m'arrête à ces deux grandes figures de la dermatologie moderne, Alibert et Willan.

Quant aux classifications des auteurs actuels, elles sont toutes empruntées à Alibert ou à Biett.

Ce que j'ai dit des classifications des maîtres est de tous points applicable aux classifications des élèves.

DEUXIÈME PARTIE.

SÉMIOTIQUE CUTANÉE GÉNÉRALE.

La sémiotique est la pierre angulaire de nos doctrines en dermatologie, et sans elle nul enseignement ne saurait être fécond.

Un exemple pris au hasard fera ressortir facilement et son rôle et son utilité.

Supposons qu'on ait à décrire la syphilide tuberculeuse. On devra non-seulement suivre le tubercule depuis sa naissance jusqu'à sa disparition complète dans toutes ses périodes, mais encore le prendre à un moment donné de son évolution, et le considérer comme un symptôme dont il faut apprécier la valeur absolue et relative. Au début, c'est une tache qui a une valeur absolue par son siége, son étendue, sa disposition, etc., et une valeur relative par ses caractères objectifs : tache érythémateuse et non inflammatoire, vasculaire et non purement pigmentaire. Plus tard, c'est un bouton, qui de même a une valeur relative par son espèce : c'est un tubercule; or, le tubercule exclut la dartre et l'arthritis, tandis qu'il se rencontre dans la scrofule et la syphilis, ce qu'il est très important de connaître pour le diagnostic.

Pour cette étude des symptômes, j'adopterai la division proposée par Galien qui en reconnaissait trois ordres :

1° Les troubles de la fonction ;
2° Les modifications des produits sécrétés ou excrétés ;
3° Les modifications des caractères physiques de l'organe.

CHAPITRE PREMIER.

TROUBLES DE LA FONCTION.

La peau est l'organe du tact; mais, outre cette sensibilité tactile, elle possède aussi la sensibilité générale. — Les modifications du tact ne jouant aucun rôle important dans la pathologie cutanée, je ne m'occuperai ici que des troubles de la sensibilité générale.

Celle-ci, suivant Galien, peut être augmentée, diminuée, ou pervertie; à la perversion de la sensibilité générale se rattachent les démangeaisons, le prurit et la douleur.

Ces symptômes, qui n'appartiennent en propre à aucune affection cutanée, qui peuvent exister avec ou sans lésion, sont très-variables, quant à leur siége, leur durée et leur intensité.

En effet, limités quelquefois à une région très-circonscrite, ils se généralisent d'autres fois, et occupent toute la surface du corps; tantôt ils sont continuels, tantôt c'est la nuit principalement qu'ils tourmentent les malades.

Leur intensité est loin d'être toujours en rapport avec la gravité de la lésion matérielle : on voit, en effet, les ulcérations de certaines formes de la syphilide tuberculeuse labourer des régions très-étendues, sans éveiller aucune sensation douloureuse.

C'est surtout lorsqu'il s'agit de faire le diagnostic de la nature d'une affection cutanée que la perversion de la sensibilité générale mérite d'être prise sérieusement en considération; dans l'affection de nature dartreuse, le prurit est très-marqué; les picotements, les élancements caractérisent celles qui sont d'origine arthritique; dans la scrofule et la syphilis, au contraire, ces symptômes sont presque nuls. Je dois cependant faire une exception pour les affections syphilitiques qui occupent des régions où le système pileux est très-développé, comme le cuir chevelu. En pareil cas, les grattages provoqués par les démangeaisons produisent une éruption pustuleuse artificielle; les croûtes altèrent alors les caractères des éléments primitifs dont la maladie avait provoqué l'apparition. Aussi doit-on chercher avec soin à déterminer quels sont ces éléments primitifs, et ne pas se contenter de désigner, à l'instar d'un grand nombre de syphiliographes, les syphilides du cuir chevelu sous le nom vague d'éruptions croûteuses.

CHAPITRE II.

MODIFICATIONS DES PRODUITS DE SÉCRÉTION ET D'EXCRÉTION.

Les produits de sécrétion et d'excrétion de la peau sont la sueur, l'humeur sébacée et l'épiderme avec ses dépendances, les poils et les ongles.

Les cellules de l'épiderme résultent de l'exhalation des capillaires qui rampent dans les papilles, et sont distribuées en deux couches, la couche superficielle formée par les cellules les plus anciennes que distinguent leur aplatissement et leur apparence pavimenteuse, et les cellules profondes de forme polyédrique, dont l'ensemble constitue le corps muqueux. Depuis les travaux de Henle et des micrographes modernes, ce sont là des points d'anatomie parfaitement établis.

Aussi n'est-ce pas sans étonnement qu'on lit dans les *Leçons* de M. Hardy (brochure de 1857) que le corps muqueux dans lequel il place le siège de l'eczéma est chargé de la sécrétion des cellules superficielles de l'épiderme.

Mais, puisqu'il s'agit ici d'erreur anatomique, je ne puis laisser passer sans la signaler celle qui se trouve dans le rapport que M. Devergie a lu, au commencement de cette année, à l'Académie de médecine, sur la dartre tonsurante.

Dans mes leçons sur les maladies parasitaires, j'avais dit qu'il fallait épiler les sycosis, même après la disparition du cryptogame, parce que le poil profondément altéré dans sa structure devenait un véritable séquestre, dont la présence entretenait l'irritation du follicule pileux. M. Devergie reconnaît aussi qu'il faut épiler en pareil cas, mais c'est, dit-il, parce que le poil est enflammé et étranglé.

Mon honorable collègue, pour édifier une théorie dont l'idée lui paraissait neuve, n'a pas craint de méconnaître ainsi les notions les plus élémentaires de l'anatomie.

La dartre et l'arthritis se traduisent surtout par des affections des glandes sudoripares, et la scrofule, ainsi que la syphilis, par des affections des glandes sébacées.

L'augmentation de la sécrétion épidermique produit les squames, qui sont si abondantes dans les dartres sèches, dont le psoriasis est le type, et qu'on trouve aussi très-souvent dans les éruptions syphilitiques. Cette fréquence des formes squameuses dans la syphilis et la dartre explique la difficulté qu'on éprouve quelquefois pour distinguer entre elles les manifestations de ces deux maladies constitutionnelles. Faut-il avec la généralité des dermatologistes admettre que ces formes squameuses peuvent, dans la syphilis, se manifester primitivement ? Pour moi, je pense qu'elles sont toujours consécutives et qu'on a décrit à tort la roséole de la paume des mains et de la plante des pieds, ainsi que des syphilides tuberculeuses ou papuleuses dont les éléments primitifs se recouvraient d'abondantes exfoliations épidermiques, sous le nom de psoriasis syphilitique. C'est là, d'ailleurs, une question que j'aborderai avec plus de détails dans l'histoire des syphilides en particulier.

Quant au liséré épidermique de Biett, il ne faut pas lui attribuer trop d'importance dans le diagnostic de la syphilis, parce qu'on le rencontre également dans d'autres maladies.

A la diminution des sécrétions pileuse et unguéale se rapportent la chute des cheveux et des ongles, phénomènes qui paraissent avoir été fréquemment observés dans la grande épidémie du XVe siècle.

Cependant, il est probable que les auteurs de cette époque ont souvent décrit, sous le nom de *pelade syphilitique*, de véritables pelades décalvantes.

L'alopécie ne doit être considérée comme se rattachant à la diathèse syphilitique que lorsqu'elle se produit à la suite de syphilides du cuir chevelu, ou bien à la suite des exostoses des os du crâne.

La chute des cheveux n'est pas rare non plus chez les malades dont la constitution est profondément débilitée, et principalement chez les convalescents des grandes pyrexies.

CHAPITRE III.

MODIFICATIONS DES QUALITÉS PHYSIQUES DE L'ORGANE.

Les modifications des qualités physiques de la peau constituent deux ordres de symptômes. Les uns sont communs au système cutané et aux autres systèmes, comme la teinte ictérique, la teinte chlorotique et la cyanose; les autres lui appartiennent exclusivement : telles sont les plicatures, les altérations pigmentaires et les éruptions cutanées.

Je ne m'occuperai que de ces dernières, et seulement au point de vue de la sémiotique.

Mais qu'est-ce donc qu'une éruption cutanée? Pour moi, ce

n'est qu'un symptôme par lequel se traduisent sur la peau des états pathologiques très-divers. Aussi voit-on qu'il y a loin de ma manière de voir à celle des willanistes, et que l'eczéma, le lichen, l'impétigo, etc., ne constituent pas pour moi, comme pour eux, des maladies de la peau, c'est-à-dire des essentialités morbides, mais seulement des manifestations sur l'appareil tégumentaire d'unités pathologiques, scrofule, syphilis, dartre, etc.

Les différences que présentent entre elles les éruptions cutanées étudiées sous le rapport sémiotique sont relatives :

1° Au siége anatomique ;
2° Au mode pathogénique ;
3° A la diathèse.

1° *Siége anatomique.* — Lorsque le siége anatomique est bien connu, il suffit à lui seul pour caractériser le genre ; c'est ce qui a lieu, par exemple, pour l'acné, que tout le monde s'accorde à placer dans les follicules sébacés, pour la mentagre ou le sycosis, qui n'est que l'inflammation des follicules pileux.

Mais il est loin d'en être ainsi pour la plupart des affections cutanées, et leur siége est encore un sujet de discussion parmi les dermatologistes.

Ainsi, à M. Cazenave, qui place l'eczéma dans les glandes sudoripares, M. Hardy, qui veut en faire une affection du corps muqueux, objecte que les produits de l'eczéma ne sont pas formés par la sueur, mais par des squames épidermiques qui résultent de l'augmentation de la sécrétion de l'épiderme, et qu'il est impossible d'apercevoir sur les parties malades les orifices des glandes sudoripares.

Mais depuis quand les produits morbides ressemblent-ils aux produits physiologiques ? et d'ailleurs les squames de l'eczéma ne sont pas formées seulement d'épiderme mais encore de pus, de sérosité, etc. ; et puis voyez la suette, dans laquelle on ne peut nier certes que les glandes sudoripares ne soient atteintes : l'éruption qui l'accompagne est caractérisée par de petites papules sur lesquelles se développent des vésicules, mais jamais il n'est possible d'apercevoir l'orifice d'un seul conduit excréteur des glandes sudoripares.

M. Cazenave a donc fait une hypothèse, c'est vrai, mais une hypothèse parfaitement admissible.

2° *Mode pathogénique.* — A défaut du siége anatomique, l'identité du mode pathogénique peut servir à déterminer l'élément cutané morbide. Exemple : les vésicules et les pustules.

3° *Maladie*. — La maladie donne aux affections par lesquelles elle se traduit un cachet particulier.

Tantôt, c'est d'une manière exclusive qu'elle leur imprime ce cachet; ainsi le godet favique caractérise la teigne faveuse, et ne caractérise qu'elle; la plaque muqueuse, rangée à tort parmi les syphilides papuleuses, n'appartient qu'à la syphilis.

Tantôt, outre les caractères propres qui dépendent de la maladie, les affections présentent des caractères communs parfaitement indépendants de celle-ci. Ces caractères communs se tirent du siége anatomique et du mode pathogénique.

Le mode pathogénique est inflammatoire, hypertrophique, homœomorphe ou hétéromorphe. La sémiotique a pour objet de prendre individuellement chaque caractère tiré du siége, de la forme, du volume, etc., de les réunir deux à deux, trois à trois, etc., pour en constituer les genres.

Elle apprécie la valeur absolue des caractères généraux et la valeur relative des genres. Aller plus loin, c'est entrer dans le domaine de la nosographie.

C'est en me plaçant au point de vue de la sémiotique que j'ai divisé, en 1855, les affections de la peau en quatre ordres : *taches, boutons, exfoliations, ulcères*. Cette division me paraît exacte et propre à faciliter l'étude du diagnostic; je la maintiens, n'en ayant pas de meilleure à vous proposer. J'examinerai donc successivement chacun de ces ordres, puis je terminerai cette partie importante de notre cours par l'étude des *cicatrices*, modifications de l'état normal de la peau que ces quatre ordres de symptômes peuvent amener à leur suite.

Je ne saurais trop vous rappeler que l'affection de la peau, envisagée de cette manière, diffère essentiellement de l'affection correspondante des willanistes. Ainsi, pour ne citer qu'un exemple, l'eczéma pour les auteurs est une affection qui débute par une rougeur érythémateuse bientôt suivie de vésicules, à la rupture desquelles on voit se former des squames ou des croûtes, molles, verdâtres, etc.; pour moi, l'eczéma est tout simplement un bouton vésiculeux qui, dès qu'il est rompu, n'appartient plus à l'ordre des boutons, mais à l'ordre des squames.

ARTICLE PREMIER.

DES TACHES.

Nous commencerons l'étude des symptômes cutanés par celle des taches.

On entend par tache une modification de la couleur de la peau, accompagnée ou non d'une légère saillie de ce tégument.

Les taches forment un ordre très-étendu qui comprend les exanthèmes et les macules de Willan.

Elles sont primitives ou consécutives; la tache de roséole, par exemple, est primitive, et la maculature qui succède à l'évolution d'une papule ou d'un tubercule syphilitique est consécutive.

Elles ne sont quelquefois que le premier degré de l'évolution du bouton. C'est par une tache en effet que s'annonce tout à fait à son début la pustule de la variole.

Elles doivent être étudiées successivement au point de vue de leur cause, de leur diagnostic et de leur valeur sémiologique.

§ 1er. — **Cause ou nature.**

Les modifications de la couleur de la peau dépendent du sang ou de la matière pigmentaire; de là une première division toute naturelle des taches en taches hémateuses ou sanguines et taches pigmentaires.

Suivant que le sang est contenu dans les capillaires de la peau ou extravasé dans le tissu dermique, nous distinguerons les premières en taches intravasculaires, qui sont congestives ou inflammatoires, et en taches extravasculaires, qui comprennent le purpura et les pétéchies.

Les taches pigmentaires sont hyperchromateuses, c'est-à-dire caractérisées par une augmentation du pigment cutané comme dans les éphélides, ou achromateuses, c'est-à-dire accompagnées de décoloration comme dans le vitiligo.

On a cherché à déterminer les conditions qui régissent la couleur et la forme des macules.

Pour ce qui est de la couleur, elle s'explique très-naturellement dans un grand nombre de cas. Ainsi, il est évident que c'est le sang qui donne aux taches du purpura la teinte qui les caractérise ; la couleur noire d'une tache peut dépendre d'un épanchement de sang, mais elle peut aussi être due à un dépôt de matière mélanique. La coloration blanche du vitiligo, celle de la partie centrale des papules ortiées ne reconnaît pas d'autre cause, dans le premier cas, que l'absence de la matière colorante de la peau, et dans le second, que la compression de la base des papules par les tissus enflammés.

C'est au mélange de l'épiderme et de la matière cryptogamique que les plaques de la teigne tonsurante doivent leur nuance grisâtre ou ardoisée, et celles du *pityriasis versicolor* leur couleur café au lait.

Mais les auteurs ne sont plus d'accord lorsqu'il s'agit d'expliquer la teinte cuivrée particulière aux affections syphilitiques. En effet, tandis que MM. Cazenave et Baumès la rapportent à une modification du pigment, d'autres la font dépendre d'une altération du sang, et quelques-uns même l'attribuent à la présence d'une matière étrangère.

On a aussi essayé de se rendre compte de la forme de certaines éruptions cutanées, l'herpès circiné par exemple, par la disposition en réseaux, en grappes, des vaisseaux capillaires de la peau.

Mais la forme particulière des disques dus à la présence du trichophyton sous l'épiderme trouve une explication plus simple et plus naturelle dans le mode de germination des cryptogames.

En effet, lorsque le trichophyton est déposé sous l'épiderme, il provoque de la rougeur, une petite éruption vésiculeuse bientôt suivie de furfuration. Tout autour des spores primitivement déposées, il s'en développe d'autres qui provoquent le même travail inflammatoire. La rougeur centrale disparaît, et l'on n'a plus que le cercle rouge circonférentiel qui répond à la description classique de l'herpès circiné. Les cercles peuvent être incomplets. Lorsque le centre est en pleine végétation, le disque est plein, et forme ce qu'on appelle le disque nummulaire. Ces spores ne se déposent pas tout à fait circulairement ; elles peuvent se réunir en petit nombre et former alors des disques lenticulaires.

§ 2. — **Diagnostic des taches.**

Les taches sautent aux yeux, et il suffit de regarder pour les voir. Néanmoins, elles peuvent échapper à un médecin inattentif, surtout quand elles sont peu nombreuses, situées sur des parties couvertes, quand leur coloration est peu prononcée. Combien de roséoles, en effet, sont méconnues tous les jours, à cause de leurs marbrures qui, souvent, tranchent à peine sur la teinte des téguments environnants !

Il faut aussi faire bien attention à ne pas confondre les taches pathologiques avec des teintures appliquées sur la peau, avec des altérations de couleur produites par l'insolation ou par des agents chimiques, tels que les acides nitrique ou sulfurique, ou avec des lésions physiques, comme les piqûres d'insectes ou des contusions, et celles qui sont congénitales, comme les *nævi*.

Pour éviter cette erreur, on devra pratiquer un lavage qui fait disparaître la coloration artificielle, et, pour les autres cas, s'enquérir des antécédents du malade, prendre en considération la permanence des macules et en constater avec soin les caractères.

C'est ainsi qu'on ne prendra pas une piqûre de puce pour une tache de purpura, si on fait attention que, dans le premier cas, il existe autour de l'ecchymose déterminée par la morsure de l'insecte une petite aréole rose qui disparaît par la pression, tandis que la tache de purpura ne s'efface pas. La disparition sous le doigt sert aussi à distinguer la tache congestive de la tache hémorrhagique.

Suivant qu'elle sera accompagnée ou non des phénomènes de l'inflammation, augmentation de chaleur, tuméfaction, etc., la tache sera inflammatoire ou simplement érythémateuse.

L'érysipèle, par exemple, diffère de l'érythème en ce qu'il est caractérisé par l'augmentation de volume de la peau, l'élévation de la température, tandis que ce dernier ne présente qu'une rougeur superficielle.

Pour savoir si des taches sont primitives ou consécutives, il faudra s'informer avec détails de tous les phénomènes qui ont précédé leur apparition. Enfin, c'est en explorant les parties sous-jacentes à la peau qu'on apprendra si elles sont idiopathiques ou symptomatiques d'une lésion plus profonde. Ainsi, dans un cas où il existait sur la jambe une bosselure qui simulait un *erythema nodosum*, nous avons découvert en palpant le tibia une exostose, et rectifié ainsi une erreur que quelques médecins, d'ailleurs exercés, avaient commise faute de s'être livrés à cette exploration.

§ 3. — Modifications, valeur sémiotique.

Les diverses modifications que présentent les taches sont relatives à leurs caractères communs et à leurs caractères particuliers.

A. — Caractères communs.

1° *Siége.* — Limitées quelquefois à une région très-circonscrite, les taches peuvent envahir simultanément ou par poussées successives toute la surface du corps. L'invasion simultanée appartient essentiellement aux fièvres éruptives, bien qu'elle s'observe quelquefois aussi dans les syphilides. Ces dernières sont généralement caractérisées par la lenteur de la marche des éruptions, qui se développent d'ailleurs par poussées successives.

Le siége constitue souvent un caractère sémiotique d'une très-grande valeur. Ainsi la présence de taches rouges, congestives sur les genoux et les coudes n'éveille-t-elle pas tout de suite l'idée d'un psoriasis?

2° *Couleur.* — La couleur, qui nous a déjà servi à distinguer la nature des taches, peut encore fournir des éléments de diagnostic très-précieux. En effet, la couleur écarlate des taches scarlatineuses ne suffit-elle pas pour les distinguer des taches roses de la rougeole?

La couleur ardoisée appartenant à des plaques arrondies du cuir chevelu ne fait-elle pas reconnaître tout de suite qu'il s'agit d'une teigne tonsurante? A des places dénudées et d'un blanc de lait, disséminées sur le cuir chevelu, le praticien le moins expérimenté, pour peu qu'il ait observé une seule fois cette affection, reconnaîtra facilement la teigne décalvante.

L'éléphantiasis des Grecs est caractérisé à son début par des taches fauves, et l'érythème pellagreux par la couleur chocolat de la face dorsale de l'avant-bras et du dos des mains.

Tout le monde connaît l'importance qu'on donne à la teinte cuivrée pour le diagnostic des affections syphilitiques, importance trop grande du reste pour un caractère unique et qui est cause de bien des erreurs.

3° *Nombre et disposition.* — Des taches en petit nombre et occupant une région parfaitement circonscrite dénoncent le plus souvent l'action d'une cause externe ou d'une affection locale plus profonde; des taches multipliées, et surtout occupant toute la surface du corps, plaident en faveur d'une fièvre éruptive ou d'une affection constitutionnelle.

Quant à la disposition, elle est quelquefois caractéristique, comme dans la rougeole, où l'aspect racémiforme des taches constitue un caractère diagnostic très-important.

4° *Forme.* — Comme la couleur, la forme est un signe dont la valeur diagnostique est très-grande; mais, comme elle aussi, elle devient une source fréquente d'erreurs.

La forme arrondie appartient surtout au parasitisme, mais elle se rencontre aussi dans la syphilis et dans la dartre.

Ainsi l'herpès circiné, première période de l'évolution de la teigne tonsurante, se présente tantôt sous la forme d'un cercle dont le centre est dégagé, tantôt sous la forme d'un demi-cercle ou d'un disque nummulaire. On voit quelquefois plusieurs disques se réunir, mais la disposition arrondie des contours atteste toujours la nature parasitique des taches, quelle que soit d'ailleurs leur irrégularité.

Le psoriasis est aussi quelquefois caractérisé par des taches circulaires; aussi pourrait-il être confondu avec l'affection précédente, s'il n'existait pas d'autres caractères différentiels.

La disposition en cercles est fréquente aussi dans les syphilides; c'est pourquoi on les prend quelquefois si facilement pour des affections parasitaires. Il n'est pas rare non plus de voir confondre un psoriasis circiné avec une syphilide, parce qu'on donne souvent trop d'importance à un seul caractère, oubliant que le diagnostic ne doit se baser que sur un ensemble de signes.

Mais il est certains cas où la forme des taches suffit à elle seule pour faire reconnaître l'affection. Ainsi, en présence d'une rougeur disposée sous forme de bande le long des vaisseaux lymphatiques, on verra de suite qu'il s'agit d'une angioleucite.

5° *Étendue.* — L'étendue des taches est très-variable. Ainsi rien ne ressemble moins aux petites taches racémiformes de la rougeole que les grandes plaques de la scarlatine, qui sont quelquefois tellement larges qu'elles donnent à toute une région, la poitrine, le cou, par exemple, une teinte uniforme. En présence de macules jaunâtres, on peut être indécis sur leur nature, et hésiter entre des éphélides parasitaires et des éphélides syphilitiques. Mais elles présentent une plus grande étendue lorsqu'elles reconnaissent pour cause la présence d'un parasite que lorsqu'elles résultent de l'évolution d'une affection syphilitique.

6° *État de la surface.* — Les taches peuvent être lisses ou granuleuses, être de niveau avec la peau environnante, ou faire une légère saillie. C'est l'état de la surface qui nous fait établir trois variétés de la roséole syphilitique, la roséole maculeuse, la roséole granuleuse et la roséole squameuse.

Il est quelquefois nécessaire de tenir compte de cet état de la surface des taches pour arriver au diagnostic des affections. Ainsi, dans ces éruptions squameuses généralisées, où il est souvent si difficile de dire si l'on a affaire à un psoriasis ou à un pityriasis, on doit chercher d'abord s'il y a ou non surélévation des parties malades; dans le premier cas, il y a psoriasis; dans le second, au contraire, pityriasis.

7° *Mode d'apparition, marche, durée.* — Des taches apparaissant tout à coup, disparaissant brusquement, ne peuvent appartenir qu'à l'urticaire.

Une marche régulière, une durée bien déterminée, caractérisent les fièvres éruptives, variole, rougeole, scarlatine.

Enfin, lorsqu'une éruption se fait par poussées successives, que sa marche est lente, on peut être sûr qu'une influence diathésique préside à son développement.

B. — Caractères particuliers.

Ainsi que nous l'avons dit, les taches peuvent être inflammatoires, congestives, hémorrhagiques ou pigmentaires.

L'érysipèle est une tache inflammatoire; tantôt il reconnaît pour cause une lésion physique, tantôt il se développe spontanément et il est sous la dépendance d'une cause interne, tantôt enfin il apparaît comme phénomène ultime dans les fièvres graves ou dans les maladies chroniques.

Les taches congestives se montrent dans les pyrexies aiguës, fièvre typhoïde, rougeole, scarlatine, etc.

L'érythème, qui est une tache congestive, peut être dû à une cause purement physique, comme lorsqu'il se montre au scrotum, entre les cuisses, à l'aisselle, provoqué par les produits de sécrétion altérés qui séjournent sur la peau.

Il peut être arthritique : rien n'est en effet mieux établi que la coïncidence de l'*erythema nodosum* avec les affections rhumatismales ; il peut se rattacher à la scrofule.

La tache hémorrhagique a plutôt une valeur pronostique qu'une valeur diagnostique. Tout le monde, en effet, connaît l'extrême gravité des formes hémorrhagiques des fièvres éruptives, variole, rougeole, scarlatine. Quant aux taches pigmentaires, leur couleur seule indique leur nature. Si elles sont grisâtres, le trichophyton est leur cause unique ; si elles sont jaune café au lait, c'est le microsporon furfur, etc.

Valeur pronostique. — Elle doit être envisagée au double point de vue de la menace qu'elles apportent à l'existence, et des inconvénients qu'elles entraînent comme affections purement locales.

Au premier point de vue, elle se tire de leur nature, de leur valeur diagnostique, et enfin de l'ensemble de leurs caractères physiques, de leur marche dans une même maladie.

Les taches hémorrhagiques sont toujours mauvaises par elles-mêmes, et ce d'autant plus qu'elles sont plus nombreuses, qu'elles se multiplient plus rapidement, qu'elles sont sorties à une époque plus rapprochée du début, qu'elles ont précédé les autres symptômes. Leur gravité varie selon la maladie à laquelle elles sont liées ; elle est beaucoup moins grande dans le scorbut que dans la fièvre typhoïde, moins dans celle-ci que dans les fièvres éruptives, où elles présagent presque constamment la mort.

Les taches congestives ou inflammatoires n'ont par elles-mêmes d'autre gravité que celles de la maladie qu'elles annoncent. La signification pronostique tirée de l'ensemble de leurs caractères physiques varie singulièrement selon les maladies dont elles ne sont que le symptôme.

Dans les fièvres éruptives, on doit regarder comme favorable la sortie facile et régulière commençant par la face pour se terminer aux extrémités inférieures, la modération dans le nombre des taches, leur couleur vive et franche ; comme grave, la sortie brusque et simultanée, la confluence et la couleur trop foncée des taches ; comme défavorable, la sortie irrégulière commençant par les parties inférieures, la pâleur et surtout la décoloration subite de l'exanthème.

Dans la fièvre typhoïde, les taches roses lenticulaires sont tout à fait insignifiantes, tout comme les taches bleues dans l'éphémère prolongée.

Dans les lymphangites, l'extension des taches et leur persistance sont toujours défavorables; dans la syphilis, la sortie rapide, le grand nombre et la vivacité de couleur des taches, doivent être considérés comme favorables au point de vue de la promptitude de la guérison.

Comme affections locales, les taches n'ont d'autre gravité que d'être désagréables; elles le sont d'autant plus qu'elles siégent sur des parties découvertes, la face, le col ou les mains; qu'elles sont plus réfractaires au traitement, et parmi celles-ci nous citerons les maculatures consécutives aux scrofulides.

INDICATIONS THÉRAPEUTIQUES. — Se tirent de leur valeur diagnostique, de l'ensemble des caractères physiques de l'éruption, et enfin de la persistance des taches comme affections locales.

1° La valeur diagnostique fournit la base du traitement : l'expectation dans les fièvres éruptives, les acides et les toniques dans les affections hémorrhagiques, l'arsenic dans la dartre, le mercure dans la syphilis, etc.

2° L'ensemble des caractères physiques, la marche de l'éruption, peuvent modifier le traitement. Ainsi, dans les fièvres éruptives, la confluence de l'éruption peut faire sortir de la médecine expectante, pour recourir aux émissions sanguines; la difficulté de l'éruption, la pâleur et surtout la décoloration subite de l'exanthème, commanderont les révulsifs à la peau, les sinapismes, les bains chauds, l'administration d'un émétique, etc.

Dans les affections chroniques, la syphilis par exemple, la longue résistance à un traitement rationnel engagera le médecin à s'adresser à d'autres préparations pharmaceutiques.

3° La persistance des macules, après qu'a cessé la maladie ou l'affection qui leur ont donné naissance, ne réclame d'autre médication que des applications topiques, que le médecin devra varier jusqu'à ce qu'il ait réussi à les faire disparaître.

ARTICLE II.

BOUTONS.

Nous désignons sous le nom de *boutons* toute saillie circonscrite se montrant sur la peau ou à l'origine des membranes muqueuses.

Donnant à cette expression une plus grande extension, Sauvages comprenait dans la classe des boutons toutes les saillies qui peuvent apparaître sur le corps quel qu'en soit d'ailleurs le siége.

Fidèles au plan que nous nous sommes tracé pour l'étude de chaque symptôme organique de la peau, nous examinerons d'abord les boutons au point de vue de leur nature.

§ 1er. — Causes ou nature des boutons.

Les boutons sont tantôt des affections propres, tantôt des affections communes.

1° Affections propres.

Dans le premier cas, ils ne traduisent qu'une seule maladie; dans le second, au contraire, ils appartiennent à plusieurs.

Ainsi, l'herpès circiné, le sycosis pustuleux, le godet favique, sont des affections propres déterminées par la présence d'un parasite : le trichophyton pour les deux premières, l'achorion pour la dernière.

Les verrues, les polypes, l'acné varioliforme, ne se rencontrent que dans la scrofule, et les végétations ainsi que les plaques muqueuses dans la syphilis.

Le bouton d'Alep, le frambœsia, ne traduisent qu'une seule diathèse encore inconnue.

2° Affections communes.

Les boutons qui constituent des affections communes, c'est-à-dire qui caractérisent plusieurs maladies, peuvent être divisés en trois groupes.

1° Les boutons séreux, qui comprennent les bulles et les vésicules; 2° les boutons purulents, parmi lesquels on compte les pustules, les furoncles et les abcès dermiques ; 3° les boutons hypertrophiques, dans lesquels on range les papules et les tubercules.

§ 2. — Diagnostic différentiel.

Lorsqu'ils sont dans leur période d'état, les boutons sont généralement faciles à reconnaître. Cependant il ne faudrait pas prendre pour une éruption boutonneuse ce phénomène tout physiologique qui consiste dans l'érection des follicules pileux déterminée par le froid.

S'il est nécessaire, dans le diagnostic des boutons, de tenir compte des formes intermédiaires, il faut avouer aussi que celles-ci ont été trop multipliées par les willanistes.

Ainsi, entre la vésicule de l'eczéma et la pustule de l'impétigo, M. Cazenave place la vésico-pustule de l'eczéma impétigineux et la puro-vésicule de l'achore. Mais c'est surtout M. Devergie qui a fait un grand abus des formes composées.

Certaines circonstances peuvent jeter un peu d'incertitude sur le diagnostic différentiel des différentes espèces de boutons.

La présence de la sécrétion purulente au sommet de la pustule suffit pour la distinguer de la papule ; mais lorsque la croûte est tombée, cette distinction peut devenir difficile. Tous les jours, en effet, on voit ainsi confondre la syphilide pustuleuse lenticulaire avec la syphilide papuleuse, et réciproquement.

De même, certaines éruptions papuleuses, dont les papules présentent un peu de transparence au sommet, peuvent être prises pour une affection vésiculeuse : c'est en piquant avec une épingle le petit point brillant qu'on s'assure de la nature de l'élément primitif.

On confond souvent aussi les papules et les tubercules avec des engorgements folliculeux, l'acné varioliforme par exemple. Le seul moyen d'éviter l'erreur en pareil cas, c'est de chercher le point noir qui correspond à l'orifice du follicule, et de tenir compte de l'aspect de la tumeur, qui dans l'acné varioliforme, ainsi que son nom l'indique, ressemble à la pustule ombiliquée de la variole.

Il n'est pas rare non plus de voir des erreurs se commettre chaque jour sur la nature des boutons. Ainsi les tubercules de la troisième période de la teigne tonsurante, dans la barbe, sont confondus avec des engorgements tuberculeux purement inflammatoires. Mais la connaissance des phénomènes qui ont précédé l'engorgement, c'est-à-dire l'herpès circiné, et la présence au milieu de la partie malade de petits poils cassés et engaînés indiqueront s'il est de nature parasitaire.

§ 3. — **Modifications, valeur sémiotique.**

VALEUR DIAGNOSTIQUE.

Les modifications des caractères de l'éruption boutonneuse sont relatives aux caractères communs et aux caractères particuliers.

A. — Caractères communs.

1° *Siége*. — Lorsque des boutons occupent les poignets, le ventre, la verge et les fesses, lieux d'élection de l'éruption galeuse, on soupçonne de suite la présence de l'acarus. Le front, la nuque, les ailes du nez, la paume des mains, la plante des pieds, étant des siéges de prédilection des affections syphilitiques, l'idée de la syphilis s'éveille dès qu'il vient à paraître des boutons sur ces régions. Lorsque des groupes vésiculeux, disposés en forme de Z, entourent un des côtés du thorax et de l'abdomen, on reconnaît à l'instant le zona.

2° *Nombre, disposition*. — Les boutons peuvent être confluents ou discrets, disséminés ou groupés. C'est d'après ce dernier caractère que nous divisons notre classe des syphilides résolutives en deux sections : les syphilides exanthématiques et les syphilides circonscrites. Le rapprochement des papules dans le lichen, leur dissémination dans le prurigo, sont des signes différentiels importants de ces deux affections.

La forme en Z, comme nous l'avons dit, est caractéristique du zona.

Quant à la disposition en anneaux et en arcs de cercle, elle appartient à la fois à la dartre, à la scrofule, à la syphilis, et aux affections parasitaires. En effet, le psoriasis affecte souvent la forme circinée, et constitue alors cette affection connue sous le nom de *lepra vulgaris;* le lupus scrofuleux affecte souvent une marche herpétique, c'est-à-dire qu'il progresse par un cercle tuberculeux circonférentiel ; dans la syphilis, les éruptions prennent souvent la forme d'un croissant, ou d'un fer à cheval ; enfin, tout le monde sait que l'herpès circiné, dont la nature est essentiellement parasitaire, est caractérisé par ses contours arrondis formant tantôt des cercles complets, tantôt des arcs de cercle.

3° *Couleur.* — La couleur indique souvent à quel ordre ou à quelle variété appartiennent les boutons ; sont-ils transparents, il s'agit de bulles ou de vésicules ; sont-ils jaunâtres, ce sont des pustules.

La coloration rouge des végétations charnues les distingue suffisamment des végétations fibreuses et cornées, qui sont grisâtres. D'après la couleur de l'élément anatomique, on peut quelquefois reconnaître la maladie dont il dépend. Il n'est pas besoin de rappeler que la teinte cuivrée décèle la syphilis, et la teinte bronzée l'éléphantiasis des Grecs.

4° *Forme.* — C'est souvent à cause de leur forme qu'on a imposé aux boutons certaines dénominations. Ainsi les crêtes de coq, les choux-fleurs, le favus, la syphilide lenticulaire ne doivent leur nom qu'à leur ressemblance plus ou moins grossière avec certaines productions animales ou végétales.

La forme seule du bouton peut faire reconnaître le genre auquel il appartient, ou bien indiquer la maladie dont il dépend. Ainsi la pustule ombiliquée caractérise la variole ; et les petites vésicules acuminées, papuleuses à la base, l'éruption entretenue par l'acarus.

5° *Volume.* — Le volume des boutons, qui varie depuis celui de la plus petite pustule d'acné miliaire jusqu'à celui des plus volumineux tubercules, qui peuvent atteindre la grosseur d'une merise, a une certaine importance sémiotique.

C'est d'après lui qu'on établit les divers ordres de boutons. Ainsi le soulèvement épidermique, gros comme une tête d'épingle ou comme un grain de millet, est une vésicule ; plus considérable, c'est une bulle. Tant que les petites élévations pleines, solides et résistantes de la peau ne dépassent pas la grosseur d'une lentille, ce sont des papules ; plus volumineuses, elles constituent des tubercules.

Le volume sert aussi à distinguer entre elles certaines affections : le lichen et le prurigo, par exemple, qui tous les deux rentrent dans la classe des papules, diffèrent surtout par la largeur plus grande des éléments primitifs dans la première affection.

De même la vésicule de l'eczéma est plus large que la vésicule de la gale.

6° *Marche, mode d'évolution.* — La marche et le mode d'évolution des boutons constituent des modifications qui ne sont pas sans valeur sémiologique. Ainsi les éruptions boutonneuses de nature syphilitique ont une évolution très-lente, tandis que dans les fièvres éruptives les boutons ont une marche déterminée toujours plus rapide.

A propos de l'évolution des boutons, nous ferons remarquer qu'en sémiotique il ne doit être question que d'une seule phase, et non de toutes les phases successives de transformation du symptôme organique. Tenir compte en effet de la série successive des évolutions, c'est faire l'histoire de la maladie et non celle des symptômes.

7° *Consistance.* — Les boutons sont durs et élastiques ou fluctuants. C'est par la consistance qu'on distingue le tubercule de la syphilide circonscrite de celui de la syphilide papulo-tuberculeuse; le premier est plus dur, moins élastique que l'autre. La sensation de fluctuation ne permet pas de confondre l'abcès dermique avec le tubercule.

B. — Caractères particuliers des boutons.

Nous allons successivement étudier les sept ordres de boutons que nous avons admis.

1° Boutons vésiculeux.

En réunissant plusieurs des caractères que présentent les boutons vésiculeux, on constitue cinq genres, qui sont les *sudamina*, la *miliaire*, la *varicelle*, l'*herpès* et l'*eczéma*.

a. *Sudamina.* — Les sudamina sont de petites vésicules hémisphériques et transparentes, ni précédées ni accompagnées de rougeur congestive ou inflammatoire. On pourrait, à première vue, les prendre pour des gouttelettes de sueur, mais le toucher permet facilement de les en distinguer, car on perçoit toujours une sensation particulière de rudesse, ce qui n'aurait pas lieu s'il s'agissait simplement d'un liquide répandu à la surface de la peau.

Les sudamina, qui souvent coexistent avec une éruption de miliaire rouge, se rencontrent dans un grand nombre de maladies, la fièvre typhoïde, la fièvre puerpérale, la scarlatine, le rhumatisme, la suette miliaire, etc. Leur valeur diagnostique et pronostique est fort contestable.

b. *Miliaire rouge.* — L'éruption de la miliaire rouge se fait d'une manière simultanée; elle est caractérisée par de petites taches rouges légèrement saillantes, disparaissant sous la pression pour reparaître tout de suite, et présentant à leur sommet une petite vésicule conique, déliée, non utriculaire comme dans le cas précédent.

Comme les sudamina, la miliaire rouge peut s'observer dans un grand nombre de maladies (scarlatine, suette miliaire, affections typhoïdes, etc.), et même, dans certaines épidémies; elle peut compliquer toutes les maladies aiguës. J'aurai plus tard à vous entretenir d'une éruption syphilitique analogue à la miliaire rouge, et qu'on peut appeler la miliaire syphilitique.

c. *Varicelle.* — Les vésicules de la varicelle sont discrètes et plus grosses que celles de la miliaire; elles sont tantôt aplaties, tantôt globuleuses, et se développent sur des taches rouges qui apparaissent après quelques phénomènes prodromiques, fièvre, anorexie, etc.

La varicelle est une forme particulière de la variole, ou de la syphilide vésiculeuse. Précédée de prodromes dans les deux cas, l'éruption se fait, dans le second, avec lenteur et par poussées successives, ce qui constitue un signe diagnostique de la plus haute valeur.

d. *Herpès.* — Le groupement des vésicules caractérise l'herpès. Les auteurs ont admis deux variétés : un herpès à grosses vésicules, et un herpès à petites vésicules; mais je ne considère pas cette dernière variété comme une entité vésiculeuse. L'herpès à grosses vésicules ou phlycténoïde peut être *critique;* il constitue tantôt une manifestation aiguë d'une maladie constitutionnelle, la dartre ou l'arthritis, ou bien il n'est qu'un pseudo-exanthème. L'herpès circiné, signe constant de la présence sous l'épiderme du trichophyton tonsurant, est parfois seulement érythémateux, d'autres fois vésiculeux ou même pustuleux.

L'herpès a son siége sur la peau ou sur les muqueuses accessibles à l'œil. Un de nos collègues les plus distingués a, dans ces derniers temps, attiré l'attention d'une manière toute particulière sur certaines variétés d'herpès de la bouche et de la conjonctive confondues avec l'ophthalmie, l'angine gangréneuse, l'angine diphthéritique.

L'herpès peut siéger sur le col de l'utérus et être pris pour un chancre de cette région.

Le zona n'est qu'une variété de l'herpès et se rattache comme lui à la dartre, plus souvent peut-être à l'arthritis. Dans quelques cas, le zona paraît indépendant de toute diathèse, et semble constituer une véritable maladie idiopathique, un pseudo-exanthème.

Quant à l'affection que j'ai désignée sous le nom d'*herpès vacciniforme*, à cause de sa ressemblance avec les boutons de la vaccine, elle peut se montrer par poussées successives, sur toutes les régions du corps, sur toutes les muqueuses accessibles à la vue, et constitue l'une des manifestations les plus intéressantes et les moins connues de la diathèse arthritique.

e. *Eczéma.* — L'eczéma est caractérisé par de petites vésicules agglomérées sur un fond rouge, qui ne tardent pas à crever et à se transformer en squames. L'éruption que les willanistes décrivent sous le nom d'*eczema simplex* se rapproche plus de l'herpès que de l'eczéma. Elle consiste en effet dans de petites vésicules, sans aréole inflammatoire, développées sur des surfaces ayant conservé leur coloration normale.

L'eczéma est quelquefois artificiel. Quoi de plus fréquent que de voir, à la consultation de l'hôpital Saint-Louis, des malades affectés d'éruptions eczémateuses qui ne reconnaissent pas d'autre cause que l'usage intempestif de topiques irritants?

Souvent aussi il est dû à la présence d'un parasite animal ou végétal. L'acarus, entre autres éruptions, peut déterminer un eczéma, et rien n'est plus fréquent, parmi les affections causées par le trichophyton, que ces petites plaques d'eczéma circonscrit dont la nature est si souvent méconnue. — Il appartient aussi comme affection à trois maladies constitutionnelles : la dartre, l'arthritis et la scrofule, mais jamais à la syphilis, quoiqu'on trouve dans le livre de M. Cazenave la description de l'eczéma et même de l'eczéma impétigineux syphilitique.

Il n'est pas rare d'observer, dans la syphilis, des éruptions papuleuses dont le sommet paraît vésiculeux; mais en piquant les papules avec une épingle, on acquiert la certitude qu'il n'y a pas là de soulèvement épidermique produit par la sérosité (1).

2° Boutons bulleux.

On a coutume de décrire deux espèces de boutons bulleux, le *pemphigus* et le *rupia*. Mais on pourrait avec autant de raison faire figurer le rupia parmi les pustules à côté de l'ecthyma.

a. *Pemphigus*. — Le pemphigus est une éruption de bulles qui varient depuis le volume d'un pois jusqu'à celui d'une noix; tantôt cette éruption est simultanée, tantôt elle a lieu par poussées successives. — Le pemphigus est aigu ou chronique. Dans le premier cas, il s'accompagne de phénomènes généraux, fièvre, etc., qui justifient le nom de fièvre bulleuse qui lui a été donné par quelques auteurs. — Dans le second, il peut se traduire comme affection tégumentaire, la dartre, l'arthritis et la syphilis, mais jamais il n'est de nature scrofuleuse.

Enfin, une éruption bulleuse peut être artificielle, et provoquée alors par une cause irritante quelconque, topiques, frictions, etc.

Elle peut être parasitaire : rien de plus fréquent en effet que de voir, au milieu des éruptions variées que détermine l'acarus, des ampoules contenant un liquide séro-purulent.

Le médecin doit aussi être prévenu qu'on a quelquefois simulé le pemphigus en appliquant de la poudre de cantharides sur la surface cutanée. Mais c'est une ruse qu'une surveillance attentive suffira pour déjouer.

b. *Rupia*. — On divise le rupia en *rupia simplex* et *rupia proeminens*.

Dans le *rupia simplex*, on observe de petites bulles aplaties renfermant un liquide primitivement séreux, mais bientôt purulent et de couleur noirâtre. Ces bulles se rompent, et le liquide qu'elles renferment se transforme en une croûte brunâtre, rugueuse, et plus épaisse au centre qu'à la circonférence.

Rupia proeminens. — Dans le *rupia proeminens*, il se développe

---

(1) Je me suis expliqué, à propos de la varicelle, au sujet des syphilides vésiculeuses. J'en admets aujourd'hui trois variétés : la varicelle, l'herpès et l'eczéma (voy. pag. 113).

d'abord une bulle dont le liquide se concrète ainsi que nous venons de le dire; puis autour de cette croûte on voit un soulèvement épidermique qui devient le point de départ d'une nouvelle croûte qui entoure la première. De sorte qu'après plusieurs de ces adjonctions successives, la croûte de cette variété du rupia prend une forme conique, et ressemble, ainsi que l'a dit Willan, à une écaille d'huître ou de patelle.

Le rupia n'est jamais ni artificiel, ni parasitaire : il appartient à la scrofule ou à la syphilis, mais plus souvent à la première maladie.

3° Boutons pustuleux.

L'ordre des boutons pustuleux renferme deux sections : les *pustules phlyzaciées* et les *pustules psydraciées*. Les premières sont plus larges, aplaties, entourées d'un cercle inflammatoire; les secondes, plus saillantes, pointues, quelquefois dures à la base, purulentes seulement au sommet.

PREMIÈRE SECTION. — Pustules phlyzaciées.

La section des pustules phlyzaciées ne renferme qu'un seul genre, c'est l'*ecthyma*.

Ecthyma. — L'ecthyma est une éruption caractérisée par des pustules phlyzaciées arrondies, à base dure, enflammée, et se recouvrant de croûtes brunâtres. Toutes les causes irritantes agissant sur la peau peuvent y déterminer de l'ecthyma; il est une des affections les plus fréquentes parmi celles que détermine l'acarus.

Enfin, l'ecthyma est quelquefois constitutionnel, et le plus souvent alors il appartient à la syphilis.

DEUXIÈME SECTION. — Pustules psydraciées.

La section des pustules psydraciées comprend quatre genres :

    1° Impétigo;
    2° Miliaire blanche;
    3° Acné pustuleuse;
    4° Mentagre pustuleuse.

1° *Impétigo*. — Petites pustules groupées se développant sur une surface rouge, et donnant lieu après leur rupture à des croûtes épaisses, molles, d'un jaune flavescent : telle est l'affection connue sous le nom d'*impétigo*.

Elle se présente le plus souvent comme manifestation de la scrofule ; dans ces cas, nous l'avons décrite sous le nom de scrofulide bénigne exsudative, l'opposant ainsi à la scrofulide maligne qui détruit les tissus, tandis qu'elle se borne à produire une exsudation séro-purulente.

L'éruption impétigineuse se rencontre quelquefois dans la dartre, ainsi que dans la syphilis. Enfin, toutes les causes irritantes peuvent la produire, et souvent elle est déterminée par l'acarus et même par le trichophyton. Nous devons remarquer ici que c'est principalement chez les scrofuleux que les éruptions dues à une irritation externe ou à un parasite ont une tendance marquée à arrêter la forme impétigineuse. Ainsi, l'impétigo sycosiforme de M. Devergie n'est qu'une teigne tonsurante de la barbe à la troisième période, qui donne lieu à des croûtes impétigineuses, à cause de la constitution même du malade.

2° *Miliaire blanche*. — On ne peut mieux se faire une idée des petites pustules de la miliaire blanche qu'en les comparant à celles que produit l'application de l'huile de croton sur la peau. C'est surtout dans les maladies puerpérales qu'on rencontre la miliaire blanche.

Sous la forme d'herpès circiné, la miliaire blanche indique la présence du trichophyton sur les bulbes des poils.

3° *Acné pustuleuse*. — L'acné pustuleuse est une inflammation des glandes sébacées qui donne naissance à des pustules acuminées, discrètes ou confluentes, et dont la base papuleuse, et quelquefois même tuberculeuse, reste souvent indurée longtemps après la disparition du pus.

Les pustules acnéiques sont le plus souvent d'un rouge sombre et siégent principalement sur la face et les épaules. Rien de plus fréquent que de voir, au milieu d'elles, de petits points noirs disséminés, dus à l'altération de l'humeur sébacée qui obstrue les follicules dilatés. Chez quelques malades, on n'observe que cette forme d'acné, désignée sous le nom d'*acne punctata*.

J'admets deux variétés d'acné pustuleuse : l'une a pour siége la glande sébacée indépendante du poil; l'autre, la glande annexée au poil. Cette distinction est très-importante, et c'est parce qu'elle n'a pas été faite par les auteurs que l'on a confondu la mentagre avec l'acné, sous la dénomination d'*acne* ou de *varus mentagra*.

L'*acne pilaris* s'observe surtout sur le front, les régions temporales, le cuir chevelu, la région sternale chez l'homme adulte, les ouvertures nasales où, journellement encore, elle est prise pour une éruption impétigineuse.

La dépression ombilicale des pustules d'*acne pilaris* vous servira à les distinguer des pustules mentagreuses, qui sont acuminées.

Signification sémiotique. — Jamais l'acné n'est de nature parasitaire.

J'ai souvent examiné l'humeur sébacée au microscope, et je n'y ai jamais aperçu le champignon que M. Hardy dit y avoir trouvé. Il faut d'ailleurs se mettre en garde contre les illusions du microscope, et ne pas prendre pour des spores et des tubes les globules de graisse et les petits poils qu'on rencontre souvent au milieu du sébum.

L'acné est quelquefois artificielle et produite alors par des cosmétiques irritants, ou par la malpropreté. Elle est souvent aussi pathogénétique; c'est ainsi que l'usage des alcooliques détermine souvent cette forme particulière d'acné connue sous le nom de *couperose*.

Trois maladies constitutionnelles peuvent se traduire sur la peau par des éruptions acnéiques : ce sont la scrofule, la syphilis et l'arthritis; mais remarquons que l'acné scrofuleuse est de toutes la plus fréquente, et que, tandis que l'acné syphilitique peut affecter les membres supérieurs et inférieurs, on ne la rencontre que sur la face et dans le dos.

J'appelle votre attention sur une forme particulière de l'*acne pilaris*, qui se présente quelquefois agglomérée sur les régions temporales et sur le front, à la racine des cheveux. A cause du siége, on la croit syphilitique, tandis que le plus communément elle n'est qu'une expression de la diathèse arthritique.

4° *Mentagre pustuleuse.* — La mentagre pustuleuse est caractérisée par des pustules psydraciées, dures, rouges, papuleuses ou tuberculeuses à la base, purulentes au sommet, et traversées par un poil à leur centre, ce qui indique qu'elles siégent dans le follicule pileux.

Signification sémiotique. — La présence des pustules mentagreuses indique qu'il y a inflammation des follicules pileux, mais cette inflammation peut reconnaître plusieurs causes.

La mentagre est le plus souvent parasitaire, mais elle peut être scrofuleuse, syphilitique, arthritique, et quelquefois deux de ces maladies agissent en même temps pour perpétuer l'éruption. C'est ainsi que le trichophyton qui germe sur un scrofuleux provoque à la fois le cachet parasitaire et le cachet scrofuleux ; qu'il agit aussi souvent avec le vice arthritique pour entretenir des sycosis, qui ne cèdent alors qu'à l'emploi simultané des parasiticides et des alcalins.

Quand la mentagre est parasitaire, elle a été précédée de l'herpès circiné, ce que le malade exprime généralement en disant qu'il a eu des dartres farineuses ; de plus, on distingue à la loupe et même à l'œil nu des petits poils cassés et engaînés par une matière blanchâtre, comme floconneuse, qui n'est autre chose que la matière cryptogamique. Enfin, l'inflammation des follicules pileux est quelquefois provoquée par des applications irritantes, et c'est ainsi qu'on voit des malades, afin d'obtenir leur entrée à l'hôpital ou pour y prolonger leur séjour, déterminer un sycosis en se frictionnant avec des substances irritantes.

4° Furoncles.

Le furoncle est une inflammation du tissu cellulaire contenu dans les aréoles profondes du derme, qui donne naissance à une tumeur violacée, de forme conique, se terminant par suppuration, et laissant alors échapper un produit particulier grisâtre qu'on nomme le *bourbillon*, et sur la nature duquel les auteurs ne s'accordent pas, les uns le considérant comme une production pseudo-membraneuse, les autres comme un paquet de tissu cellulaire mortifié.

Signification sémiotique. — L'acarus est quelquefois la cause des éruptions furonculaires ; d'autres fois les furoncles appartiennent à la troisième période de la teigne tonsurante, et on les voit accomagner les pustules, les papules et les tubercules qui caractérisent le maladie.

On les voit se développer comme éruption critique dans la convalescence des maladies aiguës, fièvre typhoïde, rougeole, scarlatine, etc. Ils peuvent être pathogénétiques, et produits alors par des substances plus ou moins toxiques, comme les préparations arsenicales.

En dehors de ces conditions, les éruptions furonculaires sont toujours arthritiques ou dartreuses, et dans ce cas elles ont pour caractère de se généraliser et de récidiver.

5° Abcès dermiques.

Les abcès dermiques, ou boutons phlegmoneux, peuvent, en dehors des conditions toutes chirurgicales qui souvent président à leur développement, et dont nous ne nous occuperons pas ici, s'observer dans le cours des maladies pyrétiques aiguës, ou dans le cours des maladies apyrétiques chroniques.

Les maladies pyrétiques aiguës qui déterminent des abcès dermiques sont : la diathèse purulente commune, et la diathèse purulente spécifique, ou morve.

Les maladies apyrétiques chroniques dans lesquelles on les rencontre fréquemment sont la scrofule, l'arthritis et la syphilis. Dans la première maladie, ils constituent la scrofulide phlegmoneuse de M. Hardy, une variété de l'écrouelle cellulaire, et dans la deuxième, les tumeurs gommeuses (voy. p. 325, *Des espèces d'hidrosadénite*).

6° Boutons papuleux.

L'ordre des boutons papuleux comprend deux genres : le *prurigo* et le *lichen*. Les papules du prurigo sont petites, éparses, discrètes, et recouvertes à leur sommet d'une petite croûte sanguine, tandis que celles du lichen sont, en général, plus larges, mais surtout plus rapprochées, pressées les unes sur les autres, souvent accompagnées d'une hypertrophie dermique qui n'existe pas dans le prurigo, et quelquefois disposées en groupes.

a. *Prurigo*. — Le prurigo est souvent parasitaire, et est déterminé par les poux ou les acares. On l'observe aussi dans la scrofule et dans la dartre. Il constitue dans le premier cas une variété de ce que j'appelle la scrofulide boutonneuse bénigne, et est très-fréquent dans l'enfance.

b. *Lichen.* — Le lichen appartient à quatre maladies constitutionnelles : la scrofule, la dartre, la syphilis et l'arthritis. On observe aussi, entre autres éruptions déterminées par le trichophyton, des plaques lichénoïdes, dont la nature était autrefois méconnue, et qu'on désignait sous le nom de *lichen circumscriptus*. Au milieu des divers boutons qui se développent sous l'influence de l'acarus, on trouve aussi très-souvent de véritables papules.

7° Boutons tuberculeux.

La lésion anatomo-pathologique connue en dermatologie sous le nom de *tubercule* se rencontre dans les états pathologiques suivants :

1° Dans la scrofule (scrofulide maligne tuberculeuse, inflammatoire ou fibro-plastique, simple ou ulcéreuse).

2° Dans la syphilis (syphilides tuberculeuses disséminée et circonscrite, ulcéreuse et non ulcéreuse, etc.).

3° Dans l'éléphantiasis tuberculeux (léproïde tuberculeuse).

4° Dans la diathèse épithéliomatique (*noli me tangere*, épithéliome tuberculeux).

5° Dans le molluscum, simple difformité.

6° Dans quelques maladies exotiques (bouton d'Alep, pian, frambœsia, etc.).

Les tumeurs mycositiques grosses comme des tomates ne sont pas pour nous des tubercules. Nous refusons également ce titre aux boutons de l'acné varioliforme, affection toute spéciale par sa forme, par son siége anatomique et par son mode pathogénique.

Le tubercule se distingue de la papule par des caractères qui justifient parfaitement la séparation de ces deux formes morbides. Une première différence est relative au volume, qui est généralement beaucoup plus considérable dans le tubercule que dans la papule ; celle-ci existe tout entière à la surface de la peau, ou du moins ne semble l'atteindre que dans sa partie la plus superficielle ; celui-là s'y implante par une base à la fois plus large et plus profonde. Le tubercule est indolent ; la papule s'accompagne presque toujours de démangeaisons fort vives, parfois même intolérables. La papule n'a qu'un seul mode d'évolution, l'accroissement de volume, qu'une seule terminaison possible, la résolution ; le tubercule présente souvent au contraire une tendance remarquable à l'ulcération et à la destruction des tissus. Enfin, tandis que la papule n'est, dans la plupart des cas, qu'une manifestation relativement légère et sans grande importance, le tubercule entraîne habituellement avec lui une signification des plus graves, en raison des circonstances pathologiques au milieu desquelles il prend naissance.

Considéré dans sa modalité pathogénique, le tubercule se rattache manifestement à la classe des lésions produites par un trouble des fonctions de nutrition. Là s'opère un travail particulier qui a pour effet l'accroissement en nombre de certains éléments constitutifs de la peau. Mais ce travail, dont nous n'avons pas ici à préciser le siége, peut lui-même varier beaucoup dans sa nature et revêtir des modes très-différents. Tantôt la déviation nutritive ne porte que sur des éléments normaux et préexistants, sur la partie vasculaire ou fibreuse, sur un follicule glandulaire, et ne détermine aucune altération réelle dans la texture intime de l'organe : il s'agit alors d'un simple mouvement hypertrophique. Tantôt il y a hypergénèse, c'est-à-dire génération en excès d'un élément accessoire ou nouveau, et formation d'un tissu sans analogue dans l'économie : le tubercule constitue dans ce cas une véritable dégénérescence de la peau. L'épithéliôme tuberculeux, le tubercule fibro-plastique de la scrofule et de la syphilis, celui de l'éléphantiasis des Grecs, appartiennent à cette deuxième espèce.

Il existe donc, en réalité, deux espèces bien distinctes de tubercules : 1° les uns homologues, c'est-à-dire ne s'écartant pas sensiblement, par leur structure et les éléments qui les composent, du tissu de la peau normale ; 2° les autres hétérologues, c'est-à-dire ne pouvant être rapprochés d'aucun tissu organique régulièrement conformé.

Or, cette distinction repose en pratique sur des différences capitales au point de vue de la marche, du pronostic et de la thérapeutique. Tandis que les tubercules de la première espèce ne sont, en général, que des affections relativement légères (tubercule inflammatoire de la scrofule), quelquefois même une simple difformité (certaines variétés de molluscum), ceux de la deuxième espèce dépendent au contraire d'une perturbation très-grave, et méritent à tous égards d'être rangés au nombre des productions les plus malignes.

Les boutons tuberculeux constituent presque toujours des affections propres : ainsi le bouton d'Alep, le framboesia, etc. Il n'existe, à proprement parler, qu'un seul genre, c'est le lupus, qui peut se montrer avec ses caractères identiques de tubercule, partiellement formé par le tissu fibro-plastique, dans la scrofule et dans la syphilis.

VALEUR PRONOSTIQUE.

Elle diffère grandement de celle des taches.

Ainsi, au point de vue du danger qu'ils font courir au malade, nous ne voyons plus dans les boutons ces menaces de mort prochaine que nous avons signalées dans les taches hémorrhagiques : si quelques éruptions boutonneuses, les bulles par exemple, font quelquefois présager une terminaison fatale, c'est toujours dans un avenir plus ou moins éloigné.

Beaucoup sont à peu près insignifiantes, les sudamina et la miliaire.

D'autres sont même considérées comme favorables, ou du moins coïncident ordinairement avec la cessation des symptômes fébriles : ainsi, l'*herpes labialis*.

Notons cependant que la fièvre éruptive boutonneuse par excellence, la variole, est incontestablement plus grave que la rougeole ou la scarlatine ; elle est plus souvent mortelle, et quand elle ne tue pas, elle laisse toujours des cicatrices plus ou moins apparentes, quelquefois même la perte de la vue. Ajoutons ici, pour en finir avec la variole, qu'on doit regarder comme favorables le développement régulier des boutons, leur grosseur, surtout aux mains, leur écartement ou discrétion ; comme graves, leur petitesse et leur confluence, particulièrement à la face. Leur affaissement subit avec décoloration présage une mort prochaine : *Annibal ante portas*, pour parler comme Prosper Alpinus.

Si les boutons n'ont que rarement la gravité de signification pronostique des taches, en revanche ils sont, comme affections locales, infiniment plus sérieux. Ils peuvent entraîner immédiatement des accidents nombreux : gêne ou empêchement absolu des fonctions, destruction de plusieurs couches ou même de toute l'épaisseur de la peau, troubles de la sensibilité, douleur ou prurit, et devenir ainsi causes de mort, si la fonction empêchée est, comme la respiration par exemple, indispensable à la vie, ou entraîner des accidents cérébraux très-graves, folie, hallucinations, et même conduire les malades au suicide par la ténacité des troubles de la sensibilité (*prurigo podicis*, prurigo des parties génitales).

La signification pronostique se tire des caractères communs ou des caractères particuliers.

Parmi les caractères communs :

Le siége peut donner de la gravité à des boutons qui, ailleurs, seraient à peu près innocents. Ainsi, dans le voisinage ou à la surface des voies respiratoires, ils peuvent entraîner une asphyxie mortelle; sur la conjonctive, une pustule qui s'ulcère est infiniment plus grave qu'une pustule semblable sur le tronc; le volume et le nombre ajoutent toujours à la gravité des boutons en troublant les fonctions ou désorganisant la peau.

Des boutons occupant toute l'enveloppe cutanée peuvent, bien qu'innocents par eux-mêmes, intercepter les fonctions perspiratoires de la peau, et amener ainsi la mort à l'instar des brûlures généralisées.

Parmi les caractères particuliers des boutons, chacun a son genre de gravité.

Les vésicules sont à peu près inoffensives pour la peau, car généralement elles ne détruisent que l'épiderme, qui se renouvelle, et ce n'est qu'exceptionnellement qu'elles attaquent le corps muqueux; mais elles s'accompagnent fréquemment de douleurs brûlantes, et d'une douleur qui peut leur survivre et prendre le caractère de névralgies opiniâtres, comme on le voit dans le zona.

Les pustules et tous les boutons suppurants désorganisent la peau plus ou moins profondément. Parmi ces boutons, nous signalerons surtout le furoncle, grave par la profondeur et les dimensions qu'il peut acquérir.

Les tubercules aussi peuvent désorganiser la peau, mais moins constamment que les pustules; les papules n'attaquent pas la peau, mais s'accompagnent plus souvent du prurit, et sont généralement plus tenaces que les autres formes de boutons.

La ténacité tient surtout à la nature de la cause. En première ligne se placent les boutons dartreux, et en dernière, les boutons parasitaires, sur lesquels il suffit, pour ainsi dire, de souffler pour les voir disparaître.

VALEUR THÉRAPEUTIQUE.

La valeur thérapeutique des boutons dépend de leurs caractères communs et particuliers, et de la valeur diagnostique.

A. — Caractères communs.

Siége. — Lorsque les boutons se développent près d'organes importants dont ils peuvent compromettre les fonctions, on doit les combattre tout de suite, et essayer d'enrayer leur marche.

Nombre. — S'ils occupent une région circonscrite, des topiques suffisent pour les modifier; si, au contraire, ils ont envahi de larges surfaces, il faudra employer les bains généraux.

Couleur. — La couleur jaunâtre d'un bouton prouve qu'il renferme du pus, et, dès lors, il est indiqué de l'évacuer; de même la couleur violacée et la forme acuminée d'une tumeur suffisent pour montrer qu'il s'agit d'un furoncle, et qu'il faut par conséquent pratiquer des débridements.

Volume. — Des boutons ont-ils un volume trop considérable, et gênent-ils ainsi des organes importants dans leurs fonctions, on doit les exciser.

Consistance. — La consistance mérite d'être constatée avec soin ; car dès qu'il y a une fluctuation manifeste, le bouton renferme du pus, et il faut y pratiquer une ponction ou une incision suivant les cas.

Durée. — La durée doit être prise aussi en considération lorsqu'on institue la thérapeutique d'une éruption boutonneuse. En effet, plus elle est tenace, plus les modificateurs qu'on emploiera pour la combattre devront être énergiques.

B. — Caractères particuliers.

Les boutons inflammatoires doivent être attaqués par les antiphlogistiques, les boutons hypertrophiques par les fondants; et si l'on a affaire à des éruptions vésiculeuses, il faut éviter les applications liquides, et mettre en usage les substances pulvérulentes, la poudre d'amidon principalement.

Les bulles seront percées et recouvertes, comme les vésicules, de topiques pulvérulents; mais si la dénudation du derme produit de grandes douleurs, on devra recouvrir les endroits malades d'un linge fenêtré, et mieux d'un papier de soie enduit de cérat opiacé ou d'un liniment narcotique.

Dans le traitement des éruptions pustuleuses, il faut bien se pénétrer de ce fait, que la croûte est le meilleur topique, et par conséquent il faut éviter les bains et toutes les applications liquides qui pourraient la détacher.

Les tubercules doivent être attaqués par les caustiques, et les affections papuleuses modifiées par les alcalins et l'huile de cade.

Enfin, on comprend comment la valeur thérapeutique est influencée par la valeur diagnostique. Car, en effet, la connaissance de la nature même d'une éruption boutonneuse conduit à un traitement rationnel. Si, par exemple, on est certain qu'elle s'est développée sous l'influence de la scrofule, il faut mettre en usage le fer, la ciguë, l'huile de foie de morue. Si elle se relie à la dartre, il y a indication d'avoir recours aux préparations arsenicales, et ainsi de suite.

ARTICLE III.

EXFOLIATIONS.

Par exfoliation cutanée on doit entendre un symptôme organique caractérisé par la présence à la surface tégumentaire de produits de sécrétion, comme les lamelles épidermiques, de liquides concrétés, pus desséché formant des croûtes, de lambeaux de tissus mortifiés et de parasites vivants ou morts.

Les exfoliations ont pour caractère commun d'être des corps étrangers, dont l'élimination doit s'opérer, et forment la classe des squames de Willan, et celle des croûtes de Plenck.

§ 1ᵉʳ. — Cause ou nature.

J'admets quatre groupes d'exfoliations ;

PREMIER GROUPE. — *Exfoliation parasitaire.* — Elle est végétale ou animale : à la première appartiennent les croûtes faveuses ;

les lamelles blanchâtres du trichophyton, etc.; à la seconde, le sillon de l'acarus et les croûtes de gale norvégienne qui m'ont été envoyées par le professeur Boeck, et sont formées d'acares, d'œufs et de débris d'acares.

Deuxième groupe. — *Exfoliation excrémentitielle.* — Elle forme deux variétés : l'*exfoliation sébacée*, constituée par une matière jaunâtre, tantôt à l'état liquide, tantôt sous forme de croûtes, qui caractérise l'acné sébacée ; et l'*exfoliation épidermique* pure, qui comprend les lamelles, les écailles et les petites particules qu'on a comparées à du son et qu'on rencontre dans le pityriasis.

Troisième groupe. — *Exfoliation inflammatoire.* — Elle est tantôt séro-albumineuse : telles sont les écailles molles, humides, de l'eczéma, du pemphigus, etc.; ou crustacée, et alors formée par du pus desséché, mélangé quelquefois avec du sang, ce qui lui donne une teinte brunâtre comme dans l'ecthyma, l'impétigo ; ou pseudo-membraneuse, et alors plus fréquente sur les membranes muqueuses.

Quatrième groupe. — *Exfoliation gangréneuse.* — Celle-ci est tantôt spontanée, comme dans la gangrène sénile, tantôt développée sous l'influence des maladies aiguës, comme dans les fièvres graves, ou de maladies chroniques, comme dans la syphilis et la scrofule.

§ 2. — Diagnostic différentiel.

Bien que le plus souvent on puisse, à première vue, reconnaître les exfoliations, leur diagnostic peut dans certains cas présenter des difficultés. Ainsi on peut confondre celles qui sont parasitaires avec les autres : le *pityriasis versicolor*, par exemple, avec les éphélides ou le lentigo ; mais on devra tenir compte des démangeaisons et de la présence de petites écailles sur les surfaces malades, phénomènes qui existent constamment dans le premier cas, et manquent dans le second.

On pourrait également prendre une acné sébacée concrète pour un lupus érythémateux. Le fond cicatriciel est un caractère excellent qui sert à distinguer cette dernière affection de l'acné ; cependant l'existence d'une cicatrice antérieure à la maladie peut jeter une grande obscurité sur le diagnostic. Il importe aussi de distinguer entre elles les diverses variétés d'exfoliations : la croûte peut au premier aspect simuler l'eschare ; mais la première est contiguë, surélevée, insensible par elle-même, quoique transmettant la sensation aux parties profondes, et ne présente pas, à son pourtour, de cercle inflammatoire ; tandis que la seconde est continue, déprimée, dépourvue de toute vitalité et entourée par une aréole inflammatoire.

Quoi de plus difficile souvent que de distinguer entre elles l'exfoliation épidermique et l'exfoliation séro-albumineuse ?

En effet, quand la dartre a vieilli et s'est généralisée à toute la surface du corps, on ne sait si l'on a affaire à un psoriasis, à un pemphigus ou bien à un pityriasis. Le microscope peut être utile en pareil cas, en faisant reconnaître la présence des cellules épidermiques si l'exfoliation n'est pas inflammatoire, et des globules granuleux ou pyoïdes si elle l'est.

Il est aussi fréquent de voir l'exfoliation parasitaire prise pour une exfoliation croûteuse ou épidermique : le favus, pour un impétigo ; le tricophyton à la période pityriasique, pour un pityriasis.

Il faut aussi ne pas confondre le sillon de l'acarus avec des égratignures, des souillures de la peau. La loupe ne permettrait pas, en pareil cas, une longue erreur.

§ 3. — Différences des exfoliations, valeur sémiotique.

a. *Valeur diagnostique.* — 1° *Siége.* — La présence des exfoliations à la paume des mains et à la plante des pieds fait naître tout de suite l'idée de la syphilis. Il est bon, toutefois, d'ajouter que, dans un grand nombre de cas, les exfoliations palmaires et plantaires ne sont pas de nature syphilitique.

2° *Nombre, étendue, quantité.* — Elles peuvent être isolées, discrètes et confluentes ; ce qui a fait établir deux variétés de la variole dont le pronostic est bien différent.

3° *Texture.* — L'exfoliation est pulvérulente dans le pityriasis ; dans la scarlatine en desquamation, elle forme des lambeaux étendus qui enveloppent quelquefois tout un doigt.

4° *Couleur.* — La couleur est souvent un caractère sémiotique de la plus haute valeur. Tout le monde connaît en effet l'importance de la coloration jaune soufrée des croûtes dans le diagnostic du favus. L'aspect chatoyant des squames, dans le psoriasis, et la teinte blanc de neige de la matière qui engaîne les petits poils cassés, dans la teigne tonsurante, ne sont pas moins caractéristiques.

5° *Odeur*. — Si l'on exerçait plus le sens de l'odorat, sans aucun doute il fournirait souvent des indications sémiotiques précieuses. Dans certains cas, il donne des signes très-utiles. La gangrène ne se traduit-elle pas par une odeur caractéristique, spéciale ? Quand les autres signes ne sont pas bien tranchés, l'odeur de souris n'indique-t-elle pas assez qu'il s'agit d'un favus ?

6° *Forme*. — La forme alvéolaire appartient au favus et au favus seul, et constitue par conséquent un signe pathognomonique de cette teigne.

La disposition en patelle caractérise les croûtes du rupia et celles de l'ecthyma profond. La présence de squames déchirées au centre, relevées par leur bord interne, sur une région quelconque, la paume des mains par exemple, milite en faveur de la syphilis.

7° *Durée*. — La durée des exfoliations est variable et dépend de la maladie qu'elles traduisent et de la thérapeutique qu'on leur oppose. L'exfoliation épidermique, congénitale, permanente, caractérise une forme d'affection cutanée que l'on connaît sous le nom d'ichthyose.

8° *Nature*. — La gangrène est due tantôt à l'introduction de certaines substances dans l'économie : c'est ainsi qu'on voit des membres se mortifier tout d'un coup sous l'influence de l'ergot de seigle ; tantôt à une oblitération des vaisseaux, comme dans la gangrène sénile.

Sous l'influence de conditions générales débilitantes, dans la convalescence des grandes pyrexies, on voit quelquefois des mortifications partielles, parmi lesquelles nous citerons la gangrène de la bouche et de la vulve, si fréquentes chez les enfants.

Quand on a reconnu qu'une exfoliation est de nature parasitaire, on a par cela même établi de quelle espèce de teigne elle dépend. Si elle consiste en petites écailles blanchâtres, engaînant des poils cassés, sans nul doute il s'agit d'une affection déterminée par le trichophyton. Si ce sont des croûtes jaune soufré avec dépression alvéolaire, etc., on est sûr que le favus en est la seule cause.

L'exfoliation est-elle séro-albumineuse ? elle dépend d'un eczéma ou d'un pemphigus.

Est-elle crustacée? elle est due soit à un rupia, soit à un ecthyma ou à un impétigo.

Est-elle formée par de la matière jaunâtre qui se roule entre les doigts comme de la cire ? il s'agit d'une acné sébacée, forme d'acné généralement longue et rebelle.

b. *Valeur pronostique.* — Elle est loin d'avoir l'importance de celle des taches et des boutons.

Un seul groupe, celui des exfoliations gangréneuses, a de la gravité et comme signification générale et comme affection locale : elles peuvent à leur chute laisser des ulcères dont les accidents seront exposés plus loin. Les autres exfoliations n'ajoutent rien à la gravité des maladies dans lesquelles elles se montrent ; elles sont même favorables dans les fièvres éruptives, dont elles annoncent la terminaison.

Comme affections locales, les exfoliations sont toujours désagréables, et elles le sont d'autant plus qu'elles siégent sur des parties découvertes, la face ou le cuir chevelu, qu'elles sont plus généralisées, se renouvellent plus fréquemment, qu'elles sont plus épaisses ; elles peuvent aussi gêner les fonctions perspiratoires de la peau, rendre les mouvements plus difficiles, empêcher la sortie des matières liquides qui se forment sous elles, et qui sont ainsi forcées de creuser la peau. Les croûtes minces qui succèdent à l'ouverture des vésicules peuvent être avantageuses en constituant un topique naturel à l'abri duquel s'accomplit la restauration de la peau.

c. *Indications thérapeutiques.* — Les indications générales tirées de leur valeur diagnostique sont fort restreintes, attendu qu'à la période où se montrent les exfoliations, ces indications ont ordinairement été fournies par les taches ou les boutons qui ont précédé.

Comme affections locales, les exfoliations, qui sont de véritables corps étrangers, présentent une indication principale, c'est de favoriser leur détachement. Pour y parvenir, on aura recours à des topiques dont la nature et le mode d'application varieront selon la nature et les caractères physiques des exfoliations : des émollients pour les exfoliations inflammatoires, des toniques, des antiseptiques pour les exfoliations gangréneuses.

L'application des topiques sera précédée de la section ou de l'avulsion des poils sur les parties qui en sont garnies.

Les lotions, bonnes pour les exfoliations localisées, seront remplacées par des bains pour celles qui couvrent la plus grande partie du corps, par des cataplasmes lorsque existent des croûtes épaisses.

La règle générale de favoriser le détachement des exfoliations ne souffre d'exception que pour les croûtes minces, consécutives aux vésicules, qui peuvent être abandonnées à elles-mêmes, et pour les exfoliations gangréneuses dont la chute pourrait, en raison de leur siége et de leur profondeur, compromettre gravement des organes importants, ouvrir un vaisseau artériel ou une cavité viscérale.

Ajoutons ici que, dans les fièvres éruptives, les malades doivent être, pendant la période d'exfoliation, soustraits aux impressions de l'air atmosphérique froid qui, frappant sur une peau non encore recouverte de son épiderme, peut déterminer des phlegmasies ou autres maladies plus ou moins sérieuses.

ARTICLE IV.

ULCÈRES.

On entend par ulcère une solution de continuité de la peau ou d'une membrane muqueuse entretenue par une cause interne ou une cause externe.

De là une première division, applicable du reste à toutes les affections cutanées.

Les ulcères peuvent encore être divisés en :

1° *Excoriations*, qui résultent de la rupture des boutons humides et déterminées souvent par les grattages ;

2° *Fissures*, qui sont des ulcères étroits et superficiels ;

3° *Ulcérations*, solutions de continuité superficielles, généralement arrondies, et dont les muqueuses sont le siége de prédilection ;

4° *Ulcères proprement dits*, caractérisés par une perte de substance plus grande que dans les formes précédentes.

§ 1er. — Causes des ulcères.

Il est difficile de dire quelle est la cause prochaine des ulcères. Hunter admettait qu'ils étaient dus à une inflammation particulière à laquelle il donnait le nom d'inflammation ulcéreuse ; mais cette opinion ne peut être admise, car on voit des produits morbides, comme le cancer, présenter avant de s'ulcérer un ramollissement qui ne s'accompagne d'aucun caractère inflammatoire.

D'autres auteurs ont considéré l'ulcère comme une forme particulière de la gangrène à laquelle ils ont donné le nom de gangrène parcellaire.

§ 2. — Diagnostic.

Le diagnostic des ulcères ne présente de difficultés que lorsqu'ils sont profondément situés : mais alors, au moyen de divers instruments qui corrigent la disposition naturelle des parties, on peut les découvrir avec facilité. C'est ainsi que le spéculum, en écartant les parois vaginales, permet de distinguer ceux qui siégent sur le col utérin, que l'abaisse-langue permet de voir ceux qui sont placés dans la partie la plus reculée du pharynx.

§ 3. — Modifications. — Valeur sémiotique.

L'ulcère est un phénomène consécutif, et lorsqu'on l'observe, le diagnostic de l'élément primitif est déjà établi ; aussi a-t-il une valeur sémiotique moindre que celle du bouton.

a. *Valeur diagnostique.* — 1° *Siége.* — Le siége des ulcères est un caractère très-important au point de vue du diagnostic. Ainsi, à la présence d'une exulcération située derrière l'oreille, on reconnaît l'affection eczémateuse si fréquente dans cette région ; les ulcères de la région cervicale éveillent tout de suite l'idée de scrofule, et ceux des parties génitales l'idée de syphilis.

Il ne faut cependant pas attacher trop d'importance au siége des ulcères, car on s'exposerait à commettre souvent des erreurs de diagnostic. C'est ainsi que journellement on confond les chancres avec les ulcérations herpétiques du gland.

2° *Forme.* — La forme est souvent caractéristique et suffit pour diagnostiquer la diathèse qui entretient les ulcères. Sont-ils larges, sinueux, à bords violacés, décollés ? leur nature scrofuleuse ne saurait être douteuse un instant. Sont-ils arrondis, à bords taillés à pic, entourés d'une auréole cuivrée ? on est certain qu'ils dépendent de la syphilis.

3° *Nombre, étendue, profondeur.* — C'est par le nombre, l'étendue et la profondeur qu'on distingue les ulcérations herpétiques des ulcérations chancreuses. Ces dernières, en effet, sont caractérisées par des ulcère grisâtres, à bords taillés à pic, et l'herpès par des exulcérations très-superficielles, généralement groupées et précédées chacune par une vésicule. C'est sur le gland et le col utérin que l'on confond tous les jours l'herpès avec les ulcérations chancreuses.

4° *Couleur*. — Les ulcère sont grisâtres dans la syphilis; dans le scorbut, ils sont saignants et d'un rouge vineux ; dans la scrofule, ils ont une teinte violacée et sont le plus souvent fongueux.

5° *Produits exhalés*. — Les produits exhalés par les surfaces ulcérées constituent souvent des caractères sémiotiques dont l'importance est très-grande. Ainsi, les squames grisâtres et gris jaunâtre appartiennent à l'eczéma et au pemphigus, et les croûtes d'un jaune d'ambre à l'impétigo.

Les ulcères syphilitiques sécrètent un liquide épais, jaune verdâtre ; les ulcères scrofuleux, un pus séreux, mal lié et tenant en suspension des particules caséeuses.

6° *Nature*. — Les ulcères peuvent être entretenus par une cause toute locale, et leur étude appartient alors à la chirurgie. Aussi ne nous en occuperons-nous pas ici.

Mais le plus souvent ils sont dus à une cause interne, et nous devons les distinguer en excoriations, ulcérations et ulcères. La dartre ne produit jamais que des excoriations, c'est là un caractère important par lequel elle se distingue de la syphilis. Les ulcérations sur les membranes muqueuses peuvent être consécutives aux affections catarrhales de ces membranes, ou bien se développer dans le cours des maladies constitutionnelles, la scrofule et la syphilis. Souvent sur les muqueuses on retrouve aussi de véritables ulcères.

Je n'entrerai pas dans les détails de la description des caractères spéciaux tirés de la forme, de la marche, etc., des ulcères, caractères qui varient suivant la maladie dont ils dépendent; ce serait sortir du domaine de la sémiotique et empiéter sur le terrain de la pathologie spéciale.

Mais avant de terminer, je ne puis m'empêcher de faire remarquer combien était impropre le nom de dartre rongeante donné par Alibert, M. Gibert et d'autres dermatologistes, à des affections qui ne sont jamais que scrofuleuses et syphilitiques.

b. *Valeur pronostique*. — Les ulcères constituent toujours une affection plus ou moins grave. Ils peuvent être incurables; quand ils disparaissent, ce n'est jamais sans laisser une destruction des tissus qu'ils ont envahis; enfin ils peuvent amener la mort par les accidents consécutifs à la destruction des tissus ou par l'abondance des produits qu'ils exhalent.

Leur gravité est subordonnée à leur valeur diagnostique. Ainsi, un ulcère syphilitique est toujours plus facile à guérir qu'un ulcère scrofuleux, dartreux ou cancéreux.

1° *Siége.* — Siégent-ils près d'organes importants, de conduits excréteurs dont ils peuvent par leur progrès amener la destruction, on comprend facilement que leur pronostic doit être considéré comme infiniment plus grave que s'ils siégeaient sur le tronc; ainsi, une ulcération de la cornée peut perforer cette membrane et faire perdre la vue; une ulcération de l'intestin peut déterminer une péritonite suraiguë rapidement mortelle.

2° *Étendue, nombre.* — S'ils sont étendus, nombreux, leur guérison est plus difficile à obtenir, et, d'ailleurs, la suppuration qui s'établit à leur surface peut, par son abondance, épuiser le malade et amener une terminaison fatale.

3° *Profondeur.* — Lorsque les ulcères sont profonds, leur gravité dépend non-seulement de leur longue durée, de la difficulté de leur guérison et de l'affaiblissement général qu'ils produisent, mais encore de la possibilité de la dénudation des os, des vaisseaux et des nerfs, ou de la destruction d'un organe important.

4° *Forme.* — Les ulcères à forme arrondie, serpigineux, qui appartiennent à une syphilide ulcéreuse, sont généralement d'une cicatrisation longue et difficile.

5° *Produits exhalés.* — Quand une surface ulcérée sécrète un pus jaune verdâtre, bien lié, louable en un mot, pour me servir d'une expression consacrée, on doit espérer une prompte guérison; mais le pronostic devient fâcheux quand elle exhale un liquide séreux, ichoreux et fétide.

6° *Évolution, transformation.* — L'évolution d'un ulcère et ses transformations doivent être prises en considération lorsqu'on veut établir le pronostic.

Quand les bourgeons charnus sont d'un beau rouge, quand le fond de la plaie se rapproche de jour en jour de la surface et sécrète un pus louable, sans aucun doute il y a tendance à la guérison.

Lorsque, au contraire, les bourgeons charnus sont mollasses, violacés, lorsque la plaie a un aspect grisâtre et qu'elle exhale un pus sanieux, il est évident que l'ulcère ne subit pas l'évolution qui doit amener sa cicatrisation.

c. *Valeur thérapeutique.* — Les ulcères peuvent être curables ou incurables. Dans le second cas, on s'en tient à des soins de propreté et à des pansements méthodiques.

Mais, dans le premier, doit-on toujours chercher à obtenir la cicatrisation ?

Sans partager les opinions des anciens qui regardaient les ulcères comme des émonctoires par lesquels s'éliminait la matière morbifique, je pense que lorsqu'ils existent depuis longtemps et sont devenus une véritable fonction, on ne doit pas les supprimer sans prendre quelques précautions : il faut donner des purgatifs à l'intérieur ou établir un exutoire. Il est inutile de dire qu'il n'y aura aucun danger à guérir un ulcère, si l'on peut directement attaquer le principe du mal, et combattre la diathèse qui l'entretient.

Mais si un grand nombre d'ulcères peuvent être guéris sans aucun inconvénient, en prenant les précautions que j'ai indiquées précédemment, il en est qu'on doit respecter. Ainsi, si l'on vient à tarir la sécrétion d'une surface ulcérée chez un phthisique, les accidents du côté de la poitrine deviennent beaucoup plus graves; il en est de même des excoriations dartreuses chez les malades affectés de catarrhe bronchique; la disparition du suintement des dartres excoriées est suivie d'une exaspération des symptômes pulmonaires.

Chercher à obtenir la cicatrisation, telle est l'indication générale qui domine toute la thérapeutique des ulcères. Or, pour arriver à ce résultat, il y a deux sortes de moyens : les moyens locaux ou topiques, et les moyens internes.

Moyens locaux et topiques. — Ces moyens sont nombreux et variés, et dépendent des indications particulières que présente l'ulcère. Ainsi, il faudra cautériser avec le nitrate d'argent si la plaie est trop bourgeonnante, et si les bourgeons sont mollasses et ont un mauvais aspect, il faudra inciser les clapiers, enlever les portions de peau décollées et privées de vaisseaux, et par conséquent incapables de se cicatriser. C'est dans le traitement des ulcères scrofuleux, si souvent compliqués de décollements, qu'il faut mettre en pratique ce précepte avec le plus grand soin, sous peine de les voir s'éterniser et résister à toutes les médications tant internes qu'externes.

Moyens internes. — Les moyens internes sont destinés à combattre l'influence diathésique qui entretient les ulcères : ce sont le mercure et l'iodure de potassium pour la syphilis, l'huile de foie de morue pour la scrofule, l'arsenic pour la dartre, etc.

Tous les caractères que peuvent présenter les ulcères fournissent des indications thérapeutiques spéciales : sont-ils inflammatoires ? on doit leur opposer les antiphlogistiques; sont-ils gangréneux ? c'est par les antiseptiques, lotions chlorurées, etc., etc., qu'il faut les attaquer; sont-ils hémorrhagiques ? on doit essayer de les modifier par les applications astringentes.

ARTICLE V.

DES CICATRICES.

Sous le nom de cicatrices, nous décrirons et les simples maculatures qui succèdent à l'évolution d'une tache ou d'un bouton, et la production cutanée nouvelle qui est consécutive à une solution de continuité des téguments.

§ 1er. — Anatomie des cicatrices. — Divisions.

Les cicatrices se composent d'un épiderme et d'un derme ; on y trouve des vaisseaux et des nerfs, c'est ce qui explique les douleurs dont elles sont quelquefois le siége. Elles ne possèdent ni pigment, ni glandes, ni follicules pileux, et leur surface est constamment sèche. Le derme qui constitue leur face profonde ne présente pas, comme celui du tissu cutané normal, ces aréoles remplies de tissu cellulo-adipeux qui, par son inflammation, donne naissance au furoncle et à l'anthrax. Aussi, ces affections ne s'observent jamais sur les cicatrices.

D'après la définition que nous avons donnée des cicatrices, nous en admettons deux variétés : les maculatures, qui ne sont que temporaires, et les cicatrices véritables, qui sont permanentes.

§ 2. — **Diagnostic des cicatrices.**

Les cicatrices sont généralement faciles à reconnaître, et avec un peu d'attention on ne les confondra ni avec le vitiligo ni avec la kéloïde. Cependant il est certaines petites cicatrices, comme celles du lupus acnéique, qui échappent à l'observation, si on n'emploie la loupe. Il importe aussi de ne pas prendre pour des cicatrices pathologiques celles qui sont artificielles et consécutives, par exemple, à des piqûres de sangsues, à des brûlures, à l'application de l'huile de croton tiglium, à des mouchetures de ventouses scarifiées.

§ 3. — **Modifications. — Valeur sémiotique.**

La valeur sémiotique des cicatrices, comme celle des autres symptômes cutanés que nous avons étudiés, dépend des modifications que présentent leurs caractères communs et particuliers. Mais, envisagée d'une manière générale, cette valeur sémiotique est grande, car les cicatrices indiquent l'affection et la nature de l'affection qui a préexisté, et dont elles ne sont que la dernière phase.

a. *Valeur diagnostique.* — 1° *Siége.* — Lorsqu'elles siégent sur le cou, les cicatrices éveillent l'idée de scrofule, et l'idée de syphilis lorsqu'elles occupent le gland.

2° *Forme.* — Ovalaires et plissées dans l'acné, elles sont ovalaires et gaufrées dans la variole et dans la vaccine. Elles sont arrondies et réunies quelquefois de manière à former des fers à cheval, des *T*, dans la syphilis, et hémisphériques et comme rentrées dans le lupus acnéique.

3° *Nombre, étendue et disposition.* — Leur nombre, leur étendue et leur disposition sont très-variables. C'est ainsi que lorsqu'elles succèdent à la syphilide tuberculo-serpigineuse, elles labourent des régions étendues.

4° *Couleur.* — La couleur est un caractère qui indique généralement bien l'âge d'une cicatrice. Lorsque cette dernière, par exemple, est consécutive à une syphilide, elle est d'abord constituée par une portion centrale grise qui devient bientôt blanche, entourée d'une zone circonférentielle brunâtre. Puis peu à peu la coloration blanche centrale empiète sur le pourtour brunâtre, et enfin il arrive un moment où la cicatrice est entièrement blanche.

5° *Proéminence.* — C'est là un caractère de la plus haute valeur, puisqu'il suffit pour distinguer les cicatrices de la syphilis de celles de la scrofule : les premières, en effet, sont déprimées, et les secondes proéminentes.

6° *Profondeur.* — La profondeur de la cicatrice est importante à noter. Ainsi, lorsqu'elle est fortement déprimée et adhérente aux os, il est à peu près certain que ces derniers ont été malades.

b. *Valeur pronostique.* — C'est par elles-mêmes et par leur valeur diagnostique que les cicatrices ont de l'influence sur le pronostic. Ainsi des cicatrices étant reconnues de nature scrofuleuse ou syphilitique, on doit toujours avoir des craintes pour l'avenir et prévoir de nouvelles manifestations de ces maladies.

c. *Valeur théropeutique.* — Pendant que la nature travaille à la réparation d'une perte de substance des téguments, il faut surveiller l'établissement de la cicatrice, afin qu'elle ne se forme pas d'une manière vicieuse. Lorsqu'elle est vicieusement établie, il faut mettre en usage des moyens chirurgicaux dont je n'ai pas à m'occuper ici.

Si elle est encore récente, on doit insister sur le traitement de l'affection à laquelle elle a succédé.

FIN.

TABLE ANALYTIQUE DES MATIÈRES

COMPRISES DANS LE DEUXIÈME VOLUME

DES AFFECTIONS CUTANÉES GÉNÉRIQUES.

PREMIÈRE LEÇON.

CONSIDÉRATIONS GÉNÉRALES.

CHAPITRE PREMIER. — **Doctrines dermatologiques**........	1
Plan, but, limites de ce cours. Il fait suite au cours de l'année dernière. Travail de critique........................	2
Ce que c'est que la dermatologie	3
Quelques notions anatomiques sur la peau ; rapports de cette membrane avec le tégument interne ou muqueux........	3
Division du système muqueux en deux parties.............	5
Domaine de la pathologie cutanée : lésions, symptômes.....	7
Opinions des auteurs ; confusion ; ce qu'ils font de la maladie.	8
Doctrine de M. Gibert........................	9
Doctrine de M. Devergie........................	9
Doctrine de M. Cazenave.	9
M. Rochard.....................................	10
Doctrine de M. Hardy...........................	10
M. Pidoux : ce qu'il faut penser des maladies hybrides.......	12
CHAPITRE II. — **Branches de la pathologie cutanée**........	14
ART. 1ᵉʳ. — ANATOMIE PATHOLOGIQUE DE LA PEAU.............	14
Divisions données par Lobstein des lésions anatomiques.....	15
Nous les avons appliquées à l'étude des lésions de la peau....	16
Notre classification anatomique de ces lésions.............	16
ART. II. SÉMIOTIQUE DE LA PEAU....	17
1° *Sémiotique cutanée générale*........................	18
Définition du symptôme ; ses divisions.................	18

Ce que c'est que l'affection........................... 19
Distinction de l'affection générique et de l'affection spéciale.. 19
Erreurs et confusions commises à cet égard.. 20
Notre division des lésions simples ou symptômes organiques.. 22
2° *Sémiotique cutanée spéciale*........................ 23
Ses divisions sont celles du cadre nosologique............ 23
Elle suppose la connaissance de la nosographie........... 23
Division des affections en deux classes : 1° de cause externe ; 2° de cause interne........................... 24
Cette division nous appartient en propre................. 24
Pourquoi les auteurs ne peuvent l'admettre.............. 24
Conclusions.. 25

DEUXIÈME LEÇON.

DE L'URTICAIRE.

CHAPITRE PREMIER. — **Histoire du genre**............ 27
    Définition de l'urticaire........................... 27
    Symptomatologie.................................. 27
    Marche. — Durée. — Terminaisons................. 30
    Anatomie pathologique............................ 32
    Nature et modalité pathogénique.................... 32
    Diagnostic du genre............................... 35
    Pronostic du genre................................ 36
    Traitement du genre............................... 37
CHAPITRE II. — **Classement de l'urticaire**........... 38
    École de Willan................................... 38
    École d'Alibert.................................... 39
    Classement de M. Bazin............................ 39
CHAPITRE III. — **Espèces et variétés admises par les auteurs**.. 40
    École de Willan................................... 40
    École d'Alibert.................................... 43
CHAPITRE IV. — **Espèces et variétés admises par M. Bazin** 45
ART. 1ᵉʳ — URTICAIRES DE CAUSE EXTERNE................ 46
    Urticaire artificielle ou provoquée directe............ 46
    Urticaire pathogénétique ou provoquée indirecte...... 48
ART. II. URTICAIRES DE CAUSE INTERNE................. 50
    Urticaire pseudo-exanthématique essentielle.......... 50
    Urticaire fébrile ou symptomatique.................. 52
    Urticaires constitutionnelles........................ 53

TROISIÈME LEÇON.

DE LA ROSÉOLE.

CHAPITRE PREMIER. — **Histoire du genre**	61
Définition	61
Symptômes	62
Marche, durée, terminaisons	65
Diagnostic du genre	66
Pronostic du genre	67
Traitement	68
CHAPITRE II. — **Classement de la roséole**	68
École de Willan	68
École d'Alibert	69
CHAPITRE III. — **Espèces et variétés de roséole admises par les auteurs**	70
École de Willan	70
École d'Alibert	73
CHAPITRE IV. — **Espèces et variétés de roséole admises par M. Bazin**	75
Deux classes : 1° de cause externe ; 2° de cause interne	76
ART. Ier. ROSÉOLES DE CAUSE EXTERNE	76
Roséole estivale	76
Roséole copahique	77
Roséole produite par l'usage interne de l'iode et des préparations iodurées	79
ART. II. ROSÉOLE DE CAUSE INTERNE	79
Roséole idiopathique	79
Roséole herpéthique	83
Roséole syphilitique	85

QUATRIÈME LEÇON.

DE LA MILIAIRE.

CHAPITRE PREMIER. — **Histoire du genre**	90
Définition	90
Symptômes	91
Marche, durée, terminaisons, pronostic	93
Diagnostic	93
Traitement	95

CHAPITRE II. — **Classement de la miliaire**................. 96
    École de Willan................................... 96
    École d'Alibert.................................... 96
    Classement de M. Bazin............................ 97
CHAPITRE III. — **Espèces et variétés admises par les auteurs** 97
    École de Willan................................... 97
    École d'Alibert.................................... 98
CHAPITRE IV. — **Espèces et variétés admises par M. Bazin**. 99
    Deux classes : 1° de cause externe; 2° de cause interne..... 99
  ART. 1er. — MILIAIRES DE CAUSE EXTERNE................ 99
    Miliaire sudorale.................................. 99
    Miliaire médicamenteuse........................... 100
    Miliaire pathogénétique............................ 101
  ART. II. — MILIAIRES DE CAUSE INTERNE................ 101
    Miliaire essentielle................................ 101
    Miliaire symptomatique............................ 103
    Miliaire pestilentielle.............................. 104

DE LA VARICELLE.

CHAPITRE PREMIER. — **Histoire du genre**................ 104
    Définition.. 104
    Symptômes....................................... 105
    Diagnostic.. 107
    Pronostic. — Traitement........................... 108
CHAPITRES II et III. — **Classement de la varicelle. — Espèces et variétés admises par les auteurs**................ 108
    École de Willan................................... 108
    École d'Alibert.................................... 109
    Classement de M. Bazin............................ 110
    Des espèces de varicelle........................... 111
  ART. 1er. — DE LA VARICELLE ÉRUPTIVE................. 111
  ART. II. — QUELQUES CONSIDÉRATIONS SUR LES SYPHILIDES VÉSICULEUSES. — VARICELLE SYPHILITIQUE................ 113
    Diagnostic des deux espèces de varicelle............. 115

CINQUIÈME LEÇON.

DU PRURIGO.

CHAPITRE PREMIER. — **Histoire du genre**................ 118
    Définition.. 118

TABLE ANALYTIQUE DES MATIÈRES. 447

Symptômes	118
Marche, durée, terminaisons	122
Diagnostic du genre	124
Pronostic du genre	126
Anatomie pathologique. — Pathogénie et nature	127
Traitement du genre	127
a. Calmer le prurit	128
b. Favoriser la résorption des papules	130
CHAPITRE II. — **Classement du prurigo**	130
École de Willan	131
École d'Alibert	131
Classement de M. Bazin	132
CHAPITRE III. — **Espèces et variétés de prurigo admises par les auteurs**	133
École de Willan	133
École d'Alibert	136
CHAPITRE IV. — **Espèces et variétés admises par M. Bazin.**	140
Deux classes de prurigo : 1° de cause externe; 2° de cause interne	140
ART. Ier. — PRURIGO DE CAUSE EXTERNE	141
ART. II. — PRURIGO DE CAUSE INTERNE	146
Prurigo scrofuleux	146
Prurigo arthritique	147
Prurigo herpétique	148

SIXIÈME LEÇON.

DE L'IMPÉTIGO.

CHAPITRE PREMIER. — **Histoire du genre**	151
Étymologie et historique	151
Définition	153
Symptomatologie	153
Éruption	153
Exhalation	154
Dessiccation	156
Marche, durée, terminaisons	157
Anatomie pathologique	158
Diagnostic du genre	159
Pronostic du genre	166
Traitement	167
CHAPITRE II. — **Classement de l'impétigo**	171

École de Willan..	172
École d'Alibert..	172
Classement de M. Bazin.............................	173
CHAPITRE III. — **Espèces et variétés admises par les auteurs**...	173
École de Willan..	174
École d'Alibert..	181
CHAPITRE IV. — **Espèces et variétés admises par M. Bazin**..	185
ART. 1ᵉʳ. — IMPÉTIGO DE CAUSE EXTERNE................	186
ART. II. — IMPÉTIGO DE CAUSE INTERNE................	188
Impétigo dartreux ou mélitagre.....................	188
Impétigo scrofuleux, bénin, malin..................	192
Impétigo scrofuleux bénin...........................	192
Impétigo scrofuleux malin ou rodens..............	198
Impétigo syphilitique bénin, malin................	203
Impétigo syphilitique bénin.........................	204
Impétigo syphilitique malin.........................	207

SEPTIÈME LEÇON.

DU PEMPHIGUS.

Historique...	210
CHAPITRE PREMIER. — **Du genre pemphigus**...........	212
Définition...	212
Symptomatologie; périodes.........................	212
Siége et rapport des éléments éruptifs............	217
Phénomènes généraux...............................	222
Marche. — Durée. — Terminaisons...............	225
Complications..	227
Anatomie pathologique.............................	228
Diagnostic..	228
Pronostic..	232
Traitement..	233
CHAPITRE II. — **Classement du pemphigus**...........	234
École de Willan.......................................	234
École d'Alibert..	235
Classement de M. Bazin.............................	236
CHAPITRE III. — **Espèces et variétés admises par les auteurs**...	237
École de Willan.......................................	237
École d'Alibert..	241

CHAPITRE IV. — **Espèces et variétés de pemphigus admises par M. Bazin**.................................. 243
ART. Ier. — PEMPHIGUS DE CAUSE EXTERNE..................... 244
ART. II. — PEMPHIGUS DE CAUSE INTERNE................ ... 248
    1° Pemphigus pseudo-exanthématique essentiel............ 248
    2° Pemphigus symptomatique ou fébrile................. 250
    3° Du pemphigus, dans l'arthritis et la dartre............ 251
        A. Du pemphigus aigu, considéré comme manifestation arthritique et dartreuse.......................... 252
        B. Du pompholyx arthritique et dartreux............... 254
    4° Du pemphigus lépreux................... 258
    5° Pemphigus syphilitique............................ 259
    Pemphigus neo-natorum. 259
    Pemphigus syphilitique des adultes.................... 264

HUITIÈME LEÇON.

DE L'ECTHYMA.

CHAPITRE PREMIER. — **Histoire du genre**................... 266
    Étymologie. — Définition.!........................... 266
    Symptomatologie.................................... 266
    Marche. — Durée. — Terminaisons. 269
    Anatomie pathologique.............................. 271
    Diagnostic... 272
    Pronostic.. 274
    Traitement du genre................................ 275
CHAPITRES II et III. — **Classement de l'ecthyma. — Espèces et variétés admises par les auteurs**........... .. 276
    École de Willan.................................... 276
    École d'Alibert...... 280
CHAPITRE IV. — **Espèces et variétés admises par M. Bazin**.. 282
ART. Ier. — ECTHYMA DE CAUSE EXTERNE................... ... 283
    1° Ecthyma artificiel................................ 283
    2° Ecthyma pathogénétique........................ .. 285
ART. II. — ECTHYMA DE CAUSE INTERNE..... 287
    1° Ecthyma symptomatique ou critique................. 267
    2° Ecthyma syphilitique. 287
        —   —   superficiel..................... 288
        —   —   profond....................... 289
    3° Ecthyma scrofuleux.............................. 290
    4° Ecthyma arthritique et dartreux.................... 291

NEUVIÈME LEÇON.

DU RUPIA.

CHAPITRE PREMIER. — **Histoire du genre**	293
Définition	293
Symptômes	293
Marche. — Durée. — Terminaisons	295
Diagnostic	295
Pronostic	297
Traitement	298
CHAPITRES II et III. — **Classement du rupia. — Espèces et variétés admises par les auteurs**	300
École de Willan	300
École d'Alibert	302
CHAPITRE IV. — **Espèces et variétés admises par M. Bazin.**	304
ART. Ier. — RUPIA DE CAUSE EXTERNE	304
ART. II. — RUPIA DE CAUSE INTERNE	304
1° Rupia scrofuleux	305
2° Rupia syphilitique	306

DU FURONCLE.

CHAPITRE PREMIER. — **Histoire du genre**	308
Symptômes	308
Diagnostic	311
Pronostic	311
Traitement	312
CHAPITRES II et III. — **Classement du furoncle. — Espèces et variétés admises par les auteurs**	313
Les willanistes n'en ont pas parlé, à l'exception de M. Rayer	313
Lorry : phygethlon, phyma, furonculus	318
Alibert	315
CHAPITRE IV. — **Espèces et variétés admises par M. Bazin.**	316
ART. Ier. — FURONCLE DE CAUSE EXTERNE	317
ART. II. — FURONCLE DE CAUSE INTERNE	318

DE L'HIDROSADÉNITE.

Historique. — Travaux de M. Verneuil	320
CHAPITRE PREMIER. — **Du genre hidrosadénite**	321
Définition, symptômes	322
Diagnostic	325
Pronostic	326

Traitement... 326
CHAPITRE II. — **Classement de l'hidrosadénite. — Ses espèces.** 326
   Art. 1er. — Hidrosadénite de cause externe................ 327
   Art. II. — Hidrosadénite de cause interne................. 328
      1° Hidrosadénite scrofuleuse............................. 328
      2°   —   arthritique............................ 331
      3°   —   syphilitique........................... 335
      Parallèle des 4 espèces d'hidrosadénite.................. 340

DIXIÈME LEÇON.

DU LUPUS.

Le lupus est un genre. — Ses caractères génériques. — Quelles affections il comprend............................. 343
CHAPITRE PREMIER. — **Histoire du genre**.................. 343
   Le lupus est ulcéreux ou non ulcéreux................... 345
   1° Du lupus non ulcéreux................................ 346
   2° Du lupus ulcéreux.................................... 349
   Anatomie et physiologie pathologiques du lupus........... 353
   Diagnostic du lupus..................................... 354
      —   du lupus non ulcéreux........................ 354
      —   du lupus ulcéreux............................ 357
   Pronostic du lupus...................................... 358
   Traitement du lupus..................................... 359
CHAPITRES II et III. — **Classement du lupus. — Espèces et variétés admises par les auteurs.**............. 362
   École de Willan... 362
   École d'Alibert... 367
CHAPITRE IV. — **Espèces et variétés admises par M. Bazin..** 369
   Art. 1er. — Lupus scrofuleux............................ 370
      1° Lupus scrofuleux non ulcéreux........................ 370
      2°   —   ulcéreux....................... 376
   Art. II. — Lupus syphilitique........................... 380
      1° Lupus syphilitique non ulcéreux...................... 380
      2°   —   ulcéreux....................... 383

APPENDICE.

Considérations sur la pathologie générale et la sémiotique cutanée................................. 387 à 442

PARIS. — IMPRIMERIE DE E. MARTINET, RUE MIGNON, 2.

EXTRAIT DU

CATALOGUE DES LIVRES DE FONDS

DE LA LIBRAIRIE

ADRIEN DELAHAYE

Paris, place de l'École-de-Médecine, 23.

Annuaire général des sciences médicales, par le docteur CAVASSE, ancien interne des hôpitaux de Paris, médecin adjoint des prisons de la Seine. 5 vol., prix de la collection........................ 20 fr.

BAUCHET, professeur agrégé de la Faculté de médecine de Paris, chirurgien des hôpitaux. **Du panaris et des inflammations de la main.** Paris, 1859. 1 vol. in-8, 2ᵉ édition, revue et augmentée... 3 fr. 50

BAZIN, médecin de l'hôpital Saint-Louis, etc. **Leçons sur la scrofule** considérée en elle-même et dans ses rapports avec la syphilis, la dartre et l'arthritis. 1 vol. in-8, 2ᵉ édition, revue et considérablement augmentée. Paris, 1861........................... 7 fr. 50

BAZIN. **Leçons théoriques et cliniques sur les affections cutanées parasitaires,** professées à l'hôpital Saint-Louis, rédigées et publiées par POUQUET, interne des hôpitaux, revues et approuvées par le professeur. 2ᵉ édit., revue et augmentée. 1 vol. in-8 orné de 5 pl. sur acier. 1862. 5 fr.

BAZIN. **Leçons théoriques et cliniques sur les syphilides** considérées en elles-mêmes et dans leurs rapports avec les éruptions dartreuses, scrofuleuses et parasitaires, professées à l'hôpital Saint-Louis par le docteur BAZIN, recueillies et publiées par Louis FOURNIER, interne de l'hôpital Saint-Louis, revues et approuvées par le professeur. Paris, 1859. 1 vol. in-8.. 4 fr.

BAZIN. **Leçons théoriques et cliniques sur les affections cutanées de nature arthritique et dartreuse** considérées en elles-mêmes et dans leurs rapports avec les éruptions scrofuleuses, parasitaires et syphilitiques, professées à l'hôpital Saint-Louis par le docteur BAZIN, rédigées et publiées par L. SERGENT, interne des hôpitaux, revues et approuvées par le professeur. Paris, 1860. 1 vol. in-8......... 5 fr.

BAZIN. **Leçons théoriques et cliniques sur les affections cutanées artificielles et sur la lèpre, les diathèses, le purpura, les difformités de la peau**, etc., professées à l'hôpital Saint-Louis par le docteur BAZIN, recueillies et publiées par le docteur GUÉRARD, ancien interne de l'hôpital Saint-Louis, revues et approuvées par le professeur. Paris, 1862. 1 vol. in-8............................. 6 fr.

BAZIN. **Leçons sur les affections génériques de la peau**, professées à l'hôpital Saint-Louis par le docteur BAZIN, recueillies et publiées par les docteurs BAUDOT et GUÉRARD revues et approuvées par le professeur. Paris, 1862 et 1865, 2 vol. in-8°.................... 10 fr.

CHEVALIER (Arthur). **L'étudiant micrographe**. Traité théorique et pratique du microscope et des préparations. Ouvrage orné de planches représentant 300 infusoires et de 200 figures dans le texte, 2ᵉ édition, augmentée des applications à l'étude de l'anatomie, de la botanique et de l'histologie par MM. Alphonse de Brebisson, Henri van Heurck, G. Pouchet, un vol. in-8° de 563 pages. Paris, 1865....... 7 fr. 50

CULLERIER, chirurgien de l'hôpital du Midi, etc. **Des affections blennorrhagiques : Leçons cliniques** professées à l'hôpital du Midi, recueillies et publiées par le docteur ROYET, ancien interne de l'hôpital du Midi, suivies d'un Mémorial thérapeutique, revues et approuvées par le professeur. Paris, 1861. 1 vol. in-8 de 248 pages......... 4 fr.

DESPRÉS, docteur en médecine, ancien interne des hôpitaux de Paris. **Traité de l'érysipèle**. 1 vol. in-8 de 224 p. Paris, 1862. 3 fr. 50

DOLBEAU, professeur agrégé de la Faculté de médecine de Paris, chirurgien des hôpitaux, etc. **Traité pratique de la pierre dans la vessie**. 1 vol. in-8 de 424 p., avec 14 fig. dans le texte. Paris, 1864. 7 fr.

DUBUC (Alfred), docteur en médecine, ancien interne lauréat des hôpitaux de Paris, etc. **Des syphilides malignes précoces**. 1 vol. in-8 de 154 p. Paris, 1864 .... 3 fr.

DUPUY, docteur en médecine, ancien interne lauréat des hôpitaux de Paris (médaille d'or), etc. **Essai critique et théorique de philosophie médicale**. Paris, 1864. In-8 de 414 pages............ 6 fr.

FAJOLE (de) médecin de l'Hôtel-Dieu de Saint-Geniez, etc. **La santé des femmes**. Manuel d'hygiène et de médecine domestique, spécialement écrit pour les mères de famille et les personnes qui s'occupent de l'éducation des jeunes filles. 1 vol. in-12 de 426 p. Paris, 1864.. 3 fr. 50

FOLLIN, professeur agrégé, chargé du cours de clinique des maladies des yeux à la Faculté de médecine de Paris, chirurgien de l'hôpital du Midi, etc. **Leçons sur les principales méthodes d'exploration de l'œil malade**, et en particulier sur l'application de l'ophthalmoscope au diagnostic des maladies des yeux, rédigées et publiées par Louis THOMAS, interne des hôpitaux, revues et approuvées par le professeur. Paris, 1863. 1 vol. in-8 de 300 pages avec 70 fig. dans le texte, et 2 pl. en chromolithographie, dessinées par Lackerbauer.......... 7 fr.

FORT, docteur en médecine, ancien interne des hôpit. de Paris, etc. **Traité élémentaire d'histologie**. Paris, 1863. 1 vol. in-8 de 336 p. 5 fr. 50

FORT. **Anatomie descriptive et dissection.** 1 fort volume in-12, accompagné de figures dans le texte. Paris, 1865............ 12 fr.

GOSSELIN, professeur de pathologie chirurgicale, à la Faculté de médecine de Paris, chirurgien de l'hôpital de la Pitié, etc. **Leçons sur les hernies,** professées à la Faculté de médecine de Paris, recueillies et publiées par le docteur Léon Labbé, professeur agrégé, chirurgien du bureau central. 1 vol. in-8 de 500 pages avec figures dans le texte. Paris, 1864.. 7 fr.

GRAVES. **Leçons de clinique médicale,** précédées d'une introduction de M. le professeur Trousseau, ouvrage traduit et annoté par le docteur Jaccoud, professeur agrégé à la Faculté de médecine de Paris, médecin des hôpitaux. Deuxième édition, revue et corrigée. Paris, 1863. 2 forts vol. in-8... 20 fr.

GRIESINGER, professeur de clinique médicale et de pathologie mentale à l'Université de Zurich. **Traité des maladies mentales pathologie et thérapeutique,** précédé d'une classification des maladies mentales, d'une étude sur la paralysie générale, et accompagné de notes intercurrentes par M. le docteur Baillarger, médecin de la Salpêtrière, membre de l'Académie de médecine; ouvrage traduit par le docteur Doumic, médecin de la maison centrale de Poissy, etc. 1 fort vol. in-8. Paris, 1865................................... 9 fr.

GUENEAU DE MUSSY (Noël), médecin de l'hôpital de la Pitié, professeur agrégé à la Faculté de médecine de Paris, etc. **Causes et traitement de la tuberculisation pulmonaire ;** leçons professées à l'Hôtel-Dieu en 1859, recueillies et publiées par le docteur Wieland, ancien interne des hôpitaux de Paris, revues par le professeur. Paris, 1860. In-8. 3 fr.

GUÉRIN (Alphonse), chirurgien de l'hôpital Saint-Louis, etc. **Leçons cliniques sur les maladies des organes génitaux externes de la femme.** Leçons professées à l'hôpital de Lourcine. 1 vol. in-8 de 530 pages. Paris, 1864................................ 7 fr.

HARDY, professeur agrégé chargé du cours de clinique des maladies de la peau à la Faculté de médecine de Paris, médecin de l'hôpital Saint-Louis, etc. **Leçons sur la scrofule et les scrofulides, la syphilis et les syphilides** rédigées et publiées par le docteur Jules Lefeuvre, revues par le professeur. 1 vol. in-8. Paris, 1864............ 4 fr.

JACCOUD, professeur agrégé à la Faculté de médecine de Paris, médecin du Bureau central, etc. **Études de pathogénie et de sémiotique, les paraplégies et l'ataxie du mouvement,** etc. 1 fort vol. in-8. Paris, 1864.. 9 fr.

JACCOUD. **De l'organisation des Facultés de médecine en Allemagne.** Rapport présenté à Son Excellence le ministre de l'instruction publique, le 6 octobre 1863. 1 vol. in-8 de 175 pages. Paris, 1864.. 3 fr. 50

LABORDE, ancien interne lauréat des hôpitaux de Paris. **De la paralysie (dite essentielle) de l'enfance,** des déformations qui en sont la suite et des moyens d'y remédier. 1 vol. in-8 de 276 pages, accompagné de 2 planches dont une coloriée. Paris, 1864.............. 5 fr.

MALGAIGNE. **Leçons d'orthopédie**, professées à la Faculté de médecine de Paris, recueillies par MM. Guyon et Panas, prosecteurs de la Faculté de médecine de Paris, revues et approuvées par le professeur. 1 vol. in-8 accompagné de 5 pl. dessinées par M. Léveillé. Paris, 1862. 6 fr. 50

MAREY, docteur en médecine, lauréat de l'Institut et de la Faculté de médecine de Paris, etc. **Physiologie médicale de la circulation du sang :** étude graphique des mouvements du cœur et du pouls artériel; application aux maladies de l'appareil circulatoire. 1 vol. in-8, avec 235 figures intercalées dans le texte. Paris, 1863.......... 10 fr.

MARTIN (Ferdinand), chirurgien-orthopédiste des maisons d'éducation de la Légion d'honneur, etc., et COLLINEAU, docteur en médecine de la Faculté de médecine de Paris, etc. **Traité de la Coxalgie, de sa nature et de son traitement.** 1 vol. in-8 de 500 pages, accompagné de planches. Paris, 1865 .... 2 fr.

MORDRET, lauréat de l'Académie de médecine de Paris, etc. **Traité pratique des affections nerveuses et chloro-anémiques** considérées dans les rapports qu'elles ont entre elles. Paris, 1861. 1 vol. in-8 de 496 pages....................................... 6 fr.
Ouvrage qui a obtenu un prix de l'Académie impériale de médecine.

MOURA, docteur en médecine de la Faculté de Paris, etc. **Traité pratique de laryngoscopie et de rhinoscopie, suivi d'observations.** Paris, 1864. 1 vol. in-8 de 200 pages avec 21 fig. dans le texte. 4 fr.

NONAT, médecin de l'hôpital de la Charité, etc. **Traité des dyspepsies,** ou Étude pratique de ces affections, basée sur les données de la physiologie expérimentale et de l'observation clinique. 1 vol. in-8 de 230 pages. Paris, 1862............................... 3 fr. 50

NONAT. **Traité théorique et pratique de la chlorose, avec une étude spéciale sur la chlorose des enfants.** In-8 de 211 pages. Paris, 1864.. 3 fr. 50

RICORD, chirurgien de l'hôpital du Midi, membre de l'Académie de médecine, etc. **Leçons sur le chancre,** professées à l'hôpital du Midi, recueillies et publiées par le docteur A. Fournier, ancien interne de l'hôpital du Midi ; suivies de notes et pièces justificatives et d'un formulaire spécial. Deuxième édition, revue et augmentée. Paris, 1860. 1 vol. in-8 de 549 pages.................................. 7 fr.

STOKES, professeur royal de médecine à l'Université de Dublin, etc. **Traité des maladies du cœur et de l'aorte,** ouvrage traduit par le docteur Sénac, médecin consultant à Vichy, ancien interne des hôpitaux de Paris, etc. 1 vol. in-8 de 746 pages. Paris, 1864.......... 10 fr.

THOMAS, professeur à l'École de médecine de Tours, chirurgien en chef de l'hôpital, etc. **Éléments d'ostéologie descriptive et comparée de l'homme et des animaux domestiques,** à l'usage des étudiants des écoles de médecine humaine et des écoles de médecine vétérinaire. 1 vol. in-8 accomp. d'un atlas de 12 pl. des. par Lackerbauer. Paris, 1865 12 fr.

TRÉLAT, médecin de la Salpêtrière, etc. **La folie lucide, considérée au point de vue de la famille et de la société.** 1 vol. in-8. 6 fr.

Paris. — Imprimerie de E. Martinet, rue Mignon, 2.

www.ingramcontent.com/pod-product-compliance
Lightning Source LLC
Chambersburg PA
CBHW070532230426
43665CB00014B/1658